高等院校应用型人才培养"十四五"规划旅游管理类系列教材

食品营养与卫生学（第二版）

主 编◎田 颖 张宝春 李 华

TOURISM

Shipin Yingyang yu Weishengxue（Di-er Ban）

华中科技大学出版社
http://press.hust.edu.cn
中国·武汉

图书在版编目(CIP)数据

食品营养与卫生学/田颖，张宝春，李华主编.—2版.—武汉：华中科技大学出版社，2023.3(2024.8重印)
ISBN 978-7-5680-9297-5

Ⅰ.①食… Ⅱ.①田… ②张… ③李… Ⅲ.①食品营养 ②食品卫生学 Ⅳ.①R15

中国国家版本馆CIP数据核字（2023）第054466号

食品营养与卫生学(第二版)　　　　　　　　　　　　　　　　　　　　　田　颖　张宝春　李　华　主编
Shipin Yingyang yu Weishengxue(Di-er Ban)

策划编辑：胡弘扬　李　欢
责任编辑：仇雨亭　洪美员
封面设计：原色设计
责任校对：刘　竣
责任监印：周治超
出版发行：华中科技大学出版社（中国·武汉）　　　　　电话：(027)81321913
　　　　　武汉市东湖新技术开发区华工科技园　　　　　邮编：430223
录　　排：孙雅丽
印　　刷：武汉市籍缘印刷厂
开　　本：787mm×1092mm　1/16
印　　张：15.25
字　　数：362千字
版　　次：2024年8月第2版第2次印刷
定　　价：49.80元

Introduction 出版说明

党的十九届五中全会确立了到 2035 年建成文化强国的远景目标,明确提出发展文化事业和文化产业。"十四五"期间,我国将继续推进文旅融合、实施创新发展,不断推动文化和旅游发展迈上新台阶。国家于 2019 年和 2021 年先后颁布的《关于深化本科教育教学改革 全面提高人才培养质量的意见》《国家职业教育改革实施方案》《本科层次职业教育专业设置管理办法(试行)》,强调进一步推动高等教育应用型人才培养模式改革,对接产业需求,服务经济社会发展。

基于此,建设高水平的旅游管理类专业应用型人才培养教材,将助力旅游高等教育结构优化,促进旅游类应用型人才的能力培养与素质提升,进而为中国旅游业在"十四五"期间深化文旅融合、持续迈向高质量发展提供有力支撑。

华中科技大学出版社一向以服务高校教学、科研为己任,重视高品质专业教材出版,"十三五"期间,在教育部高等学校旅游管理类专业教学指导委员会和全国高校旅游应用型本科院校联盟的大力支持和指导下,在全国范围内特邀中组部国家"万人计划"教学名师、近百所应用型院校旅游管理专业学科带头人、一线骨干"双师双能型"教师,以及旅游行业界精英等担任顾问和编者,组织编纂出版"高等院校应用型人才培养'十三五'规划旅游管理类系列教材"。该系列教材自出版发行以来,被全国近百所开设旅游管理类专业的院校选用,并多次再版。

为积极响应"十四五"期间我国文旅行业发展及旅游高等教育发展的新趋势,"高等院校应用型人才培养'十四五'规划旅游管理类系列教材"项目应运而生。本项目依据文旅行业最新发展和学术研究最新进展,立足旅游管理应用型人才培养特征进行整体规划,将高水平的"十三五"规划教材修订、丰富、再版,同时开发出一批教学紧缺、业界急需的教材。本项目在以下三个方面做出了创新:

一是紧扣旅游学科特色,创新教材编写理念。本套教材基于旅游高等教育发展新形势,结合新版旅游管理专业人才培养方案,遵循应用型人才培养的内在逻辑,在编写团队、编写内容与编写体例上充分彰显旅游管理应用型专业的学科优势,全面提升旅游管理专业学生的实践能力与创新能力。

二是遵循理实并重原则,构建多元化知识结构。在产教融合思想的指导下,坚持以案例为引领,同步案例与知识链接贯穿全书,增设学习目标、实训项目、本章小结、关键概念、案例解析、实训操练和相关链接等个性化模块。

三是依托资源服务平台,打造新形态立体教材。华中科技大学出版社紧抓"互联网+"时代教育需求,自主研发并上线的华中出版资源服务平台,可为本套系教材作立体化教学配套服务,既为教师教学提供便捷,提供教学计划书、教学课件、习题库、案例库、参考答案、教学视频等系列

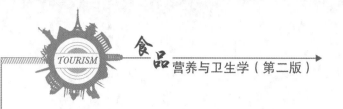

营养与卫生学（第二版）

配套教学资源，又为教学管理提供便捷，构建课程开发、习题管理、学生评论、班级管理等于一体的教学生态链，真正打造了线上线下、课堂课外的新形态立体化互动教材。

本项目编委会力求通过出版一套兼具理论与实践、传承与创新、基础与前沿的精品教材，为我国加快实现旅游高等教育内涵式发展、建成世界旅游强国贡献一份力量，并诚挚邀请更多致力于中国旅游高等教育的专家学者加入我们！

华中科技大学出版社

前 言

餐饮是酒店管理的重要组成部分,与食物和人体健康有着密不可分的联系。随着社会经济的快速发展和人们健康意识的提高,人们对食物的消费要求不再限于"吃得饱",而是逐步上升到"吃得安全""吃得营养""吃得健康"。2016年,中共中央、国务院发布的《"健康中国2030"规划纲要》中明确提出要"开展示范健康食堂和健康餐厅建设""加强食品安全监管"。2017年,国务院办公厅发布的《国民营养计划(2017—2030年)》提出了"强化营养和食品安全监测与评估""开展健康烹饪模式与营养均衡配餐的示范推广""开展示范健康食堂和健康餐厅建设"等策略。2019年7月,《健康中国行动(2019—2030年)》等相关文件出台,提出要开展合理膳食行动,实施以食品安全为基础的营养健康标准,推进营养标准体系建设。2020年12月,国民营养健康指导委员会发布了《餐饮食品营养标识指南》《营养健康餐厅建设指南》和《营养健康食堂建设指南》,为指导和规范餐饮食品营养标识、营养健康餐厅和营养健康食堂建设制定了统一标准。这一系列政策对酒店餐饮管理者提出了更高的要求,只有具备了扎实的食品营养与卫生学知识,才能针对性地解决餐饮服务中的营养搭配、烹饪方式和食品卫生问题,更好地满足消费者的就餐需求,使餐饮管理更上一层楼。

本书分为营养学和食品卫生学两部分,共九章内容,结合酒店管理专业的特点,全面系统地阐述了营养学和食品卫生学的基础理论和实际应用。本次修订内容主要包括以下几个方面:

(1)绪论中提出了"新营养学"的概念;根据最新进展,对"我国居民营养状况及今后工作重点"和"我国食品卫生现状及展望"的内容进行了修改。

(2)"营养学"部分,根据《中国居民膳食指南(2022)》《中国食物成分表标准版》(第6版)、《中国营养科学全书》(第2版)、餐饮业食品营养相关指南等,对相关内容进行了更新,并对部分补充阅读内容进行了更新。

(3)"食品卫生学"部分,增加了部分食源性疾病的案例,更新了食品卫生标准、餐厅卫生标准,增加了餐饮管理的八常法,并结合案例简要介绍了修正后的《中华人民共和国食品安全法》。

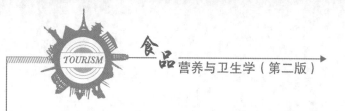

（4）加强思政教育。将合理营养、食品安全与健康中国战略、中华民族的伟大复兴联系起来，在传授知识的同时，增强学生推进健康饮食方式的社会责任心和使命感。

本书由扬州大学田颖、河北经贸大学张宝春、扬州大学李华三位老师担任主编。田颖老师负责书稿的编排、审校。所有参编人员付出了大量的辛劳，在此表示衷心的感谢！本书还凝聚了出版社编辑的辛勤汗水，在此一并表示感谢。

由于水平有限，本书难免有疏漏和不当之处，敬请同行专家、使用本书的师生和其他读者批评指正。

田颖

2022年6月

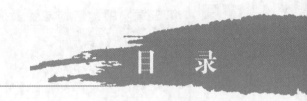

目 录

Contents

第二篇 食品卫生学

绪 论 →

　　食品营养与卫生学主要研究营养与人体健康的关系、食品与安全卫生的关系等。食品营养与卫生学分为两个部分：营养学和食品卫生学。它是一个整体而系统的学科，具有很强的自然科学性，学科领域涉及医学、营养学、食品卫生学、微生物学和生物化学等，同时还具有相当程度的社会科学性，从研究食物的本质出发，寻找其客观规律和价值，并将它们应用于生活实践。

一、营养学与食品卫生学的定义、联系与区别

(一) 营养学的定义

　　营养学是指研究机体的营养规律及改善措施的科学，即研究食物中对人体有益的成分及人体摄取和利用这些成分以维持、促进健康的规律和机制，在此基础上采取具体的、宏观的、社会性措施改善人类健康状况、提高人类生命质量。因此，它的研究内容主要包括食物营养、人体营养和公共营养三大方面，也可以划分成食物营养、基础营养、特殊人群营养、临床营养和公共营养五个领域。

　　2005年5月发布的《吉森宣言》及同年9月召开的第18届国际营养学大会均提出了新营养学(new nutrition science)的概念，它是研究食品体系、食品和饮品及其营养成分与其他组分和它们在生物体系、社会和环境体系之间及之内的相互作用的科学。因此，新营养学比传统营养学的研究内容更加广泛和宏观，是生物学、社会学和环境科学三位一体的综合性学科。它不仅关注一个地区、一个国家的营养问题，还关注全球的营养问题；不仅关注现代的营养问题，还关注未来营养学可持续发展的问题。

(二) 食品卫生学的定义

　　食品卫生学是研究食品中可能存在的、危害身体健康的有害因素及其对机体的作用规律和机制，在此基础上提出具体、宏观的预防措施，以提高食品卫生质量、保护食用者安全的科学。

(三) 两者的联系与区别

　　营养学与食品卫生学有共同的研究对象——食物和人体，即研究食物(饮食)与人体健

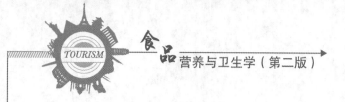

康的关系。区别在于，从狭义上讲，两者在具体的研究目标、研究目的、研究方法、理论体系等方面各不相同。营养学是研究食物中的有益成分与健康的关系；食品卫生学是研究食物中的有害成分与健康的关系。

二、我国居民营养状况及今后工作重点

居民营养状况是反映一个国家或地区经济社会发展、卫生保健水平和人口健康状况的重要指标。近年来，随着健康中国建设和健康扶贫等民生工程的深入推进，我国营养改善和慢性病防控工作取得积极进展和明显成效。与此同时，人口老龄化、城镇化、工业化进程的加快以及不健康生活方式等，使得居民营养状况呈现出新的变化。

《中国居民营养与慢性病状况报告（2020年）》表明，五年来，我国居民体格发育与营养不足问题持续改善，城乡差异逐步缩小。居民膳食能量和宏量营养素摄入充足，优质蛋白摄入不断增加；成人平均身高继续增长，儿童青少年生长发育水平持续改善；各年龄段人群的贫血率均有所下降。居民的健康意识逐步增强，人均每日烹调用盐9.3克，比2015年下降了1.2克，吸烟率、经常饮酒率均有所下降。

然而，由于经济发展不平衡，地区、城乡差别较大，膳食结构不尽合理等原因，我国居民仍存在营养过剩与营养不足并存、营养相关疾病多发、营养健康生活方式尚未普及等问题。2015—2020年，我国居民膳食脂肪供能比持续上升；居民超重、肥胖问题凸显；城乡各年龄段居民超重肥胖率持续上升，与之相关的高血压、糖尿病、高胆固醇血症、慢性阻塞性肺疾病的患病率也有所上升。到2020年，人均每日烹调用盐和用油量仍远高于推荐值；水果、豆类及豆制品、水产品、奶类消费量不足；膳食摄入的维生素A、钙等微量营养素不足现象依然存在；儿童青少年经常饮用含糖饮料的问题突出；成人30天内饮酒率超过四分之一；部分地区婴幼儿、育龄妇女和高龄老人的重要微量营养素缺乏等问题仍需引起关注。

近年来，随着餐饮业的繁荣发展、"互联网＋"时代的来临、外卖平台和网络支付体系的不断完善，我国居民在外就餐、网络订餐的比例明显升高。但伴随而来的问题是，就餐者多选择畜肉类、油炸熏烤类、甜饮料类等类型的饮食，蔬菜、水产品等摄入较少，盐、脂肪、精制糖摄入量较高。因此，餐馆、食堂中使用的油、盐和加工食品中的油、盐应引起关注。如果不实施强有力的营养改善措施，将会进一步增加营养相关疾病的发病率。

我国正处于居民膳食结构变迁的关键时期，正确引导居民进行膳食结构调整和改变是我们面临的一项艰巨而又紧迫的任务。《健康中国行动（2019—2030年）》围绕疾病预防和健康促进两大核心，促进我国卫生健康事业从以治病为中心向以健康为中心转变，努力使群众不生病、少生病。《国民营养计划（2017—2030年）》明确了今后一段时期国民营养工作的指导思想、基本原则、实施策略和重大行动。其中，实施策略具体包括完善营养法规政策标准体系；加强营养能力建设；强化营养和食品安全监测与评估；发展食物营养健康产业；大力发展传统食养服务；加强营养健康基础数据共享利用；普及营养健康知识。《国民营养计划（2017—2030年）》计划从政府、社会、个人（家庭）三个层面协同推进，力争到2030年，在降低人群贫血率、控制5岁以下儿童生长迟缓率、控制学生肥胖率上升趋势、提高居民营养健康知识知晓率等方面，取得明显进步和改善。

要使营养与健康知识更好地普及并且服务大众、预防疾病、促进健康,还需要营养工作者们的共同努力。

三、我国食品卫生现状及展望

随着科技的进步、食品工业的发展以及人们对食品卫生安全意识的增强,人们越来越关注食品问题,对食品卫生的要求也在不断提高和细化。改革开放以来,解决食品卫生问题一直是政府工作的重点之一。第五届全国人民代表大会常务委员会(以下简称全国人大常委会)第二十五次会议于1982年通过了《中华人民共和国食品卫生法(试行)》。在该部法律试行13年后,第八届全国人大常委会第十六次会议于1995年10月通过了正式的《中华人民共和国食品卫生法》,是我国食品卫生法制建设的重要里程碑。为了更好地适应新形势发展的需要,2009年2月,第十一届全国人大常委会第七次会议通过了《中华人民共和国食品安全法》,并于2015年进行了修订,于2018年和2021年进行了修正;国务院于2019年3月修订通过了《中华人民共和国食品安全法实施条例》,该条例于2019年12月1日起施行。从食品卫生到食品安全,意味着我们所关注的食品与健康的范围扩大了,食品安全不仅包括食品卫生,还包括质量安全、营养安全等;也意味着我国食品安全监管进入了一个全新的阶段。国家的这些举措,进一步细化了规则,更好地保护了消费者的权益。

保障食品卫生安全有助于社会的稳定与繁荣,只有食品安全得到保障了,人们社会生活的基本要求才能得到满足。自《中华人民共和国食品卫生法》实施以来,我国的食品卫生工作成绩显著,总体情况往好的方向发展。我国建立了食品卫生标准和检验方法,并不断地进行更新、修订和完善;建立了食品安全监测体系和食品安全控制技术;对一些重要的食品卫生问题进行了深入研究,并找到了解决途径和方法;成立了中国食品法典委员会和国家食品安全风险评估中心,积极参与国际事务并与国际接轨。

正如陈君石院士所说:"食品安全是一项关系到人民健康的重要公共卫生问题",食品安全问题是我国公共卫生面临的挑战之一。根据问题的重要性排列,目前我国存在的主要食品安全问题依次为:微生物引起的食源性疾病;农药残留、兽药残留、重金属、天然毒素、有机污染物等引起的化学性污染;非法使用食品添加剂。近年来,随着生物技术和一些尖端化工技术应用于食品的生产、加工,许多新型食品被发明和制造出来,如转基因食品、酶工程食品、辐照食品等。这些新技术是否给新型食品带来了新的食品卫生和安全问题尚不清楚,因此需要密切注意并加强在该领域的研究。同时,随着"互联网+餐饮"的网络订餐模式的异军突起和深入发展,外卖食品的卫生状况、食品安全监管及相关法律法规的完善等也成为亟须研究的对象。

2016年1月,习近平总书记对食品安全工作作出重要指示强调,确保食品安全是民生工程、民心工程,是各级党委、政府义不容辞之责。他指出,近年来各相关部门做了大量工作,取得了积极成效。当前,我国食品安全形势依然严峻,人民群众热切期盼吃得更放心、吃得更健康,要切实保障人民群众"舌尖上的安全"。2021年4月,李克强总理在全国食品安全工作先进集体和先进个人表彰电视电话会议上强调:"要严把生产、流通、消费每一个关口,严格执法惩治食品安全违法犯罪,加快提升风险防控和应急处突水平,确保人民群众吃得安全、吃得放心,为促进高质量发展、增进民生福祉作出新贡献。"

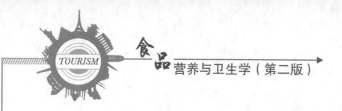

随着全球经济一体化，食品卫生或安全不仅关系到各国居民的健康，还会影响到各国的社会经济发展、国际贸易、国家声誉及政治稳定。因此食品安全问题受到了国际组织和各国政府的高度重视。我们必须积极面对一切困难，不断提高食品安全工作能力和水平，把好从农田到餐桌的每一道关口，切实保障人民群众的身体健康。

第一篇

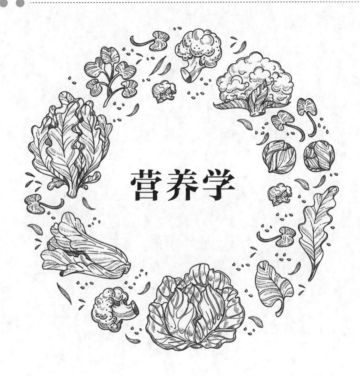

营养学

第一章

概论

恩格斯在《自然辩证法》一书中指出，生命的基本特征就是它与周围自然界不断的物质交换，这种物质交换一旦停止，生命就跟着停止。人类的一切生命活动都离不开与自然界的物质交换。空气、水、食物等从外界进入人体，经过一系列代谢活动，一部分被机体消化吸收，一部分被排出体外。

第一节　食物与人体

食物(food)是人们赖以生存的物质基础，它为机体提供基础活动与生长发育所需要的各类营养素。每种食物营养素种类和含量不同，每个人在不同阶段需要的营养素的量也不同，因此我们需要合理搭配饮食来保证机体的正常工作。

一、食物成分

营养素(nutrient)是机体为了维持生长发育、生存和繁殖等一切生命活动过程，需要从外界环境中摄取的物质。营养素的种类很多，食物中所含的营养素可以分为六大类：蛋白质、碳水化合物、脂类、维生素、矿物质和水。此外，食物中还含有很多对人体有益的其他物质，被称为"具有生物活性的食物成分"，包括植物化学物和动物性活性成分。总之，食物是营养素的载体，是含有多种营养素的混合物；营养素是食物中的有效成分。

（一）营养素

根据人体对各种营养素的需要量或人体内营养素含量的多少，可将营养素分为宏量营养素和微量营养素两大类。

宏量营养素包括碳水化合物、脂类、蛋白质和水。其中，碳水化合物、脂类、蛋白质在体内可被氧化释放出能量，又称为产能营养素。碳水化合物是人类生命活动的主要供能物质，成年人每日所需能量的 $50\%-65\%$ 应由碳水化合物提供。每克脂肪在体内氧化产生的能量是同等重量碳水化合物的2倍多，并可在体内大量储存。蛋白质是维持生命活动的物质基础，是构成机体必不可少的组成成分。因此，在一般情况下，机体会节约蛋白质，不优先利

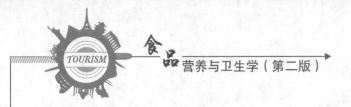

用蛋白质产生能量,而是优先利用碳水化合物和脂肪氧化供能;当其他能源物质不足时,机体才会将蛋白质氧化分解,用来供能。水在成人体内,约占体重的65%,不仅是构成机体的主要成分,还参与新陈代谢,调节人体生理功能,是人体不可缺少的营养素。

微量营养素包括矿物质和维生素。根据在人体内含量的高低,可将矿物质分为常量元素和微量元素。根据溶解性的不同,可将维生素分为脂溶性维生素和水溶性维生素。虽然人体对微量营养素的需要量较少,但是它们也是维持人体生命活动所必需的,一旦缺乏,会影响人体的健康。

(二) 具有生物活性的食物成分

食物除含有营养素以外,还含有其他对人体有益的物质,被称为"具有生物活性的食物成分"。它们并非人体生长发育所必需的物质,但与维持健康、调节生理功能和预防疾病息息相关。如今,这类物质在疾病预防中的重要性被普遍关注。

具有生物活性的食物成分主要包括两类:植物化学物和动物性活性成分。植物化学物来自植物性食物,是植物在能量代谢过程中产生的多种中间或末端低分子量的次级代谢产物,包括黄酮类化合物、酚酸、有机硫化物、萜类化合物和类胡萝卜素等。动物性活性成分既可来源于动物性食物,也可由机体自身合成,在体内发挥着重要的生物学功能,如肉碱、辅酶Q10、褪黑素等。目前,对具有生物活性的食物成分的研究尚不成熟,在其种类、生物利用、摄入量等方面,还有很多问题有待探究。

二、人体构成

细胞形成组织,组织构成器官,器官组成系统,系统构成人体。在这整个体系中,营养素是组成细胞的分子,是形成生命体最基本的物质。每种营养素都是由最基本的元素构成的。人体含有六十多种元素,其中碳、氢、氧、氮占了总质量的96%。氧的质量最大,占到65%。此外,碳约占18%,氢约占10%。其他元素虽然体内含量不高,但也是人体不可缺少的构成成分,承担着重要的生理功能。例如,人体内铁的质量仅4—5g,但铁是血红蛋白的重要组成部分,铁的缺乏会引起缺铁性贫血等严重的后果。

(一) 骨

骨是人体最坚硬的器官。正常成年人有206块骨,骨与骨之间通过韧带连接,相连的骨和肌肉通过肌腱连接。骨主要由骨膜、骨质和骨髓构成,里面还含有血管和神经。骨以不同形式连接在一起,构成骨骼,起到运动、支持和保护身体的作用。此外,骨还具有造血功能。骨内部储存着身体重要的矿物质,如钙和磷等。

(二) 肌肉

肌肉组织主要由蛋白质和水分构成,分为骨骼肌、平滑肌和心肌。体育锻炼所增加的四肢肌肉便是骨骼肌,其重量约占成人体重的40%,可随人的意志收缩;平滑肌存在于胃肠等器官和血管中,由神经系统自主控制;心肌只存在于心脏中,构成心壁。

(三) 脂类

人体内的脂类由脂肪和类脂两部分组成。脂肪存在于人体的皮下组织与内脏器官中,类脂主要构成人体的细胞膜和神经组织。体脂率是指人体内脂肪的重量占总体重的比例,反映人体内脂肪含量的多少。我国成年男性平均体脂率为10%－15%，成年女性为18%－25%。运动不足、营养过剩、内分泌失调等都可引起体脂率升高，为身体健康留下隐患；节食或长期脂肪摄入量不足可使体脂率下降，当低于安全下限时则可引起各方面功能失调。

（四）体液

人体内部含有大量的液体，由水和溶解在水里的各种物质组成。体液可分为细胞内液和细胞外液两部分。细胞内液是存在于细胞内的体液，主要指细胞质和细胞器的基质。细胞外液主要由血浆、组织液及少量的淋巴和脑脊液构成，构成体内细胞生活的液体环境（也叫内环境）。正常成年人体液重量约占体重的60%，其中细胞内液重量约占体重的40%，细胞外液重量约占体重的20%。

血液属于细胞外液，主要成分为血浆和血细胞。血液中含有各种营养成分，如蛋白质、脂类、葡萄糖、矿物质、维生素等。健康成年人的血液重量大约占体重的8%。心脏推动血液流动，为全身各组织细胞提供由肺脏吸入的新鲜氧气和从胃肠道吸收的各种营养物质，同时将细胞新陈代谢的产物送至肾、肺和皮肤等器官，排出体外。

三、人体营养需要

人体是由蛋白质、脂类、碳水化合物、水、矿物质、维生素等按照一定的比例构成的复杂的生物有机体。在整个生命过程中，人体无时无刻不在进行着能量代谢和物质代谢，来维持呼吸、心跳、体温等基本生命活动，保证自身的部分细胞不断进行更新，替换衰老死亡的细胞；同时，人体需要不断地从食物中摄取各种营养物质，来补充机体消耗的能量，并将营养物质转化为自身的成分，用于新细胞的合成。因此，膳食营养物质的摄入水平，直接影响到人体的健康。

9

不同食物营养素的种类和含量不同。膳食中各种食物所提供的营养素的种类和量必须与人体的需要保持平衡，才能保证机体获得充足、全面的营养。因此，人们在选择食物时，既要保证数量充足，也要保证品种丰富、比例适当，即合理膳食。要做到合理膳食，可以从了解合理的膳食结构、制定合理的膳食制度及满足个性化的膳食需要等方面来努力。

了解合理的膳食结构是指了解能满足人体总能量需求的各类食物的搭配比。《中国居民平衡膳食宝塔》详细列举了各类食物每日所需要的量，直观地告诉了居民每日应摄入的食物种类、合理数量及适宜的身体活动量。

制定合理的膳食制度是指能根据消化系统的功能和规律，结合自身情况，对每日三餐进行合理的安排和制定。例如，三餐的能量比可设定为早餐能量占全日量的30%、午餐占40%、晚餐占30%。

另外，还应根据个体的特殊情况，摄入符合自身需要的能量和营养素。例如，青少年在发育阶段，需要更多的能量和蛋白质来满足机体的生长和器官的发育需要；孕妇在妊娠期间，除了满足自身营养需要，还要负担起胎儿的营养需要，也需摄入更多的能量及营养素；老年人由于机体功能衰退，身体蛋白质分解增加、合成减少，消化吸收功能下降，需要通过膳食增加优质蛋白质的摄入。

由此可见，满足人体营养需要须从多方面进行综合考虑，做到合理膳食，才能保证人体的生长和健康。

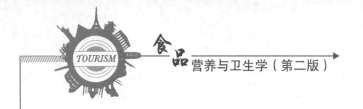

第二节 食物的消化、吸收与排泄

人类的一切生命活动都依赖于食物的摄取。食物中含有的营养素具有维持机体生理功能与健康的作用。但大部分营养素都是以大分子的形式存在于食物中，其分子结构复杂，很难被人体直接利用，需要将其进一步消化才能吸收，未被吸收的营养素又被机体排出体外。所以人体对食物的消化、吸收、排泄直接影响到营养素在人体内部的利用情况。

一、消化系统概况

食物成分中的营养素（除维生素、矿物质和水以外）通过消化道被分解为可吸收的小分子物质的过程叫作消化。食物的消化可被分为机械性消化和化学性消化两种。前者是利用各种物理活动将大块食物变成易于同消化液充分混合的小颗粒食物，同时推动食团从口腔运至肛门的过程；后者是由消化液进一步将大分子营养素分解为可以直接吸收的小分子物质的过程，如将糖类分解为单糖、将蛋白质分解为氨基酸、将脂类分解为甘油与脂肪酸。消化过程是在消化系统中进行的，消化系统由消化道和消化腺组成（见图1-1）。

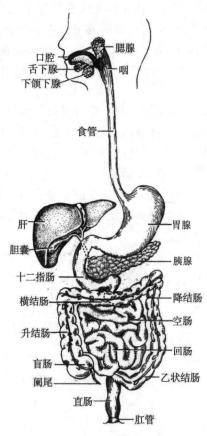

图1-1 消化系统示意图

（一）消化道

消化道从口腔开始,中间包含咽、食管、胃、小肠(十二指肠、空肠、回肠)和大肠(盲肠、结肠、直肠),最终止于肛门。

1.口腔、咽和食管

口腔是消化道的起点。在这里,牙齿与舌进行咀嚼活动,将食物切碎、研磨、搅拌,进行初步分解,成为方便人体消化的小颗粒。以上过程能够反射性地引起其他消化器官的活动,为进一步消化做好准备。食物被吞咽后经咽部进入食管上端,在食管肌肉的蠕动下,被推送到食管下端,进入胃。

2.胃

在口腔被初步分解的食物通过食管进入胃。胃似囊状,是消化道中最膨大的部分;胃的上口为贲门,下口为幽门;胃的形态、位置、大小因人而异,且会因体位和本身充盈程度的变化而变化。胃可将小颗粒磨得更小,将部分大分子营养素降解为较小的小分子物质。成年人的胃容量为1—2升,食物从进入胃到完全排空的时间为4—6小时。

3.小肠

小肠位于腹中,上端与胃相连,下端与大肠相接。成年人小肠全长5—7米,是食物消化吸收的最主要场所。一般根据小肠的功能与形态将小肠分为三个部分:十二指肠、空肠和回肠。食糜由胃进入十二指肠后,即开始了在小肠内的消化。小肠的消化作用与肠运动关系密切,肠腔可以保持一定的形状和内压,为食物消化提供稳定的场所;小肠的分节运动使消化液和食物充分接触,促进食物分解,并推送其前进,以便完成整个肠内消化过程(见图1-2)。

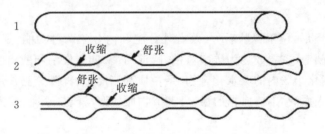

图1-2 小肠分节运动示意图

4.大肠

大肠位于人体消化系统的末端,包括结肠和直肠。它们在空肠、回肠的周围围绕,最后到达肛门。成年人的大肠约1.5米长,其口径粗于小肠,且肠壁较薄。食物残渣通过肠道运动进入大肠,其中的水分、矿物质、结肠内微生物合成的B族维生素和维生素K被大肠吸收,其余部分被细菌分解、发酵形成粪便,最后被排出体外。

（二）消化腺及消化液

消化腺由大消化腺与许多小消化腺组成。大消化腺属于实质性人体器官,包括大唾液腺、胰腺、肝脏;小消化腺是指分布于消化道壁内的小唾液腺、食管腺、胃腺和肠腺等。

1. 唾液腺

唾液腺是指人体口腔中分泌唾液的腺体。腮腺、下颌下腺、舌下腺是三种重要的大唾液腺，其中腮腺体积最大，下颌下腺分泌唾液最多；此外，口腔中还散在分布着许多小唾液腺。成年人体每日分泌唾液1000－1500 mL，其中99％为水分。唾液的作用很大，其本身可以刺激味蕾进而引发味觉感受，水和黏液可以起到润滑口腔的作用；唾液淀粉酶可以催化淀粉水解为麦芽糖；溶菌酶可以杀灭进入口腔的微生物，清洁和保护口腔。

2. 胃腺

胃腺是指胃黏膜上皮细胞凹陷而形成的腺体，胃腺分泌的液体称作胃液。纯净的胃液无色透明，呈酸性，pH值为0.9－1.5。胃液由盐酸、胃蛋白酶原、黏液、碳酸氢盐和内因子等组成。盐酸是胃液的主要成分之一，如果分泌过少会引起消化不良，过多则会伤及胃壁和十二指肠。空腹时，胃液中几乎没有盐酸；进食时，胃液中盐酸和胃蛋白酶原的含量明显增加。酸性环境的作用使胃蛋白酶原被激活，从而水解蛋白质，生成多肽或氨基酸。黏液和碳酸氢盐呈中性或弱碱性，覆盖在胃黏膜表面，可降低胃液的酸度，减弱胃蛋白酶的活性，防止胃酸和胃蛋白酶对胃黏膜自身的消化。此外，黏液的润滑作用有利于食糜在胃内运动，使胃黏膜免受机械性损伤。黏液和内因子都由糖蛋白构成。内因子可以保护维生素B_{12}免受小肠内水解酶的破坏，还可以促进其在体内的吸收。当内因子缺乏时，可引起维生素B_{12}缺乏症，出现恶性贫血。

3. 肝

肝位于右上腹，是人体最大的腺体。肝细胞能不断地分泌胆汁，胆汁可进入小肠，将小肠内的脂肪乳化成小微滴，促进脂肪的消化与吸收，并有利于脂溶性维生素A、D、E、K的吸收。

4. 胰腺

胰腺呈带状条形，位于胃腺后方，兼有外分泌和内分泌两种功能，是人体非常重要的器官。腺泡分泌的胰液（主要成分为碳酸氢钠、胰淀粉酶、胰蛋白酶和胰脂肪酶等）可通过导管进入小肠，参与消化小肠内的碳水化合物、蛋白质和脂肪，发挥外分泌作用；而胰岛分泌的胰岛素可以直接进入血液，维持血糖的稳定，调节物质代谢与能量平衡，发挥内分泌作用。

5. 肠腺

小肠腺分泌的碱性液体可以中和酸性胃液，并含有多种消化酶，能促进食物中蛋白质、寡肽、双糖等的消化。大肠黏膜表面也可以分泌浓稠的碱性黏液，可以保护肠黏膜、润滑粪便。

二、营养物质的吸收

食物经过消化后，其中的蛋白质、脂类、碳水化合物被分解为氨基酸、甘油、脂肪酸、葡萄糖等小分子物质，与矿物质、维生素、水等小分子物质一起，透过消化道黏膜上皮细胞进入血液和淋巴液，这个过程称为吸收。不同营养物质所对应的吸收部位不同，口腔与食管基本不吸收任何物质；胃除了吸收部分水分以外，还可以吸收酒精；小肠是吸收物质的最主要部位，大多数营养物质都在小肠内被吸收；大肠主要吸收水、矿物质和维生素。营养物质被消化道黏膜上皮细胞吸收的机制大致可分为三种：被动转运、主动转运和胞饮作用。

（一）被动转运

被动转运是指物质或离子顺着浓度梯度或电位梯度通过细胞膜的扩散过程,其特点是不需要细胞提供能量。

1. 简单扩散

简单扩散指物质从浓度高的一侧直接穿过细胞膜向浓度低的一侧进行的扩散性转运,是物质通过细胞膜的主要方式。简单扩散不需要载体,其扩散速度与细胞膜两侧物质的浓度差有关。

2. 易化扩散

易化扩散又称载体扩散,是指物质在载体的介导下,由浓度高的一侧穿过细胞膜向浓度低的一侧转运的过程。例如,葡萄糖、氨基酸等可经载体从细胞外进入细胞内。

（二）主动转运

主动转运是指通过细胞膜上存在着的一种具有"泵"样作用的转运蛋白,将营养物质从低浓度一侧转运到高浓度的一侧,并且消耗能量的过程。例如,人体内,细胞内钾离子的浓度高于细胞外钾离子的浓度,就是细胞外的钾离子在"泵"的作用下逆浓度梯度主动转运入细胞内的结果。

（三）胞饮作用

大分子物质或物质团块无法直接穿越细胞膜被吸收。当其接触细胞时,接触部位细胞膜先内陷,然后内折,将物质逐渐包围,形成小的囊泡,然后向细胞内部移动,此过程称作胞饮作用。胞饮作用只有在某些物质的诱导下才会发生,如某些蛋白质能通过胞饮作用进入细胞内。

三、代谢物质的排泄

在人体新陈代谢的过程中,未被机体利用的代谢产物、多余的水分和矿物质,以及进入体内的异物通过排泄器官被送出体外的生理过程,被称作人体的排泄。人体的排泄途径有四个:肾脏、消化器官、皮肤、呼吸器官。排泄对人体生命活动有重要意义,不仅可以将代谢废物排出体外,而且可以调节体内水与电解质的含量平衡,保持机体内环境的稳定和人体代谢系统的动态平衡。

（一）尿液的排泄

尿液是人体的主要排泄物质之一,由肾脏产生。人体每天都在进行新陈代谢,机体通过肾脏来过滤血液中的杂质和代谢废物,维持体液和电解质平衡,同时通过肾脏的重吸收作用,保留水分与机体需要的物质。

1. 尿液的形成

身体的大部分血液在通过肾脏时都会流经肾小球,经滤过形成原尿。在通过肾小管时,原尿中的大部分水、一部分矿物质和全部的葡萄糖被重新吸收到血液中,而大部分氮则继续留在被浓缩的原尿中,此时的浓缩液体称作尿液。

2. 尿液的成分

正常人尿液的主要成分是水,占96%—97%,固体成分占3%—4%。正常成人每天通

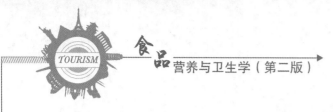

过尿液排出的固体物质有约60g,其中有钠离子、氯离子、尿素、尿酸等多种体内代谢产物。

3.排泄

尿液在肾脏形成后,通过输尿管进入膀胱,最后经过尿道排出体外。正常人一天的尿量为1000—2000 mL,仅占原尿的1‰。尿液可以在膀胱中暂时储存,膀胱一般可以容纳500—600 mL尿液。当尿液储存到一定量,会刺激中枢神经系统产生尿意,然后机体会通过尿道将尿液排出体外。

（二）粪便的排泄

未被吸收的食物残渣离开小肠后进入结肠,在结肠蠕动作用下被推入直肠,刺激肠壁感受器,引起便意,最后成为粪便由肛门排出。排出的粪便包括食物残渣、脱落的消化道黏膜细胞和肠道细菌等。

（三）汗液的排泄

汗液是皮肤的汗腺分泌产生的,除了嘴唇等极少数部位外,人体全身分布有200—250万个汗腺。一年四季人体都会出汗,汗液可以调节机体体温、调节体液、排泄废物。汗液成分中的98%—99%是水,1%—2%为氯化钠、少量的氯化钾、尿素和乳酸等。

（四）呼吸的排泄

呼吸是指机体与外界环境之间气体交换的过程。肺吸入氧气,供给机体组织细胞利用,同时排出二氧化碳等体内的代谢产物,以保证机体正常的新陈代谢。呼吸过程中有少量水分排出,每天约为300 mL。

14

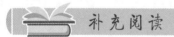

进餐环境对食欲的影响

人的食欲,顾名思义,是指人对食物的欲望,是一种想要进食的需求。食欲受到生理和心理两个方面的影响。其中,进餐环境是影响人们食欲的重要因素之一。进餐环境是指人在摄入食物时所处的环境,包括就餐场所的空间环境(装饰、餐具、照明和声音等)、卫生环境以及外出进餐时的服务等。

随着社会的进步,人们越来越重视进餐环境对食欲的影响,大家喜欢选择清新优雅、舒适怡人以及服务优质的环境进餐。精致的瓷质餐具反射着柔和的光晕,错落有致地摆放在做工考究的餐桌上,一家人围绕着各色菜肴,尽情地享受着美味,耳畔是动人的乐曲和欢笑声。在这样一个光线充足、舒适温馨的优美环境下进餐会让人感觉心情舒畅,食欲大增。那么进餐环境对食欲有哪些影响呢?

进餐的空间环境是对食欲的直接影响因素之一,包括装饰、色彩、光线和声音等。一个舒适的就餐环境一定不会让人产生压抑、拥挤的感觉。空间的装饰要简单大方,整体色调可以选择橙色、绿色以及相同色调的近似色,切勿用黑色、棕色的墙纸。明朗轻快的色调给人以温暖的感觉,可以增加用餐的兴致。温暖柔和的光线也有助于进餐,如果光线太暗会给人一种压抑、恐惧的感觉,如果光线太亮则会抑制食欲。此外,光的颜色也不宜过多。进餐时可以听一些优美的音乐,在嘈杂的环境下,尤其是充满金属音及其他刺耳声音的环境下进餐会造成情绪紧张和烦躁,让人食欲降低,并增加消化系统的负担。

进餐的卫生环境关系到人们的健康,对食欲有很大影响。卫生的餐具、整洁干净的地面让人有一种放心的感觉,反之则会让人对食物的安全产生忧虑,影响进餐时的心情。当人们注意到餐盘和桌面的污垢、桌下脏乱的纸屑时,食欲一定会大大降低。

服务环境也会影响到食欲。好的服务会让人有宾至如归的感觉,周到热情的服务和礼节让客人轻松愉悦,增添其进餐的兴致。

与进餐有关的各种因素都会影响到人们的食欲,如果从科学角度出发,人性化地对它们进行综合考虑,精心安排和设计进餐环境,一定能让人们更加享受饮食乐趣,离健康生活更近一步。

复习与思考

1. 食物中的营养物质有哪些?
2. 构成人体的各部分主要由哪些营养素组成?
3. 满足人体的营养需要,应从哪些方面考虑?
4. 消化系统由哪些器官构成? 各具有哪些功能?
5. 营养物质的吸收主要有哪几种形式?
6. 代谢物质的排泄有哪些途径?

第二章 →

营养学基础

人类为了生存必须不断从外界摄取食物,从中获得人体所需的各种营养素。营养学基础主要是研究营养素的生理功能,在体内的消化、吸收和代谢过程,营养素的缺乏和过量对人体健康造成的影响,以及营养素的参考摄入量和食物来源等内容。

第一节　蛋　白　质

人体的基本单位是细胞,而蛋白质是构成细胞内原生质的主要成分。机体的新陈代谢、生长发育、受损组织的修补、免疫机制和激素的构成都离不开蛋白质。蛋白质是生命的物质基础,没有蛋白质就没有生命。因此,蛋白质的营养价值也备受关注。

一、氨基酸

蛋白质主要由碳、氢、氧、氮四种元素构成,还含有少量的硫元素,有些蛋白质还含有磷、铁、铜、碘、锌等元素。氨基酸是组成蛋白质的基本单位,生物体内的蛋白质由20种氨基酸构成(见表2-1)。

表2-1　组成蛋白质的各种氨基酸及其分类

必需氨基酸		条件必需氨基酸		非必需氨基酸	
中文名称	英文名称	中文名称	英文名称	中文名称	英文名称
异亮氨酸	isoleucine			天门冬氨酸	aspartic acid
亮氨酸	leucine			天门冬酰胺	asparagine
赖氨酸	lysine			谷氨酸	glutamic acid
蛋氨酸	methionine	半胱氨酸	cysteine	谷氨酰胺	glutamine
苯丙氨酸	phenylalanine	酪氨酸	tyrosine	甘氨酸	glycine
苏氨酸	threonine			脯氨酸	proline

必需氨基酸		条件必需氨基酸		非必需氨基酸	
色氨酸	tryptophan			丝氨酸	serine
缬氨酸	valine			精氨酸	arginine
组氨酸	histidine			丙氨酸	alanine

（一）氨基酸分类

从人体营养的角度看，构成蛋白质的氨基酸可分为必需氨基酸、非必需氨基酸、条件必需氨基酸三大类。

1. 必需氨基酸

必需氨基酸是指机体不能合成或合成速度慢、不能满足机体需要，必须从食物蛋白质中获得的氨基酸。已知的人体必需氨基酸有9种：异亮氨酸、亮氨酸、赖氨酸、蛋氨酸、苯丙氨酸、苏氨酸、色氨酸、缬氨酸和组氨酸。

2. 非必需氨基酸

非必需氨基酸是指机体可以合成，不一定非要从食物中直接获取的氨基酸。非必需氨基酸不是机体不需要，只是不一定非要从食物中获得。

3. 条件必需氨基酸

条件必需氨基酸是指机体虽然能够合成，但是是以必需氨基酸为合成原料的。条件必需氨基酸包括半胱氨酸和酪氨酸2种，它们在体内可分别由蛋氨酸和苯丙氨酸转变而成。如果膳食中能直接提供半胱氨酸和酪氨酸，则人体对于蛋氨酸和苯丙氨酸的需要量可分别减少30%和50%。所以在氨基酸模式和计算食物必需氨基酸组成时，常将半胱氨酸和蛋氨酸、酪氨酸和苯丙氨酸合并计算。

（二）氨基酸模式

氨基酸模式是指某种蛋白质中各种必需氨基酸的构成比例。蛋白质在机体代谢过程中，对每一种氨基酸的需要和利用都处在一定范围内，某一种氨基酸过量或缺乏都会影响到另外一些氨基酸的利用。各种必需氨基酸之间应有一个合适的比例，才能满足机体合成蛋白质的需要。

要计算氨基酸模式，首先要测定食物蛋白质中各种必需氨基酸的含量，即测定1克给定食物蛋白质所含各种必需氨基酸含量（毫克数），然后将其中含量最少的色氨酸含量（毫克数）定为1，计算出其他必需氨基酸含量与色氨酸含量的比值。最终，这一系列的比值就是该种食物蛋白质的氨基酸模式（见表2-2）。

一般地，若食物蛋白质氨基酸模式与人体蛋白质氨基酸模式越接近，这种食物蛋白质的营养价值就越高。研究结果表明，鸡蛋蛋白质的氨基酸模式最接近人体蛋白质氨基酸模式，因此常以鸡蛋蛋白作为参考蛋白质（reference protein）来评价其他食物蛋白质的营养价值的高低。

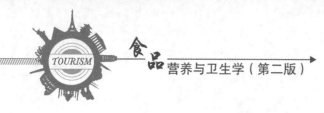

表2-2　几种食物蛋白质和人体蛋白质氨基酸模式

氨基酸	人体	全鸡蛋	牛奶	牛肉	大豆	面粉	大米
异亮氨酸	4.0	3.2	3.4	4.4	4.3	3.8	4.0
亮氨酸	7.0	5.1	6.8	6.8	5.7	6.4	6.3
赖氨酸	5.5	4.1	5.6	7.2	4.9	1.8	2.3
蛋氨酸＋半胱氨酸	3.5	3.4	2.4	3.2	1.2	2.8	2.3
苯丙氨酸＋酪氨酸	6.0	5.5	7.3	6.2	3.2	7.2	3.8
苏氨酸	4.0	2.8	3.1	3.6	2.8	2.5	2.9
缬氨酸	5.0	3.9	4.6	4.6	3.2	3.8	4.8
色氨酸	1.0	1.0	1.0	1.0	1.0	1.0	1.0

（资料来源：任顺成.食品营养与卫生[M].北京：中国轻工业出版社，2013年.）

（三）限制氨基酸

与人体蛋白质组成相比，若食物蛋白质组成中一种或几种必需氨基酸含量相对不足，就会影响到其他必需氨基酸的吸收和利用，从而降低食物蛋白质的营养价值。这些含量相对不足的必需氨基酸称为限制氨基酸（limiting amino acid）。其中含量相对最低的称为第一限制氨基酸，其余类推。一般动物蛋白质与植物蛋白质相比，必需氨基酸种类更全、含量更充足，所以营养价值也更高。几种常见食物蛋白质中的限制氨基酸见表2-3。

表2-3　几种常见食物蛋白质中的限制氨基酸

食物名称	第一限制氨基酸	第二限制氨基酸	第三限制氨基酸
小麦	赖氨酸	苏氨酸	缬氨酸
大麦	赖氨酸	苏氨酸	蛋氨酸
燕麦	赖氨酸	苏氨酸	蛋氨酸
大米	赖氨酸	苏氨酸	—
小米	赖氨酸	苏氨酸	
玉米	赖氨酸	色氨酸	苏氨酸
花生	蛋氨酸	—	—
大豆	蛋氨酸	—	—
牛奶	蛋氨酸	—	—

二、蛋白质的分类

蛋白质分子是由多种氨基酸按不同比例、不同连接顺序，以肽键连接起来的、具有一定空间结构的一类高分子化合物，是人体必需的三大宏量营养素之一。

蛋白质种类繁多，可以按不同方法进行分类。在营养学上，常根据蛋白质营养价值的不同,将蛋白质分为三类。

（一）完全蛋白质

完全蛋白质组成中必需氨基酸种类齐全、含量充足、比例适当。食用这类蛋白质,不但能维持人体健康,还能促进生长发育。乳中的乳清蛋白和酪蛋白、蛋类中的卵白蛋白和卵黄磷蛋白、肉类中的白蛋白和肌蛋白、大豆中的大豆蛋白、小麦中的麦谷蛋白、玉米中的谷蛋白等均属此类蛋白质。

（二）半完全蛋白质

半完全蛋白质组成中必需氨基酸种类齐全,但有的必需氨基酸含量不足,食用此类蛋白质,可以维持生命,但不能促进生长发育。小麦中的麦胶蛋白等即是半完全蛋白质。

（三）不完全蛋白质

不完全蛋白质组成中必需氨基酸的种类不全,单纯食用此类蛋白质,不能维持生命,更不能促进生长发育。玉米中的玉米胶蛋白、动物结缔组织和肉皮中的胶原蛋白、豌豆中的豆球蛋白等都属此类蛋白质。

三、蛋白质的消化、吸收和代谢

（一）蛋白质的消化和吸收

食物蛋白质的消化从胃开始,但主要在小肠部位。胃内消化蛋白质的酶是胃蛋白酶,胃蛋白酶最适宜作用的pH值为$1.5-2.5$。食物在胃内停留时间较短,在胃内的消化很不完全,消化产物及未被消化的蛋白质在小肠内被进一步水解和消化。在小肠内,蛋白质的消化主要依赖于胰腺分泌的胰蛋白酶、糜蛋白酶等多种蛋白酶。它们可将蛋白质水解为氨基酸和小肽,被肠黏膜细胞吸收。

（二）蛋白质的代谢

氨基酸被吸收进入血液循环后,被机体不同组织细胞迅速摄取,用于组织的生长和更新。成人体内蛋白质的每日更新量约为体内蛋白质总量的$1\%-2\%$。若机体供能物质碳水化合物、脂肪供给不足或蛋白质摄入量过高、体内某种氨基酸过量（如使用氨基酸补品）或含量过少（食物蛋白质质量较低）,就会造成氨基酸不被用来合成机体蛋白质或其他含氮化合物。为避免蛋白质"浪费"和保证人体所需蛋白质的合成,膳食摄入必须保证食物蛋白质供给充足、必需氨基酸供给适量以及碳水化合物、脂肪供给足量。

（三）氮平衡

氮平衡是指氮的摄入量和排出量之间的平衡关系。学界认为,可以用测定氮含量的方法来推算蛋白质含量。因此,氮平衡指机体每日从膳食中的蛋白质中摄入的氮量与从粪、尿、皮肤等排出的氮量的关系。它是机体蛋白质不断分解与合成之间的动态平衡,可用下式表示:

$$B＝I-(U＋F＋S)$$

式中,B代表氮平衡;I代表摄入氮;(U＋F＋S)代表排出氮(U代表尿氮、F代表粪氮、S代表皮肤氮)。

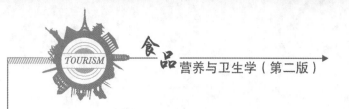

当摄入氮和排出氮相等时，称为零氮平衡。健康成人应维持零氮平衡并富余5%。当摄入氮大于排出氮时，称为正氮平衡。儿童、孕妇、疾病恢复期的患者，为了生长发育、合成和修复组织以及增加肌肉，应保证适当的正氮平衡。当摄入氮低于排出氮时，称为负氮平衡。人在饥饿、衰老和疾病状态时，体内蛋白质的合成减少或分解加剧，会令人体处于负氮平衡，应尽量避免处于此状态。

四、蛋白质的生理功能

（一）构成机体，修补组织

蛋白质是构成机体组织和器官的重要成分，其在人体内的重量占体重的16%－18%。人体各组织、器官均含有蛋白质，如肌肉组织，心、肝、肾等器官都含有大量蛋白质；骨、牙齿、指甲中也含有大量蛋白质；细胞中除水分外，构成原生质的主要成分也是蛋白质。因此，构成机体是蛋白质最重要的生理功能。

同时，人体需要摄入充足的蛋白质来维持各种组织和细胞的更新，身体受伤后恢复也需要以蛋白质作为修复材料。

（二）调节机体的生理功能

蛋白质是构成体内多种重要生理活性物质的成分，参与调节生理功能。核蛋白构成细胞核并影响细胞功能；酶蛋白能促进食物消化、吸收和利用；免疫蛋白能维持机体的免疫功能；肌球蛋白能调节肌肉的收缩；血红蛋白能携带输送氧气；白蛋白能调节渗透压；脂蛋白、运铁蛋白、视黄醇结合蛋白能输送营养素。由蛋白质和蛋白质衍生物构成的某些激素，如肾上腺素、甲状腺素、胰岛素等都是机体的重要调节物质。

（三）供给热量

蛋白质虽然不是机体的主要供能物质，但也是机体能量来源之一。当碳水化合物和脂肪供能不足时，机体就会通过氧化分解蛋白质供能。

五、食物蛋白质的营养学评价

不同食物蛋白质的含量以及蛋白质中氨基酸的种类和含量比例不同，其营养价值也有差别。在营养学上，主要从以下几方面评价食物蛋白质的营养价值。

（一）食物蛋白质的含量

蛋白质含量多少是评价食物蛋白质营养价值的一个重要方面。虽然各种蛋白质的来源不同，但其含氮量都很接近，平均约为16%，即每有1克氮相当于有6.25克蛋白质。所以测出食物中的含氮量后再乘以蛋白质折算系数6.25，即可求得食物蛋白质的含量。

（二）食物蛋白质的消化率

蛋白质消化率（digestibility）是指在消化道内被吸收的蛋白质占摄入蛋白质的百分数。它是反映食物蛋白质在消化道内被分解和吸收程度的一项指标；是评价食物蛋白质营养价值的生物学方法之一；一般采用动物或人体实验测定。根据是否考虑内源粪代谢氮因素，可将蛋白质的消化率分为表观消化率（apparent digestibility）和真消化率（true digestibility）。

1. 蛋白质表观消化率

蛋白质表观消化率即不考虑内源粪代谢氮的蛋白质消化率。在实验期内,测定实验对象摄入的食物氮(摄入氮)和从粪便中排出的氮(粪氮),然后用下列公式计算:

$$蛋白质表观消化率(\%)=(摄入氮-粪氮)/摄入氮\times100\%$$

2. 蛋白质真消化率

蛋白质真消化率是考虑了内源粪代谢氮的消化率。事实上,粪便中排出的氮有两个来源,一是未被消化吸收的食物中的蛋白质;二是脱落的肠黏膜细胞以及肠道细菌等,即内源粪代谢氮。要测定蛋白质真消化率,首先要设置无氮膳食期,在实验期内给予实验对象无氮膳食,测定该实验期的粪便氮,即粪代谢氮,然后用下列公式计算:

$$蛋白质真消化率(\%)=[摄入氮-(粪氮-粪代谢氮)]\times100\%$$

因粪代谢氮测定过程烦琐,且难以准确测定,所以实际应用中往往不考虑它。

一般地,动物性食物蛋白质的消化率高于植物性食物,如鸡蛋、牛奶蛋白质消化率分别为97%、95%,而玉米、大米蛋白质消化率分别为85%、88%。

(三) 蛋白质利用率

蛋白质利用率是指食物蛋白质被消化吸收后在体内被利用的程度。测定蛋白质利用率的方法很多,但大体分为两大类:以氮在体内储留为基础的方法和以体重增加为基础的方法,具体可利用以下四项数据。

1. 生物价

蛋白质的生物价(biological value,BV)是指摄入的氮在体内的储留量与吸收量的比。计算公式如下:

$$BV=(储留氮/吸收氮)\times100$$

式中,储留氮=吸收氮-(尿氮-尿内源性氮);吸收氮=摄入氮-(粪氮-粪代谢氮)。

生物价越高,表明食物蛋白质被机体利用的程度越高。生物价的最大值为100。

2. 蛋白质净利用率

蛋白质净利用率(net protein utilization,NPU)是指在一定条件下,体内储留氮占摄入氮的百分比。它反映食物蛋白质消化吸收后被机体利用的程度。计算公式如下:

$$蛋白质净利用率(\%)=(储留氮/摄入氮)\times100\%=生物价\times消化率$$

3. 蛋白质功效比值

蛋白质功效比值(protein efficiency ratio,PER)是指在实验期内,处于生长阶段的动物平均每摄入1 g蛋白质所增加的体重,应用于以体重增加为基础的方法。例如,常作为参考蛋白质的酪蛋白的PER为2.5,是指每摄入1 g酪蛋白,可使动物体重增加2.5 g。

PER常用于对婴幼儿食品中的蛋白质进行评价。

4. 氨基酸评分

氨基酸评分(amino acid score,AAS)可用于分析食物蛋白质的氨基酸组成。以氨基酸评分来评价蛋白质营养价值的方法,是目前广泛应用的一种蛋白质营养价值评价方法,既适于单一食物蛋白质的评价,又适于混合食物蛋白质的评价。

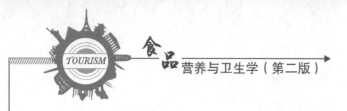

　　AAS＝被测蛋白质氨基酸含量(mg/g蛋白质)/参考蛋白质该氨基酸含量(mg/g蛋白质)×100

　　在实际应用中,若计算某种食物蛋白质的氨基酸评分时,先测定被测食物蛋白质中每种必需氨基酸的量,然后将被测食物蛋白质每一种必需氨基酸的量与参考蛋白质或理想模式中相应必需氨基酸的量进行比较和计算,其中比值最低者为第一限制氨基酸,而第一限制氨基酸的比值就是被测食物蛋白质的氨基酸评分。

　　氨基酸评分是最简单的蛋白质营养价值评价方法,但其不足之处是没有考虑食物蛋白质的消化率,所以美国食品药品监督管理局(FDA)提出了一种新的方法,即通过计算经过真消化率校正的氨基酸评分(protein digestibility corrected amino acid score,PDCAAS),评价蛋白质营养价值。

$$PDCAAS＝AAS×真消化率$$

六、蛋白质的互补作用

　　有些食物因缺乏必需氨基酸,单独食用时,营养价值较低。若将两种或两种以上的食物混合食用,不同食物相互补充不足的必需氨基酸,使食物的营养价值大大提高,就体现了蛋白质的互补作用。混合食物蛋白质的生物价(见表2-4)比其中任何单一食物蛋白质的生物价都要高即说明混合食物蛋白质具有互补作用。

表2-4　几种食物混合后蛋白质的生物价(BV)

食物名称	单独食用BV	混合食用的比例/(%)	
玉米	60	40	—
小米	57	40	46
大豆	64	20	8
小麦	67	—	31
牛肉干	76	—	15
混合食用BV	—	73	89

　　(资料来源:中国就业培训技术指导中心.国家职业资格培训教程——公共营养师[M].北京:中国劳动社会保障出版社,2007.)

　　为充分发挥蛋白质的互补作用,在调配膳食时,应遵循以下原则:
　　(1)食物的生物学种属越远越好;
　　(2)搭配种类越多越好;
　　(3)食用时间越近越好,同时食用最好。

七、蛋白质的参考摄入量及食物来源

　　《中国居民膳食营养素参考摄入量(2013版)》指出,轻身体活动水平的成年男、女蛋白质推荐摄入量(RNI)分别为65 g/d、55 g/d。

　　蛋白质的食物来源有动物性食物和植物性食物两类。动物性食物,如畜禽瘦肉、内脏、

鱼类、虾蟹类、蛋类及奶类等，是优质动物性蛋白质的重要来源。植物性食物蛋白质含量不均，其中大豆及其制品含有丰富的蛋白质，氨基酸组成也较合理，是很好的植物性蛋白质食物。谷类含蛋白质10%左右，含量和质量虽不及动物性食物，但因每天膳食摄入量较大，仍然是膳食蛋白质的主要来源。

第二节　脂　类

一、脂类的分类和化学结构

脂类分为脂肪和类脂两大类，是人体必需的一类营养素，也是构成机体的重要成分。食物中的脂类95%是脂肪，5%是类脂。脂类的共同特点是不溶于水但具有脂溶性，同时自身也可溶解其他脂溶性物质，如脂溶性维生素等。

（一）脂肪

1. 脂肪的组成和结构

脂肪由碳、氢、氧三种元素组成，也叫甘油三酯，具体由一分子甘油和三分子脂肪酸结合而成。脂肪有动物性和植物性两种来源，一般地，动物性来源的脂肪在常温下多呈固态或半固态，常被称为"脂"，植物性来源的脂肪常温下呈液态，常被称为"油"。

2. 脂肪酸及其特点

天然食物中的脂肪酸主要为高级脂肪酸。各种不同来源的脂肪，组成中的高级脂肪酸种类不同，对人体的作用也不同。天然油脂中的脂肪酸几乎都是拥有偶数碳原子的直链脂肪酸，能被人体吸收利用的也只有这种直链脂肪酸。

（1）饱和脂肪酸和不饱和脂肪酸。

脂肪酸根据结构不同，分为饱和脂肪酸（SFA）和不饱和脂肪酸（USFA），不饱和脂肪酸又分为单不饱和脂肪酸（MUFA）和多不饱和脂肪酸（PUFA）。饱和脂肪酸的脂肪酸分子碳链中不含碳－碳双键，如软脂酸、硬脂酸、花生酸等；单不饱和脂肪酸含有一个碳－碳双键，如油酸等；多不饱和脂肪酸含有两个或两个以上的碳－碳双键，如亚油酸、亚麻酸、花生四烯酸、二十碳五烯酸（EPA）、二十二碳六烯酸（DHA）等。脂肪的熔点与其组成中的脂肪酸有关，饱和脂肪酸含量越高，熔点越高。一般地，植物和鱼类的脂肪含多不饱和脂肪酸比畜、禽类脂肪高得多。

（2）顺式脂肪酸和反式脂肪酸。

脂肪酸根据分子空间构型不同，分为顺式脂肪酸和反式脂肪酸。天然脂肪酸几乎都是顺式脂肪酸，但在以植物油氢化生产人造奶油的过程中，会有部分顺式脂肪酸转化为反式脂肪酸。研究表明，反式脂肪酸摄入量较多，会对机体产生多种危害，如增加患肥胖症、冠心病等的危险性。

（3）n-3系列和n-6系列多不饱和脂肪酸。

n-3系列和n-6系列多不饱和脂肪酸也分别称为ω-3系列和ω-6系列多不饱和脂肪酸，主要是根据结构上的差异分类的，而且功能也不同。n-3系列的天然脂肪酸主要有α-亚麻酸、

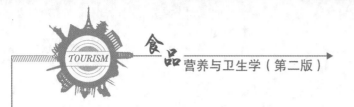

EPA、DHA等;而n-6系列的天然脂肪酸主要有亚油酸和花生四烯酸等。它们都是生物体内最具营养价值的脂肪酸,但在生物体内这两类不同的重要脂肪酸之间不能相互转变和替代,膳食中应按照一定的比例供给。

（4）必需脂肪酸。

必需脂肪酸（EFA）是指人体不可缺少而自身又不能合成,必须从含有它的食物中摄取的脂肪酸,包括n-6系列多不饱和脂肪酸中的亚油酸和n-3系列多不饱和脂肪酸中的α-亚麻酸。花生四烯酸、EPA、DHA虽然也是人体不可缺少的重要脂肪酸,但花生四烯酸可以由亚油酸在体内合成,EPA、DHA可以由α-亚麻酸在体内合成,所以它们都不属于必需脂肪酸。葵花籽油、玉米油、大豆油等多数植物油富含亚油酸,其中大豆油还是α-亚麻酸的重要来源;亚麻籽、油菜籽和胡麻籽中也富含α-亚麻酸,但其亚油酸含量相对较低;海产鱼类的脂肪含有大量n-3系列多不饱和脂肪酸,如EPA、DHA;一般动物性脂肪如猪油、牛油等必需脂肪酸含量很少。膳食中应包含多种不同油脂,以满足人体对必需脂肪酸和多种重要脂肪酸的摄入需要。

（二）类脂

类脂是一类在结构和某些性质上与脂肪相似的物质,包括磷脂、糖脂和固醇类。营养学上比较重要的是磷脂和胆固醇。

1. 磷脂

磷脂是指甘油三酯中一个或两个脂肪酸被磷酸或含磷酸的其他基团取代所生成的一类脂类物质。磷脂在体内是除甘油三酯外含量较多的脂类,主要集中在脑、神经系统、肝、肾等中,是生物膜的重要组成成分。

磷脂分为磷酸甘油酯和神经鞘脂。磷酸甘油酯与营养关系最为密切,其中卵磷脂是最重要的一种磷脂,重量占人体体重约1％,但在大脑中占到脑重量的30％。卵磷脂可以促进大脑神经系统的发育与脑容积的增长,尤其对处于大脑发育最关键时期的婴幼儿,能满足其脑细胞的营养输入和废弃物输出的需要,保护脑细胞健康发育,是非常重要的益智营养素。同时充足的卵磷脂还可提高脑细胞信息传递的速度和准确性,使思维敏捷、注意力集中、记忆力增强。

2. 胆固醇

胆固醇是人体中最主要的固醇类化合物。人体胆固醇一方面来源于摄入的各种动物性食品,另一方面也可以自身合成。因此,人体一般不会发生胆固醇的缺乏。胆固醇在体内有多种重要的生理功能,是体内很多重要活性物质的合成材料,如体内胆汁酸、肾上腺素、性激素、维生素D的合成,都需要胆固醇的参与。同时,胆固醇还参与细胞膜的构成,是生物膜的成分。

尽管胆固醇在体内有广泛的生理作用,但体内胆固醇过多会对机体产生危害,如使患高脂血症、动脉粥样硬化、冠心病等疾病的风险增加。

二、脂肪的消化和吸收

（一）脂肪的消化

膳食中的脂类主要为脂肪、少量磷脂和胆固醇。脂肪在胃内几乎不能被消化,但胃的蠕动可促使摄入的脂肪被乳化成细小油珠而被排入小肠腔内。小肠是脂肪消化的主要部位，这里的消化过程依赖于胰脂酶和肝脏产生的胆汁。胆汁的主要功能是促使脂肪油珠乳化成脂肪小液滴，增加脂肪酶与脂肪分子的接触面积，进而促进脂肪分子被水解成甘油和脂肪酸。摄入体内的脂肪大约 70% 被水解为单酰甘油和两分子脂肪酸；约 20% 被继续水解为甘油和脂肪酸，未被消化的少量脂肪则由粪便排出。

（二）脂肪的吸收

食物脂肪主要由长链脂肪酸合成，如软脂酸、硬脂酸、油酸、亚油酸、亚麻酸等。长链脂肪酸代谢时必须先在小肠黏膜细胞内重新合成甘油三酯，然后以乳糜微粒的形式（少量以极低密度脂蛋白的形式）进入血液循环。

三、脂肪的生理功能

（一）供给和储存能量

正常情况下，膳食脂肪的供能占总能量的 20%－30%，是机体热能的主要来源之一。当人体能量摄入过多时，多余的能量主要以脂肪形式储存在体内，而且脂肪的储能是无限的，如果不断摄入过多能量，就会不断地转变成脂肪在体内积累。

（二）构成机体成分

人体内的脂类含量因个体、性别不同而有差异，一般正常成年男性体脂率为 10%－15%，成年女性为 18%－25%，超重或肥胖者体脂率更高。脂类主要以甘油三酯形式储存在人体内，分布于皮下、腹腔和肌纤维间。

（三）提供必需脂肪酸

人体必需脂肪酸是合成磷脂的重要成分，磷脂又是细胞膜的主要结构成分，所以必需脂肪酸与细胞的结构和功能密切相关。同时，必需脂肪酸还参与胆固醇的代谢、前列腺素的合成以及精子的形成。若机体缺乏必需脂肪酸，还会引起生长迟缓、生殖障碍、皮疹以及神经系统和器官的多种其他疾病。

（四）促进脂溶性维生素吸收

油脂有利于食物中脂溶性维生素的消化吸收。鱼肝油、奶油、植物油等还是脂溶性维生素的良好来源。

（五）保护机体

脂肪导热性差，皮下脂肪组织可以起到隔热保温的作用，以维持正常体温。分布在皮下、内脏和关节等组织的脂肪可以起到缓冲作用，在机体受到外力撞击时，保护组织和器官免受撞击和振动引起的损伤，对机体起保护作用。

四、膳食脂肪的营养学评价

各种脂肪因来源和组成不同，营养价值也有很大差异。食物脂肪的营养价值主要从以下三个方面进行评价。

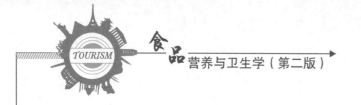

（一）消化率

脂肪的消化率越高,其营养价值越高,而脂肪的消化率主要取决于熔点的高低。熔点低于人体体温的脂肪,如植物油,消化率较高,可达97%—98%;熔点高于体温的脂肪,如多数动物脂肪,消化率约为90%;熔点在50 ℃以上的脂肪,不易被消化吸收。

脂肪熔点的高低与其所含的脂肪酸有关,脂肪酸的不饱和度越高,脂肪的熔点就越低。植物性油脂的不饱和脂肪酸含量比一般动物性油脂高,所以植物性油脂与一般动物性油脂相比熔点较低,消化率较高。

（二）必需脂肪酸的含量

脂肪中必需脂肪酸含量越高,其营养价值越高。植物油的亚油酸含量都比较高,有些植物油还含有一定量的 α-亚麻酸,所以营养价值比动物脂肪高。

（三）脂溶性维生素的含量

食用油脂的脂溶性维生素含量越高,其营养价值越高。植物油富含维生素 E,动物性脂肪几乎不含维生素,但动物肝脏脂肪富含维生素 A 和维生素 D,奶类和蛋类的脂肪中维生素 A 的含量也较高。

根据上述评价脂肪营养价值的指标可以看出,与动物性脂肪相比,植物性脂肪因熔点较低、消化率较高、必需脂肪酸的含量较高、含有较丰富的维生素 E,具有较高的营养价值。相反地,由于动物性脂肪,如猪油、羊油、牛油等,熔点较高,消化率较低,必需脂肪酸含量较低,几乎不含脂溶性维生素,所以营养价值较低。

五、脂类的参考摄入量及食物来源

（一）膳食参考摄入量

《中国居民膳食营养素参考摄入量（2013版）》对正常成人脂肪摄入量的宏量营养素可接受范围（AMDR）的说明如下:总脂肪供能占总能量的20%—30%;饱和脂肪酸供能小于总能量的10%;n-6 PUFA、n-3 PUFA 供能分别占总能量的 2.5%—9.0%、0.5%—2.0%;DHA、EPA 总摄入量的 AMDR 为 0.25—2.0 g/d。

（二）食物来源

膳食脂肪包括植物性脂肪和动物性脂肪两种。植物性脂肪主要为各种食用油脂,如大豆油、花生油、玉米油等,还包括含脂肪较高的坚果类食物。动物性食物中,畜类食物脂肪含量较高,且脂肪含量会因为动物部位的不同,有较大的差异。

第三节　碳水化合物

碳水化合物也称糖类,广泛存在于自然界,是机体能量的主要来源;由碳、氢、氧三种元素组成;结构上属于多羟基醛或多羟基酮以及它们的脱水缩合产物。

一、碳水化合物的分类

根据分子聚合度的不同,可将碳水化合物分为单糖、双糖、寡糖和多糖,本节重点介绍单糖、双糖和多糖。

（一）单糖

单糖是分子结构最简单的糖类,为无色、有甜味、易溶于水的结晶体,食物中的单糖主要有葡萄糖、果糖和半乳糖。

1. 葡萄糖

葡萄糖是单糖中最重要的一种,是构成寡糖和多糖的基本单位,广泛存在于动、植物体内,在动物血液、淋巴液、脑脊液中以游离形式存在;在植物性食物中含量最为丰富,但在食物中很少以游离形式存在。葡萄糖是机体吸收利用最好、最快的单糖,各器官都能以它作为能量来源或利用它合成其他物质。葡萄糖也是动物大脑、肺及红细胞唯一能利用的供能物质。

2. 果糖

果糖主要存在于蜂蜜、水果中,是最甜的糖类物质。

3. 半乳糖

半乳糖很少以单糖形式存在于食物中,是乳糖、棉籽糖的组成成分。

（二）双糖

双糖也称为二糖,由两分子单糖脱水缩合而成。食物中的双糖主要有蔗糖、麦芽糖和乳糖等。

1. 蔗糖

蔗糖由一分子葡萄糖和一分子果糖缩合而成。食用白砂糖的成分就是蔗糖,主要从甘蔗、甜菜中提取,是一种纯热能物质。

2. 麦芽糖

麦芽糖由两分子葡萄糖缩合而成,主要来自淀粉水解。饴糖、糖稀中含有较多的麦芽糖。

3. 乳糖

乳糖由一分子葡萄糖和一分子半乳糖缩合而成,存在于哺乳类动物的乳汁中,人乳中含量约为 7%,牛乳中约为 5%。乳糖是婴儿碳水化合物的主要来源,而且乳糖还能够令婴儿肠道保有合适的菌群数,促进婴儿对钙质的吸收。

（三）多糖

多糖是由许多个单糖分子缩合而成的高分子化合物,本身是无甜味、不溶于水的非结晶体。有些多糖可被人体消化吸收,如淀粉、糖原;有些多糖不能被人体消化吸收,如纤维素、半纤维素、果胶(膳食纤维的主要成分)等。

1. 淀粉

淀粉是以葡萄糖为结构单体形成的高分子物质,无甜味、不溶于冷水。它主要存在于植物的根、茎和种子中,在谷类、豆类、薯类和某些果蔬中含量很高。

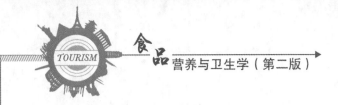

淀粉是人体能量的主要来源。它在体内经过消化分解，最终以结构单体葡萄糖的形式被吸收，为人体提供能量。

食物淀粉与水一起加热到一定温度后，淀粉颗粒吸水膨胀，形成均匀糊状物的过程被称为淀粉糊化。糊化后的淀粉更容易被酶水解，所以更有利于消化吸收。糊化后的淀粉在放置过程中，会发生淀粉的老化，而老化的淀粉，不易被酶水解，消化吸收率降低。

2. 糖原

糖原也是以葡萄糖为结构单体的高分子化合物，也称动物淀粉。糖原溶于水，是人体储存能量的一种形式。当人体缺糖时，糖原会被分解成葡萄糖以满足机体需要；当人体糖过剩时，部分多余能量则会以糖原形式储存于肝脏（肝糖原）和肌肉（肌糖原）中。

3. 膳食纤维

膳食纤维从生理学角度定义，是指哺乳类动物消化系统内未被消化的植物细胞的残存物，主要包括纤维素、半纤维素、木质素和果胶等。

二、碳水化合物的消化、吸收和代谢

食物在口腔停留时间短，故唾液淀粉酶对淀粉的消化作用很弱。胃内不含任何能水解糖类的酶，所以碳水化合物在胃内几乎没有消化。碳水化合物的消化和吸收过程主要在小肠。

小肠内不被消化的碳水化合物（如非淀粉多糖）到达结肠后，被结肠菌群分解发酵而消化。发酵所产生的气体经体循环运转，通过呼气和直肠排出体外，其他发酵产物（如短链脂肪酸）被肠壁吸收并被机体代谢。

三、碳水化合物的生理功能

（一）储存和提供能量

供能是碳水化合物最重要的生理功能，碳水化合物也是供能物质中最经济的一种。葡萄糖是机体一切系统，尤其是脑、肺、神经系统最主要的能量来源。若血液中的葡萄糖水平降低，就会影响大脑能量供给，造成注意力不集中、头晕甚至昏迷。

与脂肪和蛋白质相比，碳水化合物在体内储存量很少。糖原是体内碳水化合物的储能形式，重量占人体重量的2%左右，其中肝脏约储存1/3，肌肉约储存2/3。人体每日消耗的碳水化合物量比储存量大得多，所以必须不断从膳食中补充碳水化合物，以满足全天能量需要。

（二）构成机体

碳水化合物也是构成机体的重要物质，所有神经组织、体液，乃至每个细胞都含有碳水化合物。碳水化合物主要以糖脂、糖蛋白和蛋白多糖的形式存在。此外，DNA和RNA中含有大量核糖，后者在遗传中具有重要功能。

（三）节约蛋白质

机体需要的能量主要由碳水化合物提供，当膳食碳水化合物供给不足时，机体为满足自身对葡萄糖的需要，会通过糖原异生作用动用体内蛋白质产生葡萄糖供能。充足的碳水化

合物供给则能起到节约蛋白质的作用。

（四）抗生酮作用

脂肪在体内分解时所产生的乙酰基需要与碳水化合物代谢所产生的草酰乙酸结合进入三羧酸循环,才能最终被彻底氧化产生能量。当膳食碳水化合物供给不足、草酰乙酸供给量相应减少时,脂肪酸将不能被彻底氧化而产生大量酮体。过多的酮体积聚会引起酮血症,影响机体的酸碱平衡。若膳食中有充足的碳水化合物则可防止酮血症的发生,这被称为碳水化合物的抗生酮作用。

（五）膳食纤维的生理功能

膳食纤维虽不能在小肠内被消化吸收,但对机体有多种生理功能。①改善大肠功能。膳食纤维可通过缩短肠道转运时间、增加粪便量及排便次数、稀释大肠内容物以及为肠道内菌群提供可发酵底物等影响大肠的功能。②降低血浆胆固醇浓度,预防冠心病。③维持血糖正常平衡、防治糖尿病等。但过多摄入膳食纤维可抑制矿物质,如钙、铁、锌、铜的吸收。

四、碳水化合物的参考摄入量及食物来源

《中国居民膳食营养素参考摄入量(2013版)》指出,总碳水化合物提供的能量应占总能量的50%—65%;总碳水化合物包括各种碳水化合物,但应限制纯热能食物,如精制糖的摄入量,添加糖提供的能量应小于总能量的10%;膳食纤维的特定建议值(SPL)为25 g/d。

碳水化合物的食物来源广泛,淀粉类食物主要有粮谷类和薯类,其次还有杂豆类。单糖和双糖的来源主要是蜂蜜、食用糖、甜食、含糖饮料、甜味水果等。膳食纤维主要来自全谷物类食物、蔬菜、水果等。

29

第四节　能　　量

一、概述

人类为了维持生命和从事各种体力活动,每天需要从食物中摄入营养素和能量。其中,碳水化合物、脂肪、蛋白质在体内经过分解氧化,能释放出机体所需要的能量,故被称为"产能营养素"。为保证健康,人体能量摄入与能量消耗应保持平衡,同时三种产能营养素也要保持适宜的供能比例。一般正常成人膳食中,蛋白质、脂肪、碳水化合物提供的能量分别占到全天总能量的10%—15%、20%—30%、50%—65%较为适宜。

（一）能量单位

能量的计量单位通常采用的是国际单位焦耳(J)、千焦耳(kJ)、兆焦耳(MJ)。同时,营养学上最常用的还有卡(cal)、千卡(kcal)。二者换算关系如下:

$$1 \text{ cal} = 4.184 \text{ J}$$
$$1 \text{ kcal} = 4.184 \text{ kJ}$$
$$1 \text{ kJ} = 0.239 \text{ kcal}$$

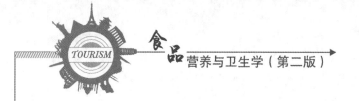
$$1 \text{ kcal} = 1000 \text{ cal}$$
$$1 \text{ kJ} = 1000 \text{ J}$$
$$1 \text{ MJ} = 1000 \text{ kJ}$$

（二）能量系数

人体摄入食物中的碳水化合物、脂肪、蛋白质来产生热量，以满足人体能量需要。每1 g碳水化合物、脂肪、蛋白质在体内分解氧化产生的能量称为能量系数，或称生热系数。实验证明，1 g碳水化合物、脂肪、蛋白质在体内完全氧化可分别产生 17.15 kJ、39.54 kJ、18.20 kJ 的能量，同时考虑到食物中的营养素并非100％被吸收，一般混合膳食中，碳水化合物的吸收率为98％、脂肪的为95％、蛋白质的为92％，三种产能营养素在体内氧化时实际产能分别为：

1 g碳水化合物：17.15 kJ×98％＝16.81 kJ（约4 kcal）

1 g脂肪：39.54 kJ×95％＝37.56 kJ（约9 kcal）

1 g蛋白质：18.20 kJ×92％＝16.74 kJ（约4 kcal）

因此，碳水化合物、脂肪、蛋白质的能量系数分别为4 kcal/g、9 kcal/g、4 kcal/g。

二、人体的能量消耗

人体能量消耗与能量摄入应保持相对平衡，但不同人群的能量消耗是有差别的。正常成人的能量消耗主要用于维持基础代谢、从事体力活动和产生食物热效应三个方面；而婴幼儿、儿童、青少年还有生长发育需要消耗能量，孕妇、乳母则有特殊生理阶段的能量消耗需要，病人的康复也需要消耗额外的能量。

（一）基础代谢

基础代谢（basal metabolism，BM）是指维持人体最基本生命活动所必需的能量消耗。其定义为，经过10－12小时空腹和良好的睡眠，清醒仰卧，恒温条件下（一般为22－26 ℃），无任何身体活动和紧张的思维活动，全身肌肉放松时所需的能量消耗。此时机体处于维持最基本生命活动状态，能量消耗仅用于维持体温、心跳、呼吸、各器官组织和细胞功能等最基本的生命活动。

基础代谢能量消耗（basic energy expenditure，BEE）是人体能量消耗的主要部分，一般占到全天总能量消耗的60％－70％。

1. 基础代谢率

不同的人基础代谢能量消耗不同，可用基础代谢率（basal metabolic rate，BMR）反映每个人的基础代谢水平。BMR一般是指每小时、每平方米体表面积基础代谢消耗的能量，单位是kJ/（m² · h）或kcal/（m² · h）。

2. 基础代谢能量消耗的计算

（1）用体表面积计算。

根据体表面积以及身高、体重进行计算：

基础代谢能量消耗＝体表面积（m²）×基础代谢率[kJ/（m² · h）]×24 h

人体的体表面积与身高和体重有关，1984年，我国学者赵松山提出了适合我国成人的体表面积计算公式：

体表面积(m²)＝0.00659×身高(cm)＋0.0126×体重(kg)－0.1603

计算出体表面积后,再根据年龄、性别,查表(见表2-5)得到BMR值,即可求得基础代谢能量消耗。

表2-5 人体基础代谢率(BMR)

单位:kJ/(m²·h)

年龄(岁)	男	女	年龄(岁)	男	女	年龄(岁)	男	女
1—	221.8	221.8	17—	170.7	151.9	50—	149.8	139.7
3—	214.6	214.2	19—	164.0	148.5	55—	148.1	139.3
5—	206.3	202.5	20—	161.5	147.7	60—	146.0	136.8
7—	197.9	200.0	25—	156.9	147.3	65—	143.9	134.7
9—	189.1	179.1	30—	154.0	146.9	70—	141.4	132.6
11—	179.9	175.7	35—	152.7	146.4	75—	138.9	131.0
13—	177.0	168.6	40—	151.9	146.0	80—	138.1	129.3
15—	174.9	158.8	45—	151.5	144.3			

(资料来源:孙长颢.营养与食品卫生学(第6版)[M].北京:人民卫生出版社,2007.)

(2)按体重计算。

WHO于1985年推荐使用Schofield公式(见表2-6)来计算全天基础代谢能量消耗。

表2-6 按体重计算基础代谢的公式

单位:kcal/d

年龄	男	女
0	60.9W—54	61.0W—51
3	22.7W＋495	22.5W＋499
10	17.5W＋651	12.2W＋746
18	15.3W＋679	14.7W＋496
30	11.6W＋879	8.7W＋829
60	13.5W＋487	10.5W＋596

注:W为体重(kg)。

(资料来源:孙远明.食品营养学[M].中国农业大学出版社,2010.)

儿童、青少年可直接用上述公式计算,18岁以上成人以此方法计算的基础代谢能量消耗值偏高,应在计算结果基础上减去5%。

3.基础代谢的影响因素

影响基础代谢的因素有很多,主要包括以下几个方面:

(1)年龄。年龄越小,基础代谢越旺盛,BMR越高。处于生长期的婴幼儿、儿童、青少年高于正常成人,老年人的基础代谢率较低。

(2)性别。一般地,同年龄组的男性基础代谢率高于女性。但处于孕期或哺乳期的女性基础代谢率会增加。

（3）体型。同等体重时，瘦高者的基础代谢率高于矮胖者。

（4）环境温度。不同季节的基础代谢率也有一定差异，寒冷季节基础代谢率高于炎热季节。

（5）激素。许多激素对细胞代谢及调节都有较大影响，如甲状腺素分泌水平高可使基础代谢率明显增高；相反，去甲肾上腺素的高水平分泌可使基础代谢率明显降低。

此外，某些药物的作用、应激状态、精神紧张等均可影响基础代谢能量消耗。

（二）身体活动

身体活动（physical activity，PA）是指任何由骨骼肌收缩引起的导致能量消耗的身体运动，包括工作、家务、体育运动等各种活动，是影响人体总能量消耗的最重要部分。体力活动类型不同，能量消耗差别很大。通常，身体活动能量消耗占到人体全天总能量消耗的15％—30％。

人体能量需要量的不同，主要是身体活动水平（PAL）的不同所致。如静态或轻身体活动者，其身体活动的能量消耗约为基础代谢1/3，而重身体活动者如运动员，其总能量消耗可达基础代谢的2倍。

影响身体活动能量消耗的因素很多，主要包括活动强度、活动持续时间以及工作熟练程度等。活动强度越大、活动持续时间越长、工作越不熟练，能量消耗越多。

（三）食物热效应

食物热效应（thermic effect of food，TEF）也称食物特殊动力作用（specific dynamic action，SDA），是指人体在摄食过程中，由于要对食物中的营养素进行消化、吸收、代谢、转化等，需要额外消耗能量，同时散发热量，引起体温升高。

不同产能营养素的食物热效应各不相同，蛋白质的食物热效应最明显，为其自身产热值的20％—30％；碳水化合物的食物热效应为其自身产热值的5％—10％；脂肪的食物热效应最低，为其自身产热值的0—5％。成人摄入的混合膳食，食物热效应相当于人体每日基础代谢能量的10％。

此外，食物热效应还与进食量、进食频率有关。吃得越多、进食越快，其能量消耗越多，食物热效应越高。

（四）生长发育及孕妇、乳母的能量需要

处在生长发育期的婴幼儿、儿童青少年，其能量消耗还应包括生长发育的能量消耗，如体内每增加1g新组织，约需能量4.78 kcal。

孕妇能量消耗还应包括胎儿发育、自身器官以及生殖系统的孕期特殊需要能量消耗，乳母分泌乳汁和哺育婴儿也需要增加能量消耗。

三、能量消耗的测定

人体能量消耗的测定方法有多种，这里介绍两种。

（一）膳食调查法

通过膳食调查，得到人体每天的能量摄入量。若被调查人群机体保持健康、维持正常稳定的体重,则说明此能量摄入量与机体能量消耗量保持平衡,测得的能量摄入量即为人体的能量消耗。

（二）能量平衡法

健康成人能量摄入与消耗保持平衡,体重相对稳定。当能量摄入量高于消耗量时,多余能量将以脂肪形式储存于体内,使体重增加。一般地,机体每储存约 29 MJ 能量便增加 1 kg 体重;相反,若体重减少 1 kg,机体将消耗约 29 MJ 能量。因此,可根据下列公式计算出每天的能量消耗量。

（1）体重增加时：

　　每日能量消耗量(MJ)=[能量摄入量(MJ)−体重增加量(kg)×29]/调查天数

（2）体重减轻时：

　　每日能量消耗量(MJ)=[能量摄入量(MJ)+体重减少量(kg)×29]/调查天数

四、能量参考摄入量及食物来源

《中国居民膳食营养素参考摄入量(2013版)》指出,我国 18−50 岁、轻身体活动水平的成年男、女,膳食能量需要量(EER)分别为 9.41 MJ/d(约 2250 kcal/d)、7.53 MJ/d(约 1800 kcal/d)。

人体能量来源于食物中的碳水化合物、脂肪和蛋白质。三大产能营养素广泛存在于各种食物中。粮谷类和薯类含碳水化合物较多,是膳食中最经济的能量来源;油料及大部分坚果类富含脂肪;大豆类、动物肉类、内脏、蛋类及其制品等含有丰富的蛋白质;果蔬类一般含能量较少。

第五节　矿　物　质

一、概述

人体内的元素中,除碳、氢、氧、氮四种主要以有机物和水的形式存在的元素外,其余各种元素统称矿物质。和三大宏量营养素不同,矿物质在体内含量很少,体内含有的 20 多种矿物质重量占人体总重量比例不足 5%。

矿物质不能提供能量,但在构成机体组织和调节人体生理功能方面具有重要作用。如构成骨骼和牙齿的钙、磷、镁;蛋白质中的硫、磷等;维持细胞的渗透压平衡和机体酸碱平衡的钠、钾、氯等;还有一些矿物质元素在体内构成辅酶或能激活酶的活性,构成某些激素或参与激素的作用以及参与机体物质代谢等。

依据体内相对含量的多少和膳食需要量的不同,矿物质分为常量元素和微量元素两大类。

二、常量元素

常量元素也称宏量元素,是指体内重量大于人体总重的 0.01%、每天需要量在 100 mg

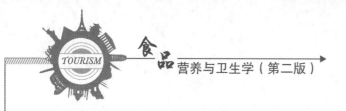

以上的元素,包括钙、磷、钾、钠、氯、镁、硫7种元素。常量元素占人体矿物质总量的60%—80%。

（一）钙

钙是人体内含量最多的常量元素,成年人体内的钙含量达1000—1200g,约占体重的1.5%—2.0%,其中约99%的钙集中在骨骼和牙齿中,主要以羟磷灰石结晶体的形式存在,其余约1%的钙以结合或离子状态存在于软组织和细胞外液中,统称为混溶钙池,这部分钙与骨骼钙保持着动态平衡,维持体内细胞的正常生理状态。

1.生理功能

（1）钙是构成骨骼和牙齿的主要成分。

（2）钙能维持神经和肌肉的正常活动,主要包括神经和肌肉的兴奋、神经冲动的传导、心脏的正常搏动等。如血钙浓度降低时,神经、肌肉的兴奋性增高,可导致手足抽搐;而血钙浓度过高可抑制神经肌肉的兴奋性,损害肌肉的收缩功能,引起心脏和呼吸衰竭。

（3）钙参与调节和激活某些酶的活性。钙对多种酶都具有调节作用,如三磷酸腺苷酶、脂肪酶、蛋白质分解酶、琥珀酸脱氢酶等。

此外,钙还参与血凝过程,有激活凝血酶原使之变成凝血酶的作用;对细胞内胶质稳定、激素分泌、体液酸碱平衡等也有影响。

2.吸收与代谢

（1）吸收。

钙在小肠通过主动转运和被动(扩散)转运形式被吸收。不同生理状况的人群,钙的吸收率有明显差异。婴幼儿、儿童、青少年和孕妇的生理需要量大,钙的吸收率高,如婴儿钙的吸收率大于50%,儿童约为40%,成人在20%左右,而老年人仅为15%。

影响钙吸收的因素有很多。适量维生素D是促进钙吸收的重要条件;乳糖、某些氨基酸（赖氨酸、精氨酸、色氨酸）、食物中的酸性介质、膳食中适宜的蛋白质供给、适当的钙磷比例以及钙与其他矿物质如铁、锌、镁的比例,均能促进钙吸收。膳食中也有一些不利于钙吸收的因素,如谷类中的植酸,蔬菜中的草酸,过多的膳食纤维、脂肪、抗酸药物以及酒精等均会妨碍钙吸收。

（2）代谢。

钙主要通过肠道和泌尿系统排出。肠道上皮细胞脱落以及消化液分泌物中的钙,一部分被重吸收,其余由粪便排出。钙的每日排出量:尿液中为160—200 mg;粪便中排出的钙分为两部分:一是来自消化液、脱落的消化道黏膜等的粪内源性钙,为每天100—120 mg,一部分是膳食中未被吸收的钙,其多少与影响钙吸收的因素有关。

3.缺乏与过量

（1）钙缺乏。

钙是人体易缺乏元素之一。钙缺乏症主要表现为骨骼的病变。婴幼儿钙缺乏会导致佝偻病,成人钙缺乏则会导致骨质疏松症。为防止钙缺乏症的发生,膳食中应特别注意增加钙的摄入,尤其是对钙缺乏易感人群,如婴幼儿、儿童、青少年以及老年人,要多选择含钙高、易吸收的食物类别,保证钙充足的摄入量。同时食物烹调要注意利用促进钙吸收的因素,避免干扰钙吸收的因素,提高膳食钙的吸收利用率。

(2)钙过量。

过量补钙也会对人体健康造成危害。婴幼儿钙过量可能造成骨骼过早钙化,影响生长发育;成人钙过量则会增加肾结石的危险;钙过量摄入还会抑制其他人体必需微量元素,如铁、锌、镁等的吸收利用。

4. 膳食参考摄入量与食物来源

《中国居民膳食营养素参考摄入量(2013版)》指出,我国18－50岁成年人钙的推荐摄入量(RNI)为800 mg/d,50岁以上人群为1000 mg/d,成年人可耐受最高摄入量(UL)均为2000 mg/d。

奶和奶制品是钙的最好食物来源,其含钙丰富且吸收率高;小虾皮含钙也丰富。此外,豆类、绿色蔬菜、坚果类也是钙的较好食物来源。

(二)磷

磷是人体必需元素之一,在成人体内重量约为650 g,占总体重的1%左右,其中85%－90%以羟磷灰石形式存在于骨骼和牙齿中,其余10%－15%的磷与蛋白质、脂类、糖类等结合,分布于软组织及体液中。

1. 生理功能

(1)磷和钙一样是构成骨骼和牙齿的成分。骨骼的形成需要适宜的钙、磷比例。磷和钙形成难溶盐,使得骨骼和牙齿结构坚固。

(2)磷也是组织细胞中很多重要成分的原料,如磷脂、核酸及某些酶等,尤其磷脂是大脑发育必需的物质。

(3)磷与其他多种元素一起在体内形成磷酸盐缓冲溶液,调节体内酸碱平衡。

同时,体内许多重要的代谢过程,如糖类、脂肪以及能量代谢过程都有磷的参与。

2. 吸收与代谢

磷主要在小肠被吸收。食物中的磷多以磷酸酯形式存在,只有被分解成无机磷酸盐的形式才能被吸收。正常膳食磷的吸收率为60%－70%,而母乳喂养的婴儿磷吸收率高达85%。

磷主要通过消化系统和泌尿系统排出。肠道上皮细胞脱落以及消化液分泌物中的磷,一部分被重吸收,其余通过粪便排出。血浆中的磷酸盐则主要由尿液排出。

3. 缺乏与过量

磷的食物来源广泛,所以磷缺乏极少见,只有在一些特殊情况下才会出现,如早产儿仅以母乳喂养时,因母乳磷含量低,不能满足需要而发生磷缺乏,出现佝偻病样骨骼病变。而过量的磷可引起低血钙症,导致神经兴奋性增强以及手足抽搐等。

4. 膳食参考摄入量与食物来源

《中国居民膳食营养素参考摄入量(2013版)》指出,对于膳食磷:18－65岁成年人的RNI为720 mg/d,UL为3500 mg/d;65岁以上老年人的RNI为700 mg/d,80岁以上老年人的RNI为670 mg/d,65岁以上老年人的UL为3000 mg/d。

磷在食物中分布广泛,在动物性瘦肉、蛋、乳类及其制品、动物的肝、肾等中含量高且易

被吸收;在植物性食物,如海带、紫菜、花生、坚果、芝麻酱中含量也较高;粮食类含有的磷以植酸形式存在,利用率较低。其他食物类别磷含量较低。

（三）钾

钾是人体重要的阳离子之一。正常成人体内钾的含量约为2000 mg/kg体重,成年男性略高于女性。体内钾主要存在于细胞内液中,约占总量的98％,其余存在于细胞外,各种体液中都含有钾。

1. 生理功能

（1）钾能维持糖、蛋白质的正常代谢。

（2）钾能维持神经、肌肉的应激性和正常功能。

（3）钾能维持细胞内液的容量与正常渗透压。

（4）钾能维持细胞内外正常的酸碱平衡。

（5）钾能维持心肌的正常功能以及降低血压。

2. 吸收与代谢

钾主要在小肠被快速吸收。正常情况下,钾主要由肾脏排出,一部分通过粪便排出,少量通过汗液排出。

3. 钾缺乏

人体钾总量减少可引起钾缺乏症,可在神经、肌肉、消化、心血管、泌尿、中枢神经等系统引发功能性或病理性改变。钾缺乏主要是长期摄入不足或损失过多造成的,如静脉补液少钾或无钾、患消化道疾患（如频繁的呕吐、腹泻、胃肠引流、长期服用缓泻剂等）、患各种以肾小管功能障碍为主的肾脏疾病、高温作业或重体力劳动导致大量出汗等。

4. 膳食参考摄入量与食物来源

《中国居民膳食营养素参考摄入量（2013版）》指出,正常成人膳食中,钾的适宜摄入量（AI）为2000 mg/d,预防非传染性慢性病建议摄入量（PI-NCD）为3600 mg/d。

果蔬是钾的主要食物来源。每100 g不同食物含钾量为:谷类100-200 mg,豆类600-800 mg,果蔬类200-500 mg,肉类150-300 mg,鱼类200-300 mg。每100 g食物含钾量在800 mg以上的常见食物有紫菜、黄豆、冬菇等。

（四）钠

钠是人体必需常量元素之一,成人体内钠重量约占体重的0.15％。钠主要存在于细胞外液,占总钠量的44％-50％,细胞内液的钠含量较少,仅为9％-10％,其余钠分布于骨骼中,占钠总量的40％-47％。

1. 生理功能

（1）钠能维持细胞外液渗透压和调节体内水分。钠是细胞外液中的主要阳离子,与氯离子一起约占细胞外液总离子数的80％,维持着细胞外液正常的容量与渗透压。体内水含量因钠量而变化,当细胞内钠含量增加时,水进入细胞内,水量的增加使细胞肿胀,引起水肿;反之,若人体失钠过多,细胞内钠含量减少,细胞失水,体内水平衡也会被破坏。因此,体内钠量调节是维持内环境稳定的根本手段。

（2）钠能维持体内的酸碱平衡。钠离子在肾小管重吸收时与氢离子交换,清除体内酸性代谢产物,如二氧化碳。钠离子总量影响着缓冲体系中碳酸氢盐的消长,故对体液的酸碱平衡有重要作用。

(3)钠泵。钠、钾离子的主动运转,使钠离子主动从细胞内排出,以维持细胞内外渗透压平衡。钠对ATP的生成和利用、肌肉运动、心血管功能及能量代谢都有作用,钠不足时上述过程均会受到影响。此外,糖代谢和氧的利用也需要钠参与。

(4)钠能维持血压正常。血压随年龄增长而增高,这种增高有20%可能归于膳食中钠的摄入。因此,膳食中应注意避免食盐摄入过量。

2. 吸收与代谢

钠吸收主要在小肠进行。钠的排出主要依赖于肾脏,最终大部分通过尿液排出体外,小部分通过汗液排出体外,少量通过粪便排出体外。

3. 缺乏与过量

正常情况下,人体不易发生钠缺乏,但在某些特殊情况下,钠摄入量过少或体内钠大量流失,如禁食、长时间呕吐、腹泻、大量出汗等,或某些疾病,如肾衰、烧伤、严重感染等可引起钠缺乏。钠缺乏程度不同,症状表现不同,有恶心、呕吐、视力模糊、心率加速、血压下降、脉搏细弱等,严重时可能昏迷、休克甚至因急性肾衰竭而死亡。

正常情况下,钠摄入过多并不会在体内蓄积,但肾功能异常时可发生钠过多,表现为水肿、体重增加、血压升高、脉搏增强、心音增强。若膳食中食盐摄入量过高,会增加患高血压的风险和加重高血压病情。研究结果表明,钠的摄入量与血压呈正相关。

4. 膳食参考摄入量与食物来源

《中国居民膳食营养素参考摄入量(2013版)》指出,我国健康成人钠的适宜摄入量(AI):18岁—、50岁—、65岁—、80岁—人群分别为1500 mg/d、1400 mg/d、1400 mg/d、1300 mg/d;钠的预防非传染性慢性病建议摄入量(PI-NCD):18岁以上为2000 mg/d(折算成食盐约为5 g/d),50岁以上为1900 mg/d,65岁以上为1800 mg/d,80岁以上为1700 mg/d。

钠普遍存在于各种食物中,如酱油、盐腌制品、烟熏食品、酱菜类、发酵豆制品、咸味休闲食品以及加入含钠复合物的加工制品等,但钠的主要来源是食盐。

三、微量元素

微量元素是指体内重量小于体重的0.01%,每日需要量在100 mg以下的元素。世界卫生组织(WHO)、联合国粮食与农业组织(FAO)以及国际原子能机构(IAEA)按照微量元素的生物学作用不同,将其分为三类:人体必需微量元素8种,包括铁、碘、锌、硒、铜、钼、铬、钴;人体可能必需微量元素5种,包括硅、镍、硼、钒、锰;具有潜在毒性,但在低剂量时可能具有某些必需功能的微量元素,主要包括氟、铅、镉、汞、砷、铝、锂、锡。

(一)铁

铁是人体内含量最多的必需微量元素,在人体内总重量为4—5 g。体内铁主要以血红素形式存在于血红蛋白(60%—75%)、肌红蛋白(3%)中,另外约1%存在于为含铁酶中,这些铁参与体内氧的转运和利用,称为功能性铁。其余25%—30%的铁为储存铁,以铁蛋白和含铁血黄素形式存在于肝、脾和骨髓中。

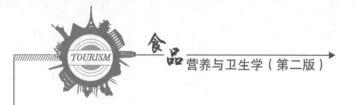

1. 生理功能

(1)铁是构成血红蛋白、肌红蛋白的成分,参与体内氧和二氧化碳的转运和交换。

(2)铁是细胞色素a以及一些呼吸酶的成分,对组织呼吸和能量代谢有重要意义。

(3)铁能维持机体正常造血功能。缺铁可造成新生红细胞中血红蛋白不足、红细胞寿命缩短、自身溶血增加甚至影响到DNA的合成。

(4)铁与机体免疫有密切关系,具有提高机体免疫力的作用。

此外,铁还能促进β-胡萝卜素转化为维生素A,嘌呤和胶原蛋白的合成,抗体的产生,脂类从血液中的转运以及药物在肝脏中的解毒作用等。

2. 吸收与代谢

膳食中铁的吸收主要以二价铁形式在小肠内进行。我国居民膳食铁的吸收率约为8%。铁的吸收率受多种因素影响,包括机体的铁营养状况、铁的含量与存在形式以及膳食中存在的影响铁吸收的物质含量等。

膳食中的铁可分为血红素铁和非血红素铁两类。血红素铁,如动物的血红蛋白和肌红蛋白中的铁,可直接被肠黏膜细胞摄取,其吸收不受膳食因素影响,吸收率高,可达20%。非血红素铁,必须与结合的有机物分离和被还原成二价铁后才能被吸收,其吸收率明显受到膳食因素的影响。能促进非血红素铁吸收的膳食因素包括维生素C、维生素B2、果糖、有机酸以及动物的肉类等;能抑制非血红素铁吸收的因素有谷类和蔬菜中的植酸、草酸,茶叶中的鞣酸及多酚类物质等,胃酸缺乏或服用过多的抗酸药物均会妨碍非血红素铁吸收;膳食中钙、铁、锌的吸收互为竞争机制,若膳食含有高钙、高锌,则会抑制铁的吸收。

被吸收的铁与脱铁蛋白结合成铁蛋白储存于细胞内。当机体需要时,铁从其中被释放,由运铁蛋白运至靶器官。失去铁的脱铁蛋白再与新吸收的铁结合,重新形成铁蛋白。

铁在体内能被储存和再利用,排泄量有限,成人每天经过消化道、皮肤、泌尿系统排出的铁仅为0.90－1.05 mg。此外,失血、月经也是铁的排出途径。

3. 铁缺乏与缺铁性贫血

铁缺乏是一种常见的营养缺乏病,婴幼儿、孕妇、乳母更易发生铁缺乏。长期铁缺乏可引起缺铁性贫血,主要表现为疲惫、乏力、头晕、心悸、面色苍白、口唇黏膜和眼结膜苍白、指甲脆薄、食欲减退等。婴幼儿与孕妇贫血更需引起特别注意,儿童铁缺乏会引起易烦躁、身体发育受阻、体力下降、注意力不集中以及认知能力受损;早产、低出生体重儿以及胎儿死亡与孕早期贫血有关。

4. 膳食参考摄入量与食物来源

《中国居民膳食营养素参考摄入量(2013版)》指出,我国18－50岁成年男性膳食铁的推荐摄入量(RNI)为12 mg/d,成年女性为20 mg/d,50岁以上成人为12 mg/d;成年人铁的可耐受最高摄入量(UL)均为42 mg/d。

铁在各类食物中分布不均,吸收率相差大。一般动物性食物铁含量高且吸收率高,如动物肝、动物血、畜禽肉类、鱼类,是铁的良好食物来源,其中动物肝和肉类铁的吸收率可达20%,鱼类为11%。植物性食物铁的吸收率较动物性食物低,如大米为1%,玉米、黑豆为3%,小麦为5%。蛋类铁的吸收率较低,仅为3%。牛奶是一种贫铁食物,且吸收率也不高。

（二）锌

锌是人体必需微量元素之一。成人体内锌重量为2－2.5 g，分布于各组织和器官中，尤其肝、肾、肌肉、视网膜、前列腺中含量较高。

1. 生理功能

（1）锌是多种酶的组成成分或激活剂。人体约有近百种酶的活性与锌有关，如碳酸酐酶、碱性磷酸酶、羧肽酶、DNA聚合酶、乳酸脱氢酶、谷氨酸脱羧酶等。

（2）锌能促进生长发育和组织再生。锌与蛋白质和核酸的合成、细胞生长、分裂和分化等过程有关。

（3）锌能维持正常的味觉和食欲。锌参与唾液蛋白构成，缺锌可导致味觉迟钝和食欲减退。

（4）锌能维护免疫功能。锌直接影响胸腺细胞增殖，锌的充足供给，可保证胸腺素分泌正常，维持细胞免疫功能。

此外，锌还具有保护皮肤、抗氧化、抗衰老、抗癌等功能；在促进维生素A的生理代谢和功能方面也有重要作用。

2. 吸收与代谢

锌的吸收主要在小肠，吸收率一般在20％－30％。吸收的锌，一部分与血浆中的白蛋白或运铁蛋白结合，随血液分布于全身各个组织，另一部分在肠黏膜细胞内缓慢释放或随细胞脱落排出。

锌吸收受到许多因素影响。高蛋白、中等磷酸含量的膳食有助于锌吸收；维生素D、葡萄糖、乳糖、柠檬酸的存在也有助于锌吸收。锌在体内代谢后，主要通过粪便排出，其余通过尿液、汗液等排出。

3. 缺乏与过量

人体对锌的需要量因生理状况不同而不同。处于妊娠期、哺乳期和生长期的人群对锌的需要量增加。锌缺乏常见的体征为：生长迟缓，智力和体格发育受阻；食欲减退、味觉迟钝，严重时导致异食癖；皮肤创伤不易愈合、易感染；性发育不良。孕妇缺锌还可导致胎儿中枢神经系统先天畸形等。

盲目补锌或使用含锌容器储存食物可引起锌过量或中毒。过量锌可干扰铜、铁等其他微量元素的吸收，使机体免疫功能下降。

4. 膳食参考摄入量与食物来源

《中国居民膳食营养素参考摄入量（2013版）》指出，我国成年男、女锌的推荐摄入量（RNI）分别为12.5 mg/d、7.5 mg/d，可耐受最高摄入量（UL）为40 mg/d。

锌的食物来源广泛，但动物性食物含锌更为丰富且吸收率高。贝壳类海产品、动物内脏、红色肉类等是锌的良好食物来源。

（三）硒

硒是人体必需微量元素之一，体内总量仅为14－21 mg，广泛分布于各组织和器官中，其中肾脏中浓度最高，肝脏中次之，血液中稍低，脂肪组织中最低。

1．生理功能

（1）硒具有抗氧化作用。硒是谷胱甘肽过氧化物酶的重要组成成分，在体内参与过氧化物的氧化还原反应，保护生物膜免受脂质过氧化物自由基的损害，维持细胞正常功能。

（2）硒具有解毒作用。硒在体内可与有毒重金属汞、镉、铅等结合成金属硒蛋白复合物，使有毒金属排出体外，从而帮助解毒。

（3）硒能保护心血管和维护心肌健康。我国部分地区流行以心肌损害为特征的地方性心脏病。研究证明，缺硒是导致发病的一个重要因素。

此外，硒还有维持机体正常免疫功能、促进生长、保护视觉器官、抗肿瘤等作用。

2．吸收与代谢

硒的吸收主要在小肠进行。被吸收的硒主要与血浆蛋白结合运送至全身组织。硒主要经尿液排出，少量未被吸收的食物中的硒由粪便排出。

3．缺乏与过量

硒缺乏已被证实是克山病的重要病因，临床主要症状为心脏扩大、心力衰竭或心源性休克、心律失常、心动过速或过缓等。此外，大骨节病也与缺硒有关。

硒摄入过量可导致中毒，主要症状为头发干、脆、易断裂和脱发，肢端麻木、抽搐，严重时可致肺炎以及肝肾功能退化甚至死亡。

4．膳食参考摄入量与食物来源

《中国居民膳食营养素参考摄入量（2013版）》指出，正常成人硒的推荐摄入量（RNI）为60 μg/d，可耐受最高摄入量（UL）为400 μg/d。

海洋性食物和动物的肝、肾及肉类是硒的良好食物来源。谷类及其他食物硒含量因不同地区水土状况不同有很大不同。果蔬中硒含量含量极少。

（四）碘

正常成人体内碘的含量为20－50 mg，甲状腺组织含碘最多，为8－15 mg，其余碘存在于血浆、肌肉、肾上腺和中枢神经系统等中。

1．生理功能

碘主要参与甲状腺素的合成，其生理功能也是通过甲状腺素的作用表现出来的。

（1）碘参与能量代谢。在蛋白质、脂类、碳水化合物的代谢中，甲状腺素协调氧化和氧化磷酸化过程，促进能量转换，维持体温和基本生命活动。

（2）碘能调节蛋白质代谢。当蛋白质摄入不足时，甲状腺素可促进蛋白质合成的同化作用，但当蛋白质摄入充足时又可以加快蛋白质的分解速度。

（3）碘能促进儿童体格发育。甲状腺素是维持机体细胞分化和生长所必需的。处于生长发育期的儿童的肌肉、骨骼增长和性发育都必须有甲状腺素的参与，碘缺乏可导致儿童生长发育受阻。

（4）碘能促进脑和神经系统的发育。在机体脑发育阶段，神经元的迁移及分化、神经突起的分化和发育都必须有甲状腺素的参与。碘缺乏会对大脑造成不可逆转的损害。

2．吸收与代谢

膳食和水中的碘主要为无机碘。无机碘进入体内后，会在胃及小肠上段被迅速吸收，且吸收完全。而有机碘则必须在肠道内被转变成无机碘后才可被吸收,但甲状腺素碘约有80%可直接被吸收,吸收的碘随血浆遍布全身各组织。

尿是排出碘的主要途径,通过尿排出的碘约占总排出量的80%。通过粪便排出的碘主要是食物中未被吸收的有机碘,占10%左右;少量碘可通过汗液及呼吸系统排出。

3.缺乏与过量

环境或食物缺碘是造成人体碘缺乏的主要原因。碘缺乏会造成甲状腺素合成不足,因而刺激垂体促甲状腺激素分泌增加,导致甲状腺代偿性增生、肥大,称为甲状腺肿。

由环境和食物造成的人体碘缺乏病常呈现地区性特征,又称为地方性甲状腺肿。青春期、妊娠期和哺乳期人群最易发生地方性甲状腺肿。若孕妇严重缺碘,可殃及胎儿发育,使新生儿生长受损,尤其是神经、肌肉组织发育受损,导致幼儿智力低下、聋哑痴呆、发育不良以及胚胎期和围产期死亡率上升。碘缺乏是世界上智力发育障碍的最常见、但也是最易预防的病因。碘过量摄入,也可导致高碘性甲状腺肿。

4.膳食参考摄入量与食物来源

《中国居民膳食营养素参考摄入量(2013版)》指出,正常成人碘的推荐摄入量(RNI)为120 μg/d,可耐受最高摄入量(UL)为600 μg/d。

人体的碘主要来自于食物,占全天碘摄入总量的80%-90%,其余来自于饮水和食盐。食物及饮水中碘含量因地区土壤地质状况不同而不同。

一般地,海洋性食物碘含量高于陆生食物。海产品是碘的良好来源,如海带、紫菜、鲜海鱼、贝类、海参、龙虾等,其中海带碘含量最高,干海带碘含量可达240 mg/kg。陆生动物性食物的碘含量高于植物性食物,蛋类、乳类含量较高(40-90 μg/kg),其次为肉类和淡水鱼类。我国目前食盐碘元素含量平均水平在20-30 mg/kg。

（五）氟

氟在体内的重量约占体重的0.007%,主要分布于骨骼和牙齿中,少量存在于内脏、软组织和体液中。

1.生理功能

(1)氟在骨骼和牙齿形成过程中有重要作用。人体骨骼固体的60%为骨盐(主要为羟磷灰石),氟能与骨盐结晶表面的离子进行交换,形成氟磷灰石,从而增强骨骼强度。

(2)氟也是牙齿的重要成分,氟被牙釉质中的羟磷灰石吸附后,能在牙齿表面形成一层具有抗酸性的、坚硬的氟磷灰石保护层,提高牙齿强度和抗酸能力。

2.吸收与代谢

氟主要在胃部被吸收,而且吸收快、吸收完全。约80%的氟经过尿液排出,其余部分则主要随粪便排出,也有极少量随乳汁、毛发等排出。

3.缺乏与过量

氟缺乏时,牙齿由于釉质中不能形成氟化磷灰石而得不到保护,牙釉质易被微生物、有机酸和酶侵蚀而发生龋齿。同时,钙、磷的利用也会受到影响,从而导致骨质疏松。

摄入过量的氟可引起急性或慢性中毒。急性氟中毒主要表现为恶心、呕吐、腹泻、腹痛、心功能不全、惊厥、麻痹以及昏厥,多见于特殊工业环境中。氟的慢性中毒主要发生于高氟

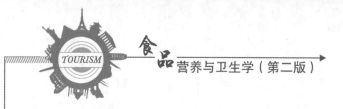

地区,由长期摄入过量氟引起,主要造成对骨骼和牙齿的损害,包括氟斑牙和氟骨症。

4. 膳食参考摄入量与食物来源

《中国居民膳食营养素参考摄入量(2013版)》指出,我国成年人膳食氟的适宜摄入量(AI)为1.5 mg/d,可耐受最高摄入量(UL)为3.5 mg/d。

一般地,动物性食物含氟量高于植物性食物,海洋动物含氟量高于淡水及陆生动物;鱼和茶叶氟含量很高;饮用水也是氟的重要来源。

第六节　维　生　素

一、概述

维生素(vitamin)也称维他命,是维持人体生命活动、促进生长发育和调节生理功能所必需的一类低分子有机化合物的总称。

(一) 维生素的特点

维生素种类多,化学结构和性质差异大,生理功能各不相同,但它们具有许多共同的特点:人体自身不能合成或者能合成(如维生素D、烟酸等)但合成量很少,远不能满足人体需要,必须经常由食物供给;维生素既不参与机体构成,也不提供能量,主要参与对机体代谢过程的调节;维生素是一类微量必需营养素,人体生理需要量很少,每日需要量常以毫克或微克计算;人体缺乏某种维生素会导致相应的维生素缺乏症,出现特有的病症,而维生素过量,可产生相应的维生素中毒症。

(二) 维生素命名

维生素通常按照发现的先后顺序,以英文大写字母命名,如维生素A、维生素B、维生素C、维生素D等;也可按照化学结构特征命名,如硫胺素、钴胺素等;还可按照生理功能命名,如抗坏血酸、抗干眼病因子等。目前,这几种命名方法并用。

(三) 维生素的分类

根据溶解性的不同,维生素可分为脂溶性和水溶性两大类。脂溶性维生素包括维生素A、维生素D、维生素E和维生素K;水溶性维生素包括B族维生素(维生素B_1、B_2、B_3、B_5、B_6、B_7、B_{11}、B_{12})和维生素C。

(四) 维生素的缺乏与过量

人体所需的各种维生素主要由食物提供。各种食物所含维生素的种类和量差异较大,而且维生素在食物储运、加工过程中易被破坏。因此,人体较容易缺乏各种维生素。若维生素摄入量不足,会影响人体正常代谢和生理功能,严重时会发生维生素缺乏症。但若过量补充维生素,又可能造成相应维生素中毒症。故维生素的摄入应保持在生理需要量范围,既不能缺乏,也不能过量。

二、脂溶性维生素

脂溶性维生素A、D、E、K一般共存于脂肪和食用油中。人体对维生素A、D、E、K的吸收需要胆汁酸盐的协助。维生素A、D、E、K在被吸收后,在机体需要它们之前,一直被储存于肝脏和脂肪组织中。因此,每日膳食提供的脂溶性维生素不必都达到推荐摄入量,只要在一定时间内膳食提供的平均摄入量接近推荐摄入量即可,即使短期内缺乏,对机体也无大碍。

(一) 维生素A

维生素A又称视黄醇、抗干眼病因子,是第一个被发现的维生素,是具有视黄醇生物活性的一大类物质的统称。

维生素A只存在于动物性食物中,维生素A_1存在于哺乳动物及海鱼中,维生素A_2则主要存在于淡水鱼中。植物体内虽然不存在天然维生素A,但许多黄、绿、红色植物中含有的类胡萝卜素被人体摄入后可以转化为维生素A,这类可在体内转变成维生素A的物质称为维生素A原,如胡萝卜素、玉米黄素、叶黄素、番茄红素等。各种维生素A原的转化效率不同,其中分布最广、含量最多、转化率最高的维生素A原为β-胡萝卜素。在实际应用中,常采用视黄醇活性当量(RAE)来表示膳食中视黄醇活性物质的总量(μg),其计算方法如下:

$$RAE(μg)=\begin{matrix}膳食或补充剂\\来源全反式视\\黄醇(μg)\end{matrix}+\begin{matrix}1/2补充剂纯\\品全反式β-胡\\萝卜素(μg)\end{matrix}+\begin{matrix}1/12膳食全\\反式β-胡萝\\卜素(μg)\end{matrix}+\begin{matrix}1/24其他膳食\\维生素A原类\\胡萝卜素(μg)\end{matrix}$$

1. 生理功能

(1)维生素A能维持正常视觉。维生素A能促进视网膜上的感光物质视紫红质的合成。当维生素A缺乏时,视紫红质的合成量减少,对弱光的敏感性降低,严重时会引发夜盲症。

(2)维生素A能维持上皮组织细胞健康。维生素A可调节上皮组织细胞的生长,能维持上皮组织的正常形态与功能,增强其对传染病的抵抗力,提高机体免疫力。

(3)维生素A能促进生长发育。维生素A有助于细胞增殖和生长,动物缺乏维生素A时,明显出现生长停滞。

(4)维生素A能维持正常生殖功能。动物实验表明,维生素A对生殖功能的影响与对动物生殖器官上皮的影响有关。

(5)维生素A具有防癌、抗癌作用。

2. 缺乏与过量

维生素A缺乏病在儿童、青少年中较为多见,另外,男性多于女性。其早期症状为暗适应力降低、时间延长,严重者导致夜盲症、干眼病甚至失明。维生素A缺乏还会引起机体上皮干燥、增生和角化,出现皮肤干燥、角化过度的毛囊性丘疹。处于生长发育期的儿童,若维生素A缺乏,会影响骨骼发育,引起生长迟缓或停滞,还可出现齿龈增生角化、牙齿生长延缓等情况。此外,维生素A的缺乏可使机体免疫力下降,对感染的易感性增强。维生素A缺乏还会影响生殖功能。

过量摄入维生素A可引起中毒,如服用过量维生素A制剂或食用大量动物肝脏等。一

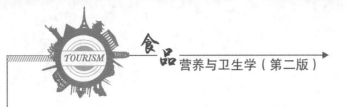

次或多次大剂量摄入会引起急性中毒,主要症状为恶心、呕吐、头痛、视觉模糊、肌肉活动失调等;若长期少量过量摄入,会引起慢性中毒,出现头痛、脱发、肝脾肿大、皮肤瘙痒和干燥、过敏等症状。孕妇摄入过量维生素A,可导致胎儿畸形。

3. 参考摄入量和食物来源

《中国居民膳食营养素参考摄入量(2013版)》指出,成年男、女维生素A的推荐摄入量(RNI)分别为800 μgRAE/d、700 μgRAE/d,可耐受最高摄入量(UL)为3000 μgRAE/d。

动物肝、鱼肝油、鱼卵、乳类、蛋类等是维生素A的良好食物来源。植物性食物中,以含胡萝卜素丰富的深色或红、黄色果蔬为维生素A的良好食物来源。

（二）维生素D

维生素D也称抗佝偻病维生素、钙化醇,是具有环戊烷多氢菲结构和钙化醇生物活性的一大类固醇类衍生物,其中维生素D_2(麦角钙化醇)和维生素D_3(胆钙化醇)较为常见。此二者对人体的作用机理相同,但维生素D_2的功效仅为维生素D_3的1/3。

与其他维生素不同的是,人体可以通过食物摄入和机体自身合成两种途径来获得维生素D。自身合成是在阳光照射下,紫外线催化人体皮下含有的7-脱氢胆固醇转化为维生素D_3。此外,植物中的麦角固醇经紫外线作用可转化成维生素D_2。所以,动物体内的7-脱氢胆固醇和植物体内的麦角固醇都是维生素D原。

1. 生理功能

(1)维生素D能促进小肠黏膜对钙、磷的吸收。

(2)维生素D能促进骨组织钙化。

(3)维生素D能促进肾小管对钙、磷的重吸收。

(4)维生素D能维持血钙、血磷水平。

维生素D还与机体的免疫功能关系密切。

2. 缺乏与过量

维生素D缺乏的主要原因是膳食摄入不足和阳光照射不足。维生素D缺乏的主要表现为骨骼异常,具体表现包括:

(1)佝偻病。佝偻病常发于婴幼儿群体。婴幼儿维生素D缺乏时,由于骨骼不能正常钙化,易出现骨骼变软、弯曲、变形,表现为囟门闭合延迟、脊柱弯曲、X或O形腿、鸡胸等。在我国,各地区佝偻病发病率不一,北方高于南方,这与日照不足有关。

(2)骨质软化症。成人尤其是妊娠、哺乳期女性和老年人缺乏维生素D时,由于不能有效地从肠道吸收和肾脏重吸收中得到钙,不足部分只能从骨骼中获得,会导致骨骼软化、变形,容易骨折。

(3)骨质疏松症。老年人尤其是老年女性缺乏维生素D时,常发生骨质疏松症。

(4)手足抽搐症。手足抽搐症主要由血钙过低引起,而维生素D缺乏是引起血钙降低的原因之一。手足抽搐症的表现是惊厥、手足抽搐和喉痉挛等。

长期过量摄入维生素D会发生维生素D中毒症,主要表现为食欲不振、恶心、呕吐、肌肉无力、关节痛、腹泻、尿频、患高钙血症和钙在肝、肾、肺等的异常沉积等。一般从膳食中摄入维生素D不会引起中毒,但大剂量补充维生素D制剂或浓缩鱼肝油时,极易发生维生素D

中毒。

3. 参考摄入量和食物来源

《中国居民膳食营养素参考摄入量(2013版)》指出,一般成人维生素D的推荐摄入量(RNI)为 10 μg/d,65岁以上老年人为 15 μg/d。一般成人可耐受最高摄入量(UL)为 50 μg/d。

维生素D的主要来源是海鱼、动物肝脏、蛋黄及奶油,其中海鱼的鱼肝油中维生素D含量最高。其他动物性食物中维生素D含量较低,植物性食物中含量也很低。许多国家婴儿配方奶粉中都强化了维生素D,以预防儿童易发生的佝偻病。经常晒太阳也是获得维生素D的好途径。

（三）维生素 E

维生素E又称生育酚,是具有 α-生育酚活性的生育酚和三烯生育酚的总称。共有8种天然化合物具有维生素E的活性,即 α-生育酚、β-生育酚、γ-生育酚、δ-生育酚和 α-三烯生育酚、β-三烯生育酚、γ-三烯生育酚、δ-三烯生育酚,其中以 α-生育酚在自然界分布最广、含量最高、活性最高。β-生育酚、γ-生育酚、δ-生育酚和 α-三烯生育酚的生理活性分别仅为 α-生育酚的 50%、10%、2% 和 30%。

维生素E在热和酸条件下较稳定,对氧十分敏感。因此,在一般烹饪加工条件下,维生素E损失不大,但油炸及碱性条件会加速其氧化。油脂发生酸败时,其中的维生素E也易被破坏。

1. 生理功能

（1）维生素E具有抗氧化作用。维生素E是一种很强的抗氧化剂,能抑制细胞内和细胞膜上的脂质过氧化反应,保护细胞免受自由基的侵害,对保持红细胞完整性非常重要。

（2）维生素E与动物生殖功能有关。动物实验发现,维生素E缺乏可引起睾丸萎缩和生殖障碍。

（3）维生素E能调节体内某些物质的合成。维生素E可抑制血小板的聚集、降低血浆胆固醇、抑制肿瘤细胞的生长。

此外,维生素E还与维持机体正常免疫功能以及治疗贫血有关。

2. 缺乏与过量

维生素E缺乏症较少发生。若缺乏出现在早产儿中,可导致早产儿发生溶血性贫血。成人的维生素E缺乏多由疾病导致,可出现肌肉协同性下降、视觉、听力降低、对病毒的易感性增加等症状。维生素E缺乏还可能与心血管疾病的发生有关。

维生素E的毒性相对较低。成人摄入维生素E100－800 mg α-TE/d,未见明显的毒性症状。

3. 摄入量与食物来源

膳食中维生素E的摄入量以 α-生育酚当量(α-TE)表示。混合膳食中维生素E的总当量值,按下列公式计算:

$$膳食\ \alpha\text{-TE(mg)} = \frac{\alpha\text{-生育酚}}{(mg)} + \frac{0.5 \times \beta\text{-生}}{育酚(mg)} + \frac{0.1 \times \gamma\text{-生}}{育酚(mg)} + \frac{0.02 \times \delta\text{-生}}{育酚(mg)} + \frac{0.3 \times \alpha\text{-三烯}}{生育酚(mg)}$$

45

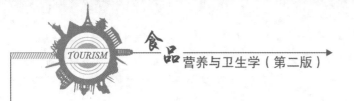

《中国居民膳食营养素参考摄入量（2013版）》指出，我国成年人维生素E的适宜摄入量（AI）为14 mg α-TE/d，可耐受最高摄入量（UL）为700 mg α-TE/d。

维生素E在自然界中分布广泛，一般不会缺乏。食用油脂、麦胚、大豆、坚果中维生素E含量高，绿叶蔬菜、植物种子也含有一定量维生素E，肉类、鱼类、蛋类中含量较低。

三、水溶性维生素

水溶性维生素包括维生素B族和维生素C，它们溶于水但不溶于脂肪和脂溶性溶剂。摄入量满足人体需要后，多余部分通过尿液排出，体内储存量很少，毒性较小。

（一）维生素 B_1

维生素 B_1 也称硫胺素、抗脚气病因子、抗神经炎因子。维生素 B_1 极易溶于水，在酸性环境中较稳定，一般烹调加热时损失不大，但在碱性环境下极易分解。所以食物加工过程中若加碱，维生素 B_1 会因大量分解而损失。

1. 生理功能

（1）维生素 B_1 能构成辅酶，参与体内糖代谢等重要代谢过程。

（2）维生素 B_1 能促进胃肠蠕动，维持正常食欲。

（3）维生素 B_1 有助于保障神经系统所需能量的供给，保持神经的正常传导。

此外，维生素 B_1 还具有维持心肌正常功能、调节水盐代谢等功能。

2. 缺乏症

维生素 B_1 缺乏的主要原因有两点：一是摄入量不足，如长期以精白米面为主食、缺乏其他副食补充，或者生理需要量增加而未及时补充；二是吸收率降低，如大量饮酒引起肝损害或酒精中毒、经常食用含抗硫胺素的食物（如生鱼片）。

维生素 B_1 缺乏可引起脚气病，分为：

（1）成人脚气病。该病症表现为肌肉酸痛、眩晕、食欲不振、消化不良、四肢麻木、下肢水肿、心悸、气促，严重时会出现心力衰竭。

（2）婴儿脚气病。该病症常发于刚出生数月的婴儿，发病急且重，初期表现为食欲不振、呕吐、腹泻或便秘，晚期出现紫绀、心脏扩大、肝淤血、昏迷甚至死亡。

维生素 B_1 过量摄入导致中毒很少见。因为一般维生素 B_1 摄入过多时，会通过尿液排出。有报道称，成人每天摄入3 g维生素 B_1 可出现头痛、失眠、乏力、瘙痒、接触性皮炎等中毒症状。

3. 摄入量与食物来源

《中国居民膳食营养素参考摄入量（2013版）》指出，成年男、女维生素 B_1 的推荐摄入量（RNI）分别为1.4 mg/d、1.2 mg/d。

维生素 B_1 广泛存在于各类食物中，动物内脏、瘦肉是其良好的食物来源。全谷物类、豆类、坚果中维生素 B_1 含量也较高，其他食物类别中含量则较低。

（二）维生素 B_2

维生素 B_2 也称核黄素，微溶于水，耐热、耐酸，在酸性溶液中对热稳定，但在碱性溶液中受热易分解。游离型维生素 B_2 对光照敏感，尤其受紫外线照射极易分解。食物中的维生素

B_2以结合型为主,多以黄素单核苷酸(FMN)和黄素腺嘌呤二核苷酸(FAD)的形式存在,具有较高稳定性。

1. 生理功能

(1)维生素B_2经ATP磷酸化产生的FMN和FAD是黄素辅酶,在生物氧化反应中起递氢体作用。

(2)维生素B_2参与呼吸链的组成,在能量代谢中发挥重要作用。

(3)维生素B_2参与氨基酸、脂肪酸和碳水化合物的代谢。

(4)维生素B_2参与细胞的正常生长过程。

(5)维生素B_2可激活维生素B_6,参与色氨酸转化成烟酸的过程。

此外,维生素B_2还与肾上腺皮质激素的产生、骨髓红细胞生成以及铁的吸收、储存和动员有关。

2. 缺乏与过量

维生素B_2是细胞正常代谢所必需的辅酶,在机体代谢过程中,会很快被消耗掉,所以,人体需要不断从膳食中摄入维生素B_2,以满足机体所需。单纯性维生素B_2缺乏时,呈现特殊的上皮损害、脂溢性皮炎、轻度的弥漫性上皮角化并伴有脂溢性脱发和神经紊乱,主要是眼、口腔、舌、皮肤和神经组织的症状,如眼角膜炎、唇炎、舌炎、口角炎、阴囊炎等。单纯性维生素B_2缺乏很难见到,常伴有其他B族维生素的缺乏。

过量的维生素B_2可随粪便和尿液排出,不会在体内大量储存。因此,人体一般不会出现维生素B_2中毒症状。

3. 摄入量与食物来源

《中国居民膳食营养素参考摄入量(2013版)》指出,成年男、女维生素B_2的推荐摄入量(RNI)分别为1.4 mg/d、1.2 mg/d。

动物性食物,如动物内脏、肉类、禽类、鱼类、乳类、蛋类的维生素B_2含量高,是维生素B_2良好的食物来源。绿叶蔬菜也是维生素B_2较好的食物来源。

(三)烟酸

烟酸曾称维生素B_3,也称尼克酸、抗癞皮病因子,与烟酰胺合称维生素PP,与其氨基酸衍生物烟酰胺(或称尼克酰胺)具有相似的生理活性。烟酸的前体是色氨酸,即色氨酸在体内可以转化为烟酸。体内烟酸主要以辅酶Ⅰ和辅酶Ⅱ的形式存在。烟酸可溶于水和乙醇,在酸、碱、光、热以及氧条件下都很稳定,因此,在一般烹调加工过程不易损失,是最稳定的维生素。

1. 生理功能

(1)烟酰胺是辅酶Ⅰ和辅酶Ⅱ的主要成分。辅酶Ⅰ和辅酶Ⅱ是生物氧化过程中不可缺少的递氢体,在碳水化合物、脂类、蛋白质的代谢过程中起重要作用,与核酸的合成密切相关。

(2)烟酸还是葡萄糖耐量因子的组成成分。

(3)大剂量烟酸具有降血脂和扩张血管作用,但烟酰胺无此作用。

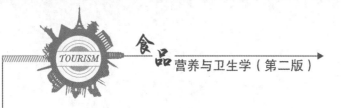

2. 缺乏与过量

烟酸缺乏可引起癞皮病，主要表现为皮肤、消化系统和神经系统的病变。早期烟酸缺乏主要表现为食欲减退、消化不良、体重减轻、记忆力下降、失眠等，严重时出现典型症状皮炎（dermatitis）、腹泻（diarrhea）和痴呆（dementia），也称"三D"症状，其中皮肤损害为最具特征的表现，即肢体暴露部位的对称性皮炎，包括皮肤急性红斑、水疱、溃疡、慢性变厚、萎缩及色素沉着等；消化系统症状有呕吐、便秘或腹泻以及鲜红舌；神经系统症状有抑郁、冷漠、头痛、疲劳、记忆丧失。

膳食摄入烟酸不会引起过量中毒。其毒性多见于临床大剂量使用烟酸治疗高脂血症时，主要表现为血管扩张、皮肤红肿以及恶心、呕吐、腹泻等胃肠道反应，严重者出现肝功能异常、视觉模糊等。

3. 摄入量与食物来源

膳食中烟酸的摄入量以烟酸毫克当量（mgNE）表示。因色氨酸在体内可以转化为烟酸，其转化效率为平均每60 mg色氨酸转化成1 mg烟酸。因此，膳食中烟酸的摄入量计算公式为：

$$烟酸当量（mgNE）＝烟酸（mg）＋1/60色氨酸（mg）$$

《中国居民膳食营养素参考摄入量（2013版）》指出，18－50岁成年男、女烟酸的推荐摄入量（RNI）分别为15 mgNE/d、12 mgNE/d，UL为35 mgNE/d。

烟酸广泛存在于多种食物中。植物性食物含烟酸较多，动物性食物含烟酰胺较多，尤其动物肝、肾、瘦肉、鱼及坚果类中含量高，乳类和蛋类中含量不高，但其中色氨酸较多，可转化为烟酸。谷类中，80%－90%的烟酸存在于种皮中，故加工精度对其含量影响较大。玉米中烟酸含量并不低，甚至高于小麦粉，但因玉米中烟酸为结合型，不能被人体吸收利用，加之玉米蛋白质中色氨酸含量较低，故以玉米为主食的人群易发生癞皮病。若用碱处理玉米，可将结合型烟酸水解为游离型的烟酸，从而提高烟酸吸收利用率。

（四）维生素 B_6

在生物体内，维生素 B_6 有吡哆醇、吡哆醛和吡哆胺三种形式，均具有维生素 B_6 的生物活性，而且可以相互转换。吡哆醇主要存在于植物性食物中，其他两种主要存在于动物性食物中。维生素 B_6 易溶于水，在酸、氧条件下稳定，在光线、碱性条件下易受破坏。

1. 生理功能

（1）维生素 B_6 的主要功能是以磷酸吡哆醛辅酶形式参与体内氨基酸、糖原和脂肪的代谢。

（2）维生素 B_6 与人体的免疫功能有关。

（3）维生素 B_6 对于胎儿大脑和神经系统的发育非常重要。

2. 缺乏与过量

维生素 B_6 广泛存在于食物中，严重缺乏维生素 B_6 的情况极少见，但轻度维生素 B_6 缺乏较多见，通常伴随其他B族维生素缺乏。维生素 B_6 缺乏会导致皮肤、神经系统、造血功能以及免疫功能受到损害。

膳食摄入维生素 B_6 无过量中毒的情况发生。长期大剂量补充维生素 B_6 可致神经毒性及光敏感性反应。

3. 摄入量与食物来源

《中国居民膳食营养素参考摄入量(2013版)指出,18岁以上个体维生素B_6的推荐摄入量(RNI)为 1.4 mg/d,50岁以上为 1.6 mg/d,成年人维生素B_6的可耐受最高摄入量(UL)为 60 mg/d。

维生素B_6食物来源广泛,动物肝、畜禽肉类、鱼类、大豆、蘑菇、葵花籽、胡桃等为其良好的食物来源。

（五）叶酸

叶酸也称维生素B_{11}、抗贫血因子等,是与蝶酰谷氨酸功能和化学结构相似的一类化合物的统称。叶酸在体内的活性形式为四氢叶酸。叶酸微溶于水,不溶于乙醇和其他有机溶剂,在光、热条件下及酸性溶液中均不稳定,在碱性溶液中对热稳定。食物叶酸在烹调加工后损失率为 $50\%-90\%$。

1. 生理功能

(1)叶酸的生物活性形式四氢叶酸是一碳单位转移酶的辅酶,起一碳单位传递体的作用,对体内蛋白质、核酸的合成和氨基酸的代谢起重要作用,如参与嘌呤和胸腺嘧啶的合成,进一步合成DNA。

(2)叶酸参与氨基酸之间的转化。

(3)叶酸参与血红蛋白以及重要甲基化合物的合成,如肾上腺素、胆碱、肌酸等。

2. 缺乏与过量

叶酸缺乏的主要原因是膳食摄入量不足、机体吸收不良和代谢障碍、生理需要量增加以及药物干扰吸收等。叶酸缺乏可造成巨幼红细胞性贫血以及高同型半胱氨酸血症。近年来的研究表明,高同型半胱氨酸血症是导致心血管疾病的一种危险因素。孕妇是叶酸缺乏的高危人群,孕早期叶酸缺乏可导致胎儿神经管畸形。

膳食摄入过量叶酸不会引起中毒,但大剂量服用叶酸补充剂可产生毒副作用,如影响锌的吸收、引起胎儿发育延迟等。

3. 摄入量与食物来源

叶酸膳食摄入量以叶酸当量(DFE)表示。因食物中叶酸的生物利用率仅为 50%,而叶酸补充剂与膳食混合时生物利用率为 85%,是单纯食物来源叶酸利用率的 1.7 倍,故膳食中叶酸摄入量的计算公式为:

$$DFE(\mu g) = 膳食叶酸(\mu g) + 1.7 \times 叶酸补充剂(\mu g)$$

《中国居民膳食营养素参考摄入量(2013版)》指出,成人叶酸的推荐摄入量(RNI)为 400 μgDFE/d,可耐受最高摄入量(UL)为 1000 μgDFE/d。

叶酸广泛存在于各类食物中。动物肝、肾、鸡蛋、豆类、核桃、绿叶蔬菜、新鲜水果是叶酸较好的食物来源。

（六）维生素B_{12}

维生素B_{12}也称钴胺素,是已知维生素中结构最复杂的、唯一含有金属元素的维生素。它可溶于水,在弱酸条件下稳定,在强酸或碱性条件下易分解,遇强光和紫外线易分解;遇热

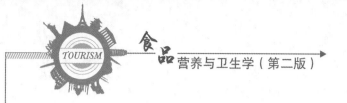

会遭到一定程度的破坏，但快速高温消毒损失较小。

1. 生理功能

维生素B_{12}在体内以两种辅酶的形式，即甲基B_{12}（甲基钴胺素）和辅酶B_{12}（腺苷基钴胺素）参与生化反应。主要包括：

（1）参与同型半胱氨酸甲基化生成蛋氨酸的反应。

（2）参与甲基丙二酸-琥珀酸的异构化反应，此反应过程与脂肪和糖代谢密切相关。

2. 缺乏与过量

维生素B_{12}缺乏多因吸收不良引起，因此，老年人、因疾病胃酸分泌过少者更易面临维生素B_{12}缺乏。膳食维生素B_{12}缺乏还见于素食者，因肉食维生素B_{12}摄入不足。维生素B_{12}缺乏主要表现为巨幼红细胞性贫血和高同型半胱氨酸血症。正常膳食摄入维生素B_{12}不会发生机体维生素B_{12}缺乏和过量的情况。

3. 摄入量与食物来源

《中国居民膳食营养素参考摄入量（2013版）》指出，我国成人维生素B_{12}的推荐摄入量（RNI）为 2.4 μg/d。

维生素B_{12}只存在于动物性食物中，动物肝中含量最高，动物肾脏、肉类、鱼类、蛋类等中含量也较高，乳类中含量很低。植物性食物中不含维生素B_{12}。

（七）维生素 C

维生素 C 也称抗坏血酸，是烯醇式己糖酸内酯结构。维生素 C 易溶于水，虽然不是羧酸类，但水溶液呈酸性，不溶于有机溶剂；在酸性条件下稳定，但在热、光、氧以及碱性条件下易被破坏。氧化酶和微量铜离子、铁离子可催化维生素 C 氧化，而许多蔬菜中氧化酶类含量较多，所以蔬菜储存时间越长，维生素 C 损失越多。

1. 生理功能

维生素 C 在体内参与多种重要的生化反应，主要包括：

（1）羟化反应。羟化反应是体内许多重要物质合成或分解的必要步骤。维生素 C 通过参与脯氨酸、赖氨酸羟化反应过程，促进胶原蛋白合成；通过促进药物或毒物羟化反应而解毒；通过参与胆固醇羟化反应形成胆酸，降低血清胆固醇含量。

（2）抗氧化作用。维生素 C 可以作为供氢体，也可作为受氢体，在体内氧化还原反应中起重要作用，如促进抗体形成、促进铁的吸收、促进四氢叶酸的形成、维持巯基酶的活性以及清除氧化还原反应产生的自由基等。

此外，维生素 C 还具有促进免疫球蛋白合成、增强机体免疫力的作用。

2. 缺乏与过量

维生素 C 缺乏可引起坏血病，其早期症状表现为疲倦、乏力、牙龈出血、伤口愈合不良等，继而会出现牙龈溃烂、牙齿松动、毛细管脆性增加的症状，严重者会出现皮下、肌肉关节出血、血肿或瘀斑。坏血病晚期可致心脏衰竭、严重内出血等甚至死亡。维生素 C 缺乏还会引起胶原蛋白合成障碍，影响骨有机质合成，从而导致骨质疏松症。

3. 摄入量与食物来源

《中国居民膳食营养素参考摄入量（2013版）》指出，我国成年人维生素 C 的推荐摄入量

（RNI）为 100 mg/d，预防非传染性慢性病的建议摄入量（PI-NCD）为 200 mg/d，可耐受最高摄入量（UL）为 2000 mg/d。

维生素 C 主要来源于新鲜果蔬。蔬菜中维生素 C 含量高的品种包括辣椒、苦瓜、菜花及多种深色蔬菜；水果中鲜枣、山楂、柑橘、柚子、猕猴桃等维生素 C 含量高，其他食物中含量较低。

第七节　水

水是构成机体的重要成分，对于生命而言，水比食物更重要。人若没有食物，但有足够的饮水，可生存数周；若没有水，只能生存数日。

一、水的代谢

（一）水在人体内的含量和分布

水是人体内含量最多的成分。机体总水量因性别、年龄不同而存在明显差异。年龄越小，水含量越高。新生儿总水分最多，约占体重的 80%，婴幼儿次之。随着年龄增长，体内水分含量逐渐减少。男性体内水含量高于女性，成年男性体内总水量约占体重的 60%，成年女性占 50%－55%，60 岁以上的老年人体内水含量则更低。

水以细胞内液和细胞外液的形式分布于体内，分别约占总水分的 2/3 和 1/3。各组织器官含水量相差很大，其中血液含水量最多，达 83%；肌肉组织含水量为 76%；脂肪组织含水量较少，约为 10%。因女性体内脂肪较男性多，故女性体内含水量较男性少。

（二）水平衡

正常人每日水的摄入和排出处于动态平衡状态，均维持在 2500－3000 mL。体内水的来源有三部分，即饮水和饮料、食物及内生水，其中内生水为体内蛋白质、脂肪、碳水化合物代谢产生的水。

体内水的排出主要经过肾脏，其次是皮肤、肺和大肠。正常成人若按每日至少饮水1200 mL 测算，每日水的摄入与排出量见表2-7。

表2-7　正常成人每日水的平衡

来源	摄入量/mL	排出	排出量/mL
饮水和饮料	1200	肾（尿液）	1500
食物	1000	皮肤（汗液蒸发）	500
内生水	300	肺（呼吸）	350
		大肠（粪便）	150
合计	2500	合计	2500

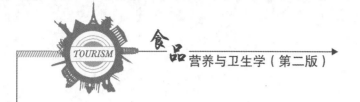

二、水的生理功能

（一）构成细胞和体液的重要成分

水是细胞内液和细胞外液的重要组成成分。蛋白质是细胞内原生质的主要成分,蛋白质与水之间的亲和作用是维持细胞内原生质溶胶状态的主要因素。若含水量减少使原生质失水变成凝胶状态,则会引起细胞结构被破坏、细胞生理活动降低甚至停止。

（二）参与体内物质代谢

水的溶解性好、介电常数大,可以使体内很多无机物和有机物溶于水,以溶解状态的分子或电解质离子形式存在;有些不溶于水的物质,如脂肪也能在适当的条件下分散于水中形成乳状液。所以水是体内生化反应不可缺少的成分,或作为反应介质,或参与反应。若没有水,体内一些生化反应都将无法完成。

水还具有较强的流动性,是体内物质运输的载体,将食物中的营养素运送到身体各组织和细胞,并将细胞代谢产生的废物运送到肾脏和肺部排出体外。每天透过细胞膜的液体总交换量约达48 L。

（三）调节体温

水的比热大、热容量高,所以身体温度不因产热量的增加或减少而波动,例如在高温下,身体通过出汗蒸发体内水分,散发大量热量,维持体温稳定。

（四）起润滑作用

在身体需要活动的部位,水分起润滑剂作用。如关节液能减轻骨端间的摩擦,泪水可以减轻眼球与眼睑的摩擦,唾液可以润喉等。水分对身体的关节、肌肉、组织、器官起到缓冲、润滑和保护作用。

三、水缺乏和过多

（一）人体水缺乏

水摄入不足或丢失过多,可引起体内脱水。当人体丢失水分占体重的2%－4%时,达到轻度脱水,表现为口渴、尿少、尿比重增高以及疲劳和劳动效率降低等;严重失水时,会出现吞咽困难、皮肤黏膜干燥、眼睛下沉、视力模糊、烦躁和精神恍惚等;若失水量达到体重的10%,可危及生命。

（二）人体水过多

正常情况下的饮水不会引起水中毒。但在手术、外伤等特殊情况下,若给病人大量补水,会产生水中毒,尤其是合并发生肾功能不全和激素不平衡时更为严重,会导致细胞内液增加,引起大脑组织水肿、肌肉痉挛,严重时导致死亡。

四、水的需要量

人体水的摄入量与排出量应保持平衡。正常情况下,普通成人每日水的需要量应在2500－3000 mL。在特殊情况,如炎热季节、高温作业、重体力劳动以及剧烈运动等情况下,应增加水的摄入量。

《中国居民膳食营养素参考摄入量(2013版)》指出,在温和气候条件下,轻身体活动水平的成年男、女的膳食水适宜摄入量(AI)分别为1700 mL/d、1500 mL/d。

补充阅读

植物化学物

植物化学物(phytochemicals)是一大类植物来源的、具有调节人体代谢功能、维持和促进人体健康及预防疾病作用的生物活性物质。很多天然植物性食物中都含有不同种类的植物化学物,它们对机体具有不同的生物学作用。

常见食物中的植物化学物有很多,并且具有不同的生理功效。如大豆中的大豆低聚糖,具有很强的双歧杆菌增殖活性。大豆异黄酮是黄豆中含量较高的植物黄酮类化合物,除黄豆外,苹果、桃、樱桃、葡萄、石榴等水果,胡萝卜、紫皮茄子、洋葱、西兰花、芹菜、莴苣、黄瓜、西红柿、菠菜等蔬菜,茶叶以及啤酒均含有不同的黄酮类化合物,充足摄入这些食物,对预防和治疗心血管疾病、抗肿瘤、保肝、抗炎、抗菌、抗病毒和防辐射等具有一定的生物学效应。大豆中的大豆皂苷以及人参、黄姜、桔梗中含有的皂苷类,具有增强免疫功能、抑制肿瘤生长、抗血栓、降血糖、抗氧化等多种生物学效应。

常见食物大白菜、葱、蒜、芥菜等含有的有机硫化物,尤其是蒜中的大蒜素,具有抗感染、预防肿瘤、防治十二指肠溃疡、慢性结肠炎(腹泻型)和脂肪肝、抗动脉粥样硬化、清除机体氧自由基保护细胞膜以及增强机体免疫力等多种生理作用。

主要存在于多种果蔬中的类胡萝卜素,如β-胡萝卜素、番茄红素、叶黄素、玉米黄素等,具有抗氧化、延缓衰老、提高机体免疫力、预防癌症、心脑血管疾病和糖尿病等多种功效。

上述的各种植物化学物以及其他的植物活性成分,虽然不是食物营养素,但越来越多的研究证明了它们对于预防某些慢性疾病、维护人体健康的重要作用。

最新修改和发布的《中国居民膳食营养素参考摄入量(2013版)》也系统介绍了十余种植物化合物及其他的植物活性成分的结构和性质、吸收代谢、生物学作用等方面的最新研究进展,并给出了与非传染性慢性病有关的指标之一——特定建议值(SPL)。《中国居民膳食营养素参考摄入量(2013版)》同时指出,近十几年的研究证明了营养素以外的某些膳食成分(其中多数属于植物化合物),具有改善人体生理机能、预防慢性疾病的生物学作用,某些疾病易感人群膳食中的这些成分的摄入量达到或接近SPL时,有利于维护人体健康。因此,膳食中广泛摄入各种植物性食品,可以使机体获得多种植物化学物,从而有效预防某些相关的慢性疾病,促进身体健康。

53

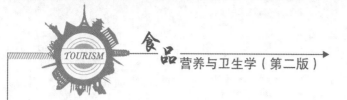
复习与思考

1. 如何评价食物蛋白质的营养价值？在实际生活中如何提高食物蛋白质的营养价值？

2. 对人体重要的n-6和n-3系列多不饱和脂肪酸有哪些？其主要食物来源有哪些？

3. 三大产能营养素全天分配的合理比例是多少？为什么充足的碳水化合物供给具有节约蛋白质的功效？

4. 正常成人全天能量构成有哪几部分？各有何特点？

5. 概述钙、铁、锌、碘、硒在人体内的主要生理功能以及缺乏所造成的影响；钙、铁吸收利用的影响因素有哪些？如何提高它们的吸收利用率？

6. 哪些维生素是人体易缺乏的？缺乏的症状如何？并说明它们的主要来源。

第三章

食物营养

自然界中的食物种类繁多,按其来源不同,可分为动物性和植物性食物两大类。动物性食物包括畜、禽肉类,蛋类,乳类,鱼类,虾、蟹类,贝类等;植物性食物包括谷类、豆类、蔬菜、水果等。人体从食物中获得能量和各种营养素,动物性食物主要提供人体所需的优质蛋白质、脂类、脂溶性维生素及B族维生素、矿物质等;植物性食物主要提供蛋白质、脂类、碳水化合物、维生素和矿物质。

第一节　食物营养价值的评定及意义

一、食物营养价值的评价指标

营养价值是指食物所含的营养素和能量能满足人体营养需要的程度,包括营养素的种类、含量比例以及人体的消化吸收利用率等。食物的种类不同,营养价值差异会很大。若所含营养素种类齐全、含量比例适当、易被人体消化吸收,则食物的营养价值较高;反之,营养价值则较低。

(一) 食物营养价值的相对性

各种食物都具有一定的营养价值,但食物营养价值都是相对的:

(1)几乎所有天然食物中都含有人体所需的一种以上的营养素,但几乎没有一种天然食物能满足人体的全面营养需要。因此,需要在膳食中加入多样化的食物来满足人体所需的各种营养素。

(2)同一食物的产地、品种、部位以及成熟度不同,营养价值也可能有较大差异。

(3)食物在储存、加工和烹调时,会损失原有的营养成分或者会提高某些营养素的吸收利用率,对食物的营养价值有一定影响。

(4)有些食物中存在一些天然抗营养成分或有毒物质,影响营养素的消化吸收和利用。

(5)食品受到微生物或化学性物质污染时,食用价值和营养价值会降低甚至消失。

(6)有些食物在提供人体所需营养素的同时,还会提供一些特殊的天然活性成分,能促

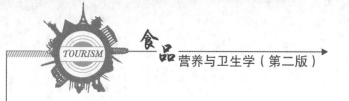

进人体健康。

所以食物营养价值的高低不是一成不变的,而是具有相对性。

（二）食物营养价值的评价指标

食物营养价值的高低不能根据一、两种营养素的含量评价,而应从含有的营养素的种类、量和营养素质量角度进行评价。

1. 能量密度

不同食物提供的能量差别很大,如油脂、油料种子、干果、肉类以及淀粉类食物都属于高能量食品,而果蔬类食物能量较低。为比较不同食物提供能量的多少,可用能量密度进行评估,公式如下:

能量密度＝一定量食物提供的能量/能量推荐摄入量

计算食物的能量密度时,可以以100 g食物为计量单位,根据食物标签的能量值或计算出的能量值,查询推荐的能量摄入量,根据上述公式进行计算。

不同食物的能量密度各不相同,长期食用能量密度低的食物,会影响儿童生长发育;长期食用能量密度高的食物,则易导致成人体重过重或肥胖。

2. 营养素密度

营养素密度是指一定量食物所含的某种营养素占推荐摄入量的比值,公式如下:

营养素密度＝一定量食物提供的某营养素含量/该营养素推荐摄入量

3. 营养质量指数

营养质量指数（index of nutrition quality,INQ）是评价食物营养价值的常用指标,计算公式如下:

营养质量指数（INQ）＝ 营养素密度/能量密度

从该公式可以看出,INQ是一种结合能量和营养素两个维度对食物进行评价的方法,能综合反映食物能量和营养素的供给情况。

通过计算不同食物的INQ,能比较不同食物提供同一种营养素的能力。若INQ＝1,表示食物提供该营养素的能力与提供能量的能力达到平衡,为营养质量合格食物;若INQ＞1,表示食物提供该营养素的能力大于提供能量的能力,为营养质量合格食物,并特别适合超重和肥胖者;若INQ＜1,表示食物提供该营养素的能力小于提供能量的能力,为营养质量不合格食物,若长期食用该食物,会导致该营养素的供给不足或能量过剩。

INQ最大的特点是能根据不同人群的营养需求得出不同的计算结果。同一食物,对一组正常人群可能是营养质量合格食物,但对于肥胖人群可能就是营养质量不合格食物。

表3-1给出了一组计算数据,是根据一种葡萄干面包食物标签的能量和营养成分表,针对成年男性、轻体力活动者的营养需要,分别计算出的几种重要营养素的INQ。

表3-1　食品营养成分及营养质量指数比较

能量/营养素	RNI	葡萄干面包	
		含量（每100g）	INQ
能量（kcal）	2250	260	—

续表

能量/营养素	RNI	葡萄干面包	
		含量(每100g)	INQ
蛋白质(g)	65	6.6	0.88
维生素 B_1(mg)	1.4	0.05	0.31
维生素 B_2(mg)	1.4	0.06	0.37
钙(mg)	800	42	0.45
铁(mg)	12	1.2	0.87

二、评定食物营养价值的意义

食物营养价值的评定意义有三点：

(1)可以了解食物中的营养缺陷,从而制定合理的改进措施,对食物进行科学的改良和创新。

(2)可以指导人们合理选择食物、合理搭配营养,达到平衡膳食。

(3)可以帮助了解食物在储藏、加工和烹调过程中营养素的变化,以便采取有效措施最大限度地保护营养素,提高食物营养价值。

因此,对食物营养价值进行评定对人们合理营养、平衡膳食以及合理烹调等均有重要的指导意义。

57

第二节　各类食物的营养价值

一、动物性食物的营养价值

动物性食物种类繁多,包括畜、禽肉类,蛋类、乳类及水产品。作为我国居民传统意义上的副食,动物性食物主要为人体提供优质蛋白质、动物性脂类、多种矿物质、脂溶性维生素以及B族维生素。

（一）畜、禽肉类

畜、禽肉类是指畜、禽适合人类食用的所有部分,主要包括畜、禽的肌肉、内脏及其制品。其中各种营养素因动物种类、部位、肥瘦程度等不同而有差异。

1.畜、禽肉的营养价值

（1）蛋白质。

畜、禽类蛋白质含量为 $10\%-20\%$,因动物的种类、部位、肥瘦程度不同而有差异。其中,猪肉平均蛋白质含量在 13.2% ,牛、羊肉高于猪肉;禽类一般高于畜类,其中鸡肉蛋白质含量最高,约为 20% 。

畜、禽肉类蛋白质的组成中,含有人体必需的各种氨基酸,氨基酸模式接近人体需要,属

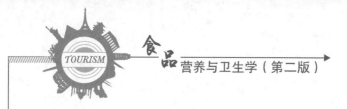
于完全蛋白质,营养价值高。但动物结缔组织中的蛋白质,如动物皮肤、筋腱部位的蛋白质主要由胶原蛋白和弹性蛋白组成,缺乏色氨酸和蛋氨酸等,属于不完全蛋白质,所以营养价值较低。

（2）脂类,包括脂肪和胆固醇。

畜、禽肉的脂肪含量因动物种类、部位、肥瘦等不同而有较大差异。畜肉中,猪肉的脂肪含量最高,羊肉次之,牛肉最低。例如,瘦猪肉脂肪含量为6.2%,瘦羊肉为3.9%,瘦牛肉为2.3%。肥肉的脂肪含量高,有些部位高达90%。禽肉中,火鸡、鹌鹑、兔肉脂肪含量都较低,均在3%以下,鸡肉和鸽肉脂肪含量相近,在14%－17%,鸭肉、鹅肉脂肪含量相对较高,在20%左右。至于胆固醇的含量,畜、禽肉中以瘦肉中较低,约为70 mg/100g,肥肉比瘦肉高,内脏比肥肉还高,动物脑最高,达2000 mg/100g。

畜类脂肪组成中,饱和脂肪酸较多,主要为软脂酸和硬脂酸。不饱和脂肪酸主要有油酸及一定量亚油酸。与畜类相比,禽类脂肪含有较多的亚油酸,故其营养价值高于畜类。

（3）碳水化合物。

畜、禽肉类中碳水化合物含量为1%－3%,主要以糖原形式存在于动物的肌肉和肝脏中。若增加动物宰杀后放置的时间,其中糖原含量会降低。

（4）矿物质。

畜、禽肉类中矿物质含量为0.8%－1.2%,包括钾、钠、钙、硫、磷、铁、锌、硒、铜、锰等,主要集中在内脏及瘦肉中。其中,铁的含量高,尤其在动物肝脏、血液中,含量为10－30 mg每100 g。同时,肉中铁主要以血红素铁形式存在,消化吸收率很高,故动物肝、血液是铁的最佳食物来源。内脏中还含有丰富的锌和硒,如牛肾、猪肾硒含量是一般食品的数十倍。肉中还含有较多的磷、硫、钾、钠、铜等。禽的肝脏富含多种矿物质,含量水平比禽肉高。

与植物性食物相比,畜、禽肉类中铁、锌、硒、铜等必需微量元素含量高,且吸收利用率高,是人体微量元素的重要食物来源。

（5）维生素。

畜、禽肉类含有多种维生素,主要是B族维生素和维生素A,且内脏中含量高于瘦肉,以肝脏中含量最高,尤其是维生素A和维生素B_2的含量很高。其中,牛肝和羊肝中维生素A含量较高,猪肝中维生素B_2含量较高。禽肉中还含有一定量的维生素E。

2.畜、禽肉类的含氮浸出物

肉类中的浸出物包括含氮浸出物和无氮浸出物。含氮浸出物是非蛋白质的含氮物质,占肌肉化学成分的1.65%,包括核苷酸、肌苷、肌酸、游离氨基酸、嘌呤等。无氮浸出物是无氮可浸出的有机物,占肌肉化学成分的1.2%,包括糖原、葡萄糖、琥珀酸、乳酸等。

浸出物的成分与肉的风味和滋味有密切关系,尤其含氮浸出物是肉类呈味的主要成分。肉类炖煮时间越长,浸出物越多,鲜味越浓。成年动物体内浸出物的含量高于幼年动物,禽类高于畜类。所以,禽类,特别是老禽,炖汤味道更为鲜美。

（二）水产品

水产动物种类繁多,包括多种鱼类和其他水产动物,如虾、蟹、贝类等。这类食物是优质蛋白质、多不饱和脂肪酸、多种维生素以及矿物质的良好来源。

1. 鱼类的营养价值

(1)蛋白质。

鱼类蛋白质含量在15%－20%,与畜、禽肉类相当。但是,鱼类中结缔组织较少,肌肉纤维细嫩,易消化吸收。因此,一般认为鱼类的营养价值比畜、禽肉类高。

(2)脂类。

鱼类脂肪含量为1%－10%,因品种不同,脂肪含量差异较大,如鳕鱼脂肪含量在1%以下,而河鳗脂肪含量高达10.8%。鱼类脂肪主要分布在皮下和脏器周围,肌肉组织中含量较低。

与畜、禽类不同,鱼类脂肪以不饱和脂肪酸为主,占60%以上,其中单不饱和脂肪酸油酸最多;长碳链不饱和脂肪酸比例较高,如DHA、EPA含量高,且海鱼中含量高于淡水鱼。鱼类脂肪熔点较低,常温呈液态,易消化吸收,消化率在95%左右。

(3)碳水化合物。

鱼类中碳水化合物含量较低,在1.5%左右,碳水化合物主要是糖原。有些鱼类不含碳水化合物,如鲳鱼、鲢鱼、银鱼等。

(4)维生素。

鱼类含有多种重要的维生素,如维生素A、维生素D、维生素E、维生素B$_1$、维生素B$_2$、烟酸等。鱼油和鱼肝油是维生素A和维生素D的重要食物来源,也含有一定量的维生素E。多脂的海鱼肉中也含有一定量的维生素A和维生素D。此外,一些生鱼中含有硫胺素酶,它能催化硫胺素降解,故大量食用生鱼片可造成硫胺素缺乏。

(5)矿物质。

鱼类中矿物质的含量在1%－2%,其中磷含量最高,约占40%,钾、钠、钙、氯、镁含量也较高,钙的含量高于畜、禽类。海鱼类富含碘,是人体碘的天然良好食物来源。

除上述营养成分外,鱼类含有较多的含氮浸出物,占到鲜鱼肉的2%－3%,是鱼类的主要呈味物质,包括肌酸、三甲胺和氧化三甲胺、核苷酸、嘌呤、肽以及游离氨基酸等。鱼肉特有的鲜美味道主要来自于核苷酸、游离氨基酸及氧化三甲胺。三甲胺是鱼腥味的主要来源。

2. 其他水产动物类

(1)虾。

根据生长环境不同,虾分为淡水虾和海水虾两大类。虾肉蛋白质含量高,鲜虾中的含量为18%左右;脂肪含量低于鱼类,多在1%以下,属于高蛋白、低脂肪食物。虾肉维生素与矿物质含量高,钙含量尤其高,这使得虾成为钙的良好食物来源。

(2)蟹。

根据生活环境不同,蟹可分为河蟹、湖蟹、海蟹。蟹肉蛋白质含量较高,如河蟹蛋白质含量为17.5%;脂肪含量低,为2.6%－5.6%;矿物质钙、硒等以及维生素A、维生素D含量均高。

(3)贝类。

贝类含有丰富的蛋白质,如鲜贝蛋白质含量为15.7%,蚌肉为15.0%。贝类蛋白质组成中含有全部必需氨基酸,其中酪氨酸和色氨酸含量比牛肉和鱼肉蛋白质的都高。贝类脂肪和碳水化合物含量普遍较低,多在2%以下;微量元素含量高,以硒最为突出,其次是锌,如

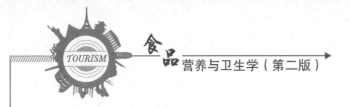

牡蛎中硒含量为 86.64 μg/100g，锌含量达 9.39 mg/100g，还含有碘、铜、锰、镍等。故贝类是人体必需微量元素的良好食物来源。

贝类肉中含有丰富的牛磺酸，其含量普遍高于鱼类，尤其是海螺、毛蚶和杂色蛤中含量较高，每 100 g 新鲜可食部位含量在 500－900 mg。牛磺酸是一种具有促进脑发育、防止动脉硬化、维持血压稳定、保护视力的生物活性物质。贝类味道鲜美，其主要呈味物质是琥珀酸及其钠盐。

（三）蛋及蛋制品

1. 蛋类的结构和种类

蛋类包括鸡蛋、鸭蛋、鹅蛋、鹌鹑蛋、鸽子蛋、鸵鸟蛋等，其中鸡蛋应用最为普遍。各种蛋类的结构基本相似，主要有蛋壳、蛋清和蛋黄三部分。

2. 蛋类的主要营养成分及特点

（1）蛋白质。

各种蛋类的蛋白质含量一般在 10％ 以上，鸡蛋为 12％ 左右，蛋制品蛋白质含量基本与蛋类一致。蛋黄中蛋白质的含量高于蛋清。但蛋清中的蛋白质种类较多，主要包括卵清蛋白、伴清蛋白、卵黏蛋白、卵球蛋白等；蛋黄中的主要蛋白质是与脂类相结合的脂蛋白和磷蛋白。

蛋类蛋白质氨基酸组成与人体需要最为接近，生物价高达 94，是膳食中最理想的蛋白质食物来源。在比较不同食物蛋白质的营养价值时，常以鸡蛋蛋白质作为参考蛋白质。蛋类蛋白质组成中赖氨酸和蛋氨酸含量都较高，故蛋类与谷类、豆类混合食用，可以弥补谷类普遍缺乏的赖氨酸和豆类缺乏的蛋氨酸，提高谷类、豆类蛋白质的营养价值。

（2）脂类。

鸡蛋中脂类含量为 28％－33％，其中，蛋清中脂类含量很低，鸡蛋中的 98％ 的脂类都集中于蛋黄中。从具体种类来看，蛋类脂类中脂肪占 62％－65％，磷脂占 30％－33％，胆固醇占 4％－5％。

蛋类脂肪组成中，油酸含量最丰富，约占 50％，亚油酸约占 10％，其他为饱和脂肪酸。蛋黄含有丰富的磷脂，主要为卵磷脂和脑磷脂；胆固醇含量极高，常见蛋类以鹅蛋黄中胆固醇含量最高，达 1696 mg/100g。蛋类被加工成咸蛋、松花蛋等蛋制品后，胆固醇含量几乎无变化。

（3）维生素。

蛋类维生素含量高，种类多，几乎包含了所有重要维生素。其中绝大部分维生素 A、维生素 D、维生素 E 以及大部分维生素 B_1 都集中在蛋黄中。此外，因种类、品种、季节和饲料的不同，蛋类维生素含量有很大差异。

（4）矿物质。

蛋类矿物质集中存在于蛋黄中，含量为 1.0％－1.5％，包括磷、钙、钾、钠、镁、铁、硫等，其中磷含量最高，为 240 mg/100g，钙为 112 mg/100g。铁的含量也较高，但因蛋黄中卵黄高磷蛋白对铁的吸收有干扰作用，所以蛋黄中铁的生物利用率很低，仅为 3％ 左右。

蛋中矿物质含量受饲料影响较大，通过在饲料中添加某些矿物质成分，可使蛋中某些矿物质含量明显提高。

（四）乳及乳制品

1. 乳类营养价值

乳类是由水分、脂肪、蛋白质、乳糖、矿物质和维生素等组成的天然食物，几乎含有人体所需的所有营养素，除维生素C较少外，其他营养素都较丰富。市场上的乳类主要有牛乳及羊乳。乳类水分含量为86%－90%，所以其营养素含量与其他食物相比相对较低。

（1）蛋白质。

牛奶蛋白质含量约为3%，主要有酪蛋白和乳清蛋白，分别约占牛乳蛋白质的80%和20%。牛乳蛋白质为完全蛋白质，生物价为85，具有较高的营养价值。羊乳蛋白质含量为1.5%，蛋白质中酪蛋白的含量也比牛乳低，而且更容易消化吸收。

（2）脂类。

牛乳中含脂肪2.8%－4.0%，其组成中油酸约占30%，亚油酸约占5.3%，亚麻酸约占2.1%。乳脂肪以细微的脂肪球状分散于乳中，易消化吸收。乳中含有磷脂20－50 mg/100mL、胆固醇13 mg/100mL。此外，乳中含有多种挥发性酸、内酯、醇、醛类等，它们构成了乳脂特有的香气。

（3）碳水化合物。

乳类中碳水化合物为乳糖，含量为3.4%－7.4%，人乳中含量最高，羊乳次之，牛乳最低。乳糖可促进钙等矿物质的吸收，也是婴儿肠道内双歧杆菌生长所必需的，对幼儿生长发育具有特殊意义。但对于部分不经常饮奶的成年人，体内乳糖酶活性过低，饮用牛奶后，会因乳糖不能被水解而出现乳糖不耐症，若以固定化乳糖酶将乳糖水解或以酸奶代替鲜奶饮用，可解决乳糖不耐受的问题。

（4）维生素。

牛乳中含有几乎所有种类的维生素，但含量差异较大，且受饲养方式和季节影响较大。总体而言，乳类是B族维生素的良好来源，尤其是维生素B_2。羊乳中维生素A含量高于牛乳，多数B族维生素也较丰富，但叶酸和维生素B_{12}含量低。若婴幼儿以羊乳作为主食，易造成生长迟缓和贫血，故不适合将羊奶作为1岁以下的婴幼儿的主食。鲜牛乳中维生素C含量很微少，尤其是高温消毒后的牛乳更低。

（5）矿物质。

牛乳中矿物质含量为0.7%－0.75%，主要包括钙、磷、钾、镁、钠、氯、铜、铁等。其中钙含量为110 mg/100mL，且吸收率高。因此，牛乳是钙的极好食物来源。牛乳中铁含量低，属于缺铁性食物，故以牛乳喂养婴儿时应注意铁的补充。

此外，乳中还含有大量的酶类以及多种生理活性物质乳铁蛋白、免疫球蛋白、生物活性肽、生长因子等，对人体有重要的意义。

2. 乳制品营养价值

乳制品是以鲜奶为原料经加工制成的，包括消毒牛奶、奶粉、炼乳、酸奶、奶酪等。因加工工艺的不同，乳制品的营养成分有很大差异。

（1）消毒牛奶。

消毒牛奶是将鲜牛奶经过滤、加热杀菌后分装出售的液态奶。常见的有全脂乳、半脱脂

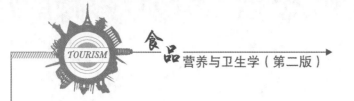

乳和脱脂乳。消毒牛奶的营养成分除维生素 B_1 和维生素 C 有少量损失外，其他营养素与鲜牛奶基本一致。

（2）炼乳。

炼乳是浓缩奶的一种，分为淡炼乳和甜炼乳。淡炼乳是新鲜奶在低温真空条件下经浓缩，蒸去约 2/3 的水分，再经灭菌制成的。在淡炼乳加工过程中，维生素 B 族受到一定程度的破坏，因此常用维生素予以强化。甜炼乳是在鲜奶中添加约 15% 的蔗糖后按上述工艺制成。其中糖含量可达 45% 左右，因糖含量高，食用时需加多量水稀释，营养成分相对下降，不宜供婴儿食用。

（3）奶粉。

奶粉是鲜奶经过脱水、干燥制成的粉状制品，主要有全脂奶粉、脱脂奶粉和调制奶粉。

全脂奶粉是消毒鲜奶经浓缩去除 70%—80% 的水分后，采用喷雾干燥法制成的。采用喷雾干燥法所制的奶粉粉粒小，易溶解，无异味，营养成分损失少。一般全脂奶粉加入奶粉容量的 4 倍水量进行冲调，可以达到鲜奶营养成分。

脱脂奶粉工艺与全脂奶粉相同，但原料奶经过脱脂处理。脱脂奶粉脂肪含量仅为 1.3%，脂溶性维生素损失较多，其他成分变化不大。这种奶粉适于腹泻婴儿及低脂膳食人群食用。

调制奶粉是以牛奶为基础，根据不同人群的营养需要特点，对牛乳的营养组成成分加以适当调整和改善调制而成的，如改变牛乳中酪蛋白和乳清蛋白的比例，对维生素、矿物质进行强化等。调制奶粉因各种营养素的种类、含量及其比例不同，适于用来满足不同人群的营养需要。

（4）酸奶。

酸奶属于发酵奶制品，是消毒鲜奶接种乳酸杆菌后，在控制条件下发酵而成的。酸奶几乎保存了牛奶的所有营养成分，而且经过乳酸菌发酵，游离的氨基酸和肽增加，更易消化吸收。酸奶乳糖较少，适于乳糖酶活性低的成人饮用，并且酸度的增加有利于钙的吸收和维生素的保护。与鲜奶相比，酸奶中叶酸含量增加了 1 倍，胆碱也明显增加。乳酸杆菌为肠道益生菌，在肠道内能抑制腐败菌的生长，调节肠道菌相，防止腐败胺类对人体的不良作用。

（5）奶酪。

奶酪也是发酵乳制品，是在原料乳中加入适量的乳酸菌发酵剂或凝乳酶，使蛋白质凝固，并加盐、压榨、排出乳清后的产品。和原料乳营养成分相比，奶酪中的蛋白质主要是酪蛋白，还有部分白蛋白和球蛋白。经过发酵的奶酪含有较多的游离氨基酸、肽类和非蛋白氮成分。

奶酪制作过程中，大部分乳糖随乳清流失；脂溶性维生素大多保留在奶酪凝块中，而水溶性维生素部分损失，但含量仍不低于原料乳，原来微量的维生素 C 几乎全部损失。

二、植物性食品的营养价值

（一）谷类

谷类主要包括小麦、稻米、玉米、谷子、高粱、荞麦、大麦、燕麦等，是膳食能量的主要来源。在我国居民膳食中,60%左右的能量、50%左右的蛋白质都来自于谷类。谷类食物还提供人体较多的B族维生素和矿物质。

1.谷粒形态结构和营养素分布

不同谷粒种子,虽然形态和大小不一,但基本结构相似,都由谷皮、糊粉层、胚乳和谷胚四部分组成。谷皮包括果皮和种皮,糊粉层紧贴谷皮内侧,位于胚乳的外层,谷胚则位于种子的一端。谷粒各组成部分及特点见表3-2。

表3-2　谷粒各组成部分及特点

构成	部位	占谷粒重量比	主要成分	特点
谷皮	在谷粒最外层	13%－15%	主要是纤维素、半纤维素;较多矿物质、维生素、脂肪	加工时易被除去,其中的营养素流失
糊粉层	在谷皮和胚乳之间	6%－7%	B族维生素、磷丰富;部分蛋白质、脂肪	营养价值高,但碾磨加工时易失去
胚乳	在种子中部,是谷粒主要部分	83%－87%	大量淀粉,较多蛋白质,其他营养素含量低	主要提供淀粉
谷胚	在谷粒一端,是种子发芽的部位,由胚根、胚轴、胚芽、子叶组成	2.5%－3%	丰富的蛋白质、脂肪、矿物质、B族维生素、维生素E	营养价值高,加工时胚芽与胚乳易分离

63

2.谷类的营养成分及特点

(1)蛋白质。

谷类蛋白质含量一般为7%－12%,主要包括谷蛋白、醇溶蛋白、清蛋白和球蛋白。多数谷类种子中醇溶蛋白和谷蛋白所占比例较大,占蛋白质总量的80%以上,而这两种蛋白质组成中赖氨酸含量较低,故多数谷类蛋白质都缺乏赖氨酸,生物价不及动物性蛋白质。为提高谷类蛋白质营养价值,可将谷类、豆类或肉类混合食用,以发挥食物蛋白质互补作用。

(2)脂肪。

谷类脂肪含量较低,一般低于2%,玉米、小米较高,约为4%,小麦胚可达10%。谷类脂肪主要集中在糊粉层和谷胚部分。从玉米、米糠中提取出的谷类油脂,组成中约80%为不饱和脂肪酸,其中亚油酸占60%,还富含维生素E以及少量植物固醇和磷脂,是保健功效明显的食用油,具有降血脂、防止动脉粥样硬化的作用。

(3)碳水化合物。

谷类碳水化合物含量为70%－80%,主要是淀粉,还有少量的糊精、戊聚糖、葡萄糖、果糖等。富含淀粉的谷类是人类最理想、最经济的能量来源。

(4)维生素。

谷类所提供的维生素包括维生素B_1、烟酸、泛酸、吡哆醇等,其中维生素B_1和烟酸含量相对较高。谷类也是我国居民维生素B_1和烟酸的主要食物来源。此外,小麦胚粉中还含有

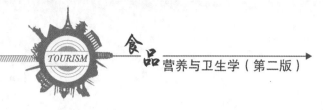

丰富的维生素E，黄色玉米和小米中还含有一定量的类胡萝卜素。

因谷类维生素主要分布于糊粉层和谷胚中，所以谷类加工精度越高，维生素损失就越多。

（5）矿物质。

谷类矿物质含量为1.5%—3%，其中磷最丰富，还含有钾、镁、钙及一些微量元素，主要集中在谷皮和糊粉层。但谷类中的磷、钙等多以植酸盐形式存在，难以被机体吸收利用。好在通过酵母发酵促进植酸盐的水解，可降低植酸盐的干扰作用，提高谷类矿物质吸收率。谷类中营养素的种类、含量及特点见表3-3。

表3-3　谷类中营养素的种类、含量及特点

营养素	含量	主要存在部位	特点
蛋白质	7%—12%	各部分	谷蛋白、醇溶蛋白、清蛋白、球蛋白；组成中赖氨酸缺乏
脂肪	一般低于2%，玉米、小米4%	糊粉层、胚芽	玉米胚芽油不饱和脂肪酸80%，其中亚油酸占60%
碳水化合物	70%—80%	胚乳	大量淀粉，少量糊精、葡萄糖、果糖；能量的主要来源
矿物质	1.5%—3%	谷皮、糊粉层	富含磷，但磷以植酸形式存在，难以被利用；加工精度高时易被除去
维生素		糊粉层、胚芽	主要还有B族维生素，无维生素A、D、C，加工精度高时损失多

（二）豆类及豆制品

豆类品种很多，按其营养素种类和含量不同，一般分为大豆类和除大豆外的其他豆类（见表3-4）。豆制品主要以大豆或绿豆为原料制作，包括豆浆、豆腐、腐竹、豆腐干、腐乳、豆芽等。

表3-4　豆类的分类及特点

	大豆类	其他豆类
主要品种	黄豆、青豆、黑豆等	红豆、绿豆、豇豆、豌豆、蚕豆等
主要营养素含量	多量蛋白质（35%—40%）	中等含量蛋白质（20%—30%）
	较多脂肪（15%—20%）	少量脂肪（2%以下）
	较少碳水化合物（25%—30%），淀粉极少	多量碳水化合物（55%—65%），主要是淀粉

1. 大豆类的营养价值

（1）蛋白质。

大豆类蛋白质含量较高，为35%—40%，是植物性蛋白质的优质来源。大豆蛋白质组成中含有人体需要的全部氨基酸，属于完全蛋白质，其中赖氨酸含量高，但蛋氨酸含量较少。

蛋氨酸也是大豆蛋白质的第一限制氨基酸。大豆若与谷类混合食用,混合食物蛋白质的生物价明显提高,故摄入谷类的同时应多食用豆类及其制品。

(2)脂类。

大豆中脂肪含量在15%—20%。脂肪组成中,不饱和脂肪酸高达85%,亚油酸51%—57%,油酸32%—36%,α-亚麻酸2%—10%,还含有约1.64%的磷脂,维生素E含量也较高。大豆油是高血压、动脉粥样硬化等人群的理想食用油。

(3)碳水化合物。

大豆中碳水化合物含量在25%—30%;淀粉含量很低,主要为棉籽糖、水苏糖等低聚糖以及纤维素、半纤维素等不被人体消化的多糖,其中有些会在大肠内被微生物发酵,容易因产生气体而引起肠胀气,但在加工成豆制品时,这些胀气因子会被除去,故食用豆制品一般不会引起胀气。

(4)维生素。

与谷类相比,大豆中胡萝卜素、维生素E含量较高,而硫胺素含量不及谷类。干大豆几乎不含维生素C,但加工成豆芽后维生素C含量明显增多。

(5)矿物质。

大豆中矿物质含量约为4%,高于其他豆类,包括钾、钠、钙、镁、铁、锌、硒等,微量元素铁含量较谷类中高。但因大豆中抗营养因子的存在,其矿物质利用率较低,如铁的生物利用率仅约为3%。

此外,大豆还含有多种生物活性成分,如大豆异黄酮、皂苷、大豆低聚糖以及大豆膳食纤维,这些成分对人体具有多种特殊的保健功效。

2.其他豆类的营养价值

除大豆外的其他豆类,也称为杂豆类,主要营养素含量与大豆明显不同:

(1)碳水化合物含量为55%—65%,且主要为淀粉。

(2)蛋白质含量低于大豆类,为20%—25%,组成上赖氨酸丰富,但蛋氨酸不足,可与谷类混合食用,以发挥蛋白质互补作用。

(3)脂肪含量很少,一般在2%以下。

(4)矿物质含量略低于大豆类,在2%—3%。

(5)维生素含量与大豆类相当。

3.豆制品的营养价值

以大豆为原料的豆制品包括普通大豆制品和发酵豆制品。前者有豆浆、豆腐脑、豆腐、豆腐皮、豆腐干、腐竹等;后者有豆豉、豆腐乳、豆瓣酱等。以绿豆为原料的豆制品有粉丝、绿豆芽等。豆制品的种类不同,营养素含量不同。

(1)豆浆。

豆浆是将大豆加水浸泡、磨浆并加热煮沸制作而成的。豆浆保留了大豆的营养成分,同时煮沸过程破坏了大豆中的抗营养因子,使大豆蛋白质消化率从整粒大豆的65.3%提高到84.9%。但是豆浆中含有皂苷,必须彻底煮熟,将皂苷破坏后再食用,以免引起食物中毒。

(2)豆腐。

豆腐是我国传统的豆制品,加工过程去除了多种抗营养因子,使其中的蛋白质更易消化

65

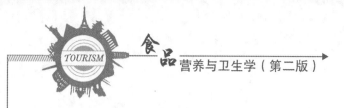

吸收,消化率为92%－96%,是蛋白质的良好膳食来源。

（3）豆芽。

与豆类相比,豆芽不仅抗营养因子含量减少或消失,营养素消化吸收率提高,而且维生素C含量明显增加,发芽前的豆类几乎不含维生素C。

（4）发酵豆制品。

常见的发酵豆制品包括豆豉、豆瓣酱、腐乳等。大豆蛋白质经霉菌发酵后部分分解,更易被人体消化吸收;某些营养素的含量也有所增加,如每100 g豆豉中含维生素B_2 0.61 mg,高于其他豆类食物。发酵豆制品中还含有多种特殊风味物质。

（三）薯类

薯类包括马铃薯、甘薯、山药、芋头、木薯等,是植物的块根、块茎。除木薯外,其他几种薯类都是我国居民传统的膳食品种。薯类水分含量为70%－80%,淀粉含量为8%－30%,蛋白质、脂肪含量都较低,维生素含量高,尤其是鲜薯类中含有较多的维生素C。薯类矿物质含量高,其中钾含量最高,其次为磷、钙、镁、硫等,属于生理碱性食物。薯类作为我国传统食物的重要组成部分,其营养价值和特有的保健功效越来越被人们所重视。

1. 马铃薯

马铃薯,又称土豆,营养素含量及特点为:水分70%－80%,淀粉8%－29%,蛋白质约2%,脂肪含量很低,维生素C含量较高,同时还有少量B族维生素。每100 g鲜马铃薯的维生素C含量可达27 mg,与柑橘类的含量相当,因此,马铃薯是维生素C的良好膳食来源。马铃薯含有多种矿物质,特别是钾的含量很高。

2. 甘薯

甘薯又称红薯、番薯、地瓜、山芋,水分含量60%－80%,淀粉含量10%－30%,可溶性糖含量5%,还含有少量的蛋白质、脂肪、膳食纤维等。红薯中维生素C、胡萝卜素和一些矿物质的含量也较高,是典型的碱性食品。

红薯具有多种保健功效,其含有的黏蛋白具有保持血管壁弹性的作用,可预防心血管疾病。日本国立癌症研究中心对具有明显抗癌功效的蔬菜进行排名,熟红薯、生红薯分别位于第一、第二位。有调查发现,红薯和长寿之间也存在着一定的关联。红薯既可作主食,又可作蔬菜,是一种既美味又健康的营养均衡食品。

3. 山药

山药又称薯药、薯蓣、长薯。其干制品可入药,称为淮山药,是我国一种传统的药食两用食物。山药除具有薯类的一般营养特点,如富含淀粉、多种维生素和矿物质,脂肪含量低外,还含有多种生理活性成分:山药中的黏液蛋白具有预防心血管系统脂肪沉积、保持血管弹性、防止血管硬化的作用,并能减少皮下脂肪,避免肥胖;含有的皂苷、胆碱、精氨酸、甘露聚糖、淀粉酶等成分,对病后康复、体弱多病有滋补作用,还具有抗肿瘤、降血糖等功效。

4. 芋头

芋头又称芋、芋艿,其形状和肉质因品种不同而不同,水分含量是薯类中最高的。芋头碳水化合物含量在10%左右,以淀粉为主,还有少量聚半乳糖、多聚戊糖、还原糖和非还原糖。芋头所含矿物质中钾最为丰富,属于生理碱性食品,也是具有多种保健功能的食品。

（四）蔬菜

蔬菜种类很多，按食用部位不同，可分为叶菜类、根茎类、花菜类、瓜茄类。蔬菜含水量较高，大部分在90%以上；蛋白质、脂类含量很低；除少数品种外，碳水化合物含量也很低，属于低能量食品；主要作为人体矿物质、维生素和膳食纤维的良好食物来源。

1. 蔬菜的营养价值

(1)三大产能营养素。

不同蔬菜的碳水化合物含量差异较大，一般在4%左右，主要为葡萄糖、蔗糖、果糖等；有些根茎类蔬菜的碳水化合物含量可达20%，且主要为淀粉。蔬菜富含纤维素、半纤维素和果胶，是机体膳食纤维的重要食物来源。多数蔬菜的蛋白质含量低，在1%～2%，但鲜豆类可达4%。蔬菜脂肪含量极低，一般不超过1%。

(2)维生素。

蔬菜含有除维生素D和维生素B_{12}之外的几乎所有维生素，是维生素C、胡萝卜素的重要食物来源。特别是绿叶蔬菜中叶酸、维生素C、胡萝卜素、维生素K等多种维生素含量较其他蔬菜都高。一般深绿色蔬菜维生素C、维生素K含量较浅色蔬菜高，绿色、黄色或红色蔬菜的胡萝卜素含量较其他蔬菜高，瓜茄类维生素C含量较低，但苦瓜中维生素C含量较高。

(3)矿物质。

蔬菜中富含多种矿物质，包括钾、镁、钙、铁、磷、硒等，其中钾最为丰富，钙、镁也较高。各类蔬菜中，以绿叶菜矿物质含量最高，如小油菜、雪里红、菠菜、芥蓝等钙含量都较高。

2. 蔬菜中的其他成分

许多蔬菜不仅营养价值高，而且含有一些生物活性成分，具有一定的保健功能。如白萝卜中的芥子油、淀粉酶具有促进消化、增强食欲的作用；大蒜中的植物杀菌素和含硫有机物具有抗菌消炎、降低血清胆固醇等作用；洋葱、番茄、甘蓝中的黄酮类能调节毛细血管的脆性和渗透性，保护心血管系统，还具有抗肿瘤、抗氧化、抗菌、抗炎、抗病毒等作用；南瓜、苦瓜中的活性肽、铬能促进胰岛素分泌，具有降血糖作用；黄瓜、白菜、菠菜等常用蔬菜也都含有一定的生物活性成分。

有些蔬菜含有某些抗营养因子，如菠菜、茭白等含有较多草酸、植酸，影响钙、铁、锌等矿物质的吸收；豆角中的植物凝集素和蛋白酶抑制剂会影响胃肠道的消化吸收功能。

（五）水果

水果的营养价值与蔬菜相似，都含有大量水分，蛋白质、脂肪含量很低，碳水化合物含量因品种不同而不同。水果也是人体维生素、矿物质和膳食纤维的重要食物来源。

1. 水果的营养价值

(1)碳水化合物。

水果中碳水化合物含量差异很大，一般在5%－25%，主要包括蔗糖、果糖、葡萄糖。未成熟的水果中含有淀粉，随着果实成熟度增加，淀粉逐渐被分解为单糖或双糖，甜度增加。但香蕉例外，成熟香蕉中也含一定量的淀粉。

水果含有丰富的膳食纤维，以果胶为主，还包括纤维素、半纤维素。故水果是膳食纤维

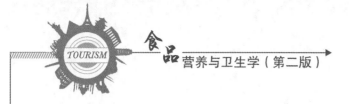

的良好食物来源。

（2）蛋白质和脂肪。

水果中蛋白质和脂肪含量都很低，均在1%以下。水果所含的蛋白质主要是酶蛋白，包括果胶酶类和酚氧化酶，有些还含有蛋白质酶类。

（3）维生素。

水果主要提供维生素C和胡萝卜素。就维生素C而言，其在水果中的含量低于绿叶蔬菜，但水果多生食，维生素C不受加热影响，所以损失较少。含维生素C丰富的水果包括刺梨、鲜大枣、番石榴、草莓、猕猴桃、山楂、龙眼、柑橘类等。含胡萝卜素丰富的水果主要是黄色、橙色水果，如柑橘类、杏、黄桃、芒果、木瓜、柿子等。

（4）矿物质。

水果含有多种矿物质，含量在0.4%左右，其中钙、钾、镁等含量较高，是这些矿物质的重要食物来源。

2.水果中的其他有益成分

水果除提供营养素外，还含有多种有益成分。水果中的柠檬酸、苹果酸、酒石酸等有机酸，具有促进消化和促进矿物质吸收的作用；水果中的酚类、芳香成分赋予水果鲜艳色泽和芳香气味，能促进食欲，有利于人体对营养素的消化吸收。有些水果还含有一些生理活性成分，具有抗肿瘤、抗氧化、抗衰老、降血脂、保护心血管等功效。所以水果是平衡膳食的重要组成部分。

（六）坚果

1.坚果的分类

坚果以种仁为食用部位，因外覆木质或革质硬壳被称为坚果或硬果。按照成分的不同，坚果可分成油脂类坚果和淀粉类坚果两大类。前者富含油脂，包括核桃、榛子、杏仁、松子、香榧、花生、西瓜子、葵花籽、澳洲坚果等；后者富含淀粉而脂肪很少，包括栗子、莲子、芡实、银杏等。

2.坚果的营养价值

坚果的营养价值较高，其共同特点是低水分、高能量、富含多种矿物质和B族维生素。

（1）蛋白质。

油脂类坚果蛋白质含量多在12%—20%，有的含量更高，如西瓜籽、南瓜籽蛋白质含量达30%。淀粉类坚果蛋白质含量总体低于油脂类坚果或与其相当，如栗子最低，为5%左右，芡实为8%左右，银杏和莲子都在12%以上。

（2）脂肪。

油脂类坚果脂肪含量很高，通常在40%以上，澳大利亚坚果更高达70%。所以坚果多属于高热能食物，不宜过量食用，以免导致肥胖。

坚果油脂组成中不饱和脂肪酸比例高，且富含亚油酸。葵花籽、核桃、西瓜籽的脂肪中亚油酸特别丰富，占总脂肪酸的60%—70%；核桃、松子的脂肪含有较多的α-亚麻酸，食用这些坚果，有利于改善膳食中n-3和n-6系列脂肪酸的比例；一些坚果的脂肪中单不饱和脂肪酸比例也较高，例如，榛子、澳大利亚坚果、杏仁、美洲山核桃和开心果中，57%—83%为单不饱和脂肪酸;花生、松子和南瓜子中,40%左右为单不饱和脂肪酸。

(3)碳水化合物。

油脂类坚果中,可消化碳水化合物含量较少,多在15%以下;淀粉类坚果则是碳水化合物的良好食物来源,如干栗子淀粉含量为77.2%,莲子为64.2%。膳食中,这类坚果可与粮食类一起烹调,加工成各种主食。而且坚果中的淀粉结构不同于大米、面粉等粮食类,其血糖指数也明显低于米面,如栗子粉血糖指数为65,而馒头为88.1,大米饭为83.2。

坚果类膳食纤维含量较高,花生膳食纤维含量为6.3%,榛子为9.6%,中国杏仁更高达19.2%。此外,坚果类还含有低聚糖和多糖类物质。

(4)维生素。

坚果类是B族维生素和维生素E的良好来源。油脂类坚果含大量的维生素E,高于淀粉类坚果的含量。各种坚果都含有丰富的B族维生素,包括维生素B_1、维生素B_2、烟酸和叶酸,杏仁中维生素B_2含量尤为突出,是维生素B_2极好的食物来源。有些坚果还含有较丰富的维生素C,如栗子和杏仁维生素C含量为25 mg/100g左右。多数坚果含有少量胡萝卜素,如栗子和开心果胡萝卜素含量在0.1 mg/100g以上。

(5)矿物质。

坚果含多种矿物质成分,其中钾、镁、锌、铜等含量特别高。美国大杏仁和榛子还是钙的较好食物来源。一般淀粉类坚果矿物质含量略低,油脂类坚果含量较高。

从上述营养素种类和含量情况来看,总体而言,油脂类坚果的营养价值高于淀粉类坚果。

(七)菌藻类

1.菌藻类的营养价值

食用菌是可供食用的大型真菌,种类很多,常见的有蘑菇、香菇、银耳、木耳、金针菇、花菇、猴头菌等。藻类绝大多数生长在海水、淡水中,少数生长在潮湿的地面上,部分生长在土壤、岩石或树上,常食用的有海带、紫菜、发菜等。

菌藻类富含蛋白质、膳食纤维、碳水化合物、维生素和微量元素。其中,蛋白质含量最高,如香菇、蘑菇、发菜等蛋白质含量都在20%以上;蛋白质氨基酸组成比较均衡,必需氨基酸含量占蛋白质总量的60%以上。

菌藻类脂肪含量很低,为1.0%左右,是高蛋白、低脂肪的理想食品。

菌藻类碳水化合物含量在20%—35%。

菌藻类维生素B_1和维生素B_2含量较高,胡萝卜素含量因品种不同差别很大,以紫菜和蘑菇中含量较高,其他菌藻中较低。

菌藻类微量元素含量高,尤其必需微量元素铁、锌、硒的含量是其他食物的数倍至十余倍。海带、紫菜等海藻类还含有特别多的碘,如海带(干)中碘的含量可达36 mg/100g,被誉为"天然碘库"。

2.菌藻类的保健功效

菌藻类因含有各种生理活性成分而具有多种保健功效。大多数菌藻类都具有降血脂、降血压、抗癌、增强机体免疫力等功效。

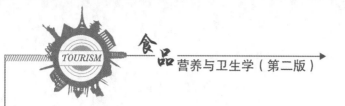

（1）香菇。

香菇含有30多种酶，有抑制血液胆固醇升高和降低血压的作用；含有的香菇多糖，具有抗癌和提高机体免疫力的作用；含有的腺嘌呤、胆碱也具有降血压、降低血液胆固醇、预防心血管疾病等作用。

（2）金针菇。

金针菇中含有一种金针菇素，有明显的抗癌作用；还含有丰富的精氨酸和赖氨酸，对儿童智力发育特别有益，被称为"增智菇"。

（3）黑木耳。

黑木耳含有磷脂、植物固醇，具有补脑益智、降低血液中胆固醇的作用；含有的水溶性腺苷，具有抗血栓形成、减少动脉粥样硬化的作用；含有的一种植物胶质，可清除人体消化道中的有害物质。另外，黑木耳含铁很高，是补血食品。

（4）银耳。

银耳含有多种氨基酸、银耳多糖、植物胶质等功效成分，故具有滋阴润肺、抗疲劳、增强机体免疫力、抗肿瘤、防治高血压和血管硬化等多种功能。

（5）海带。

海带含有的褐藻酸钠有预防白血病的作用；含有的甘露醇可降压、利尿、消肿和降低血液黏稠度；含有的多糖类物质，具有降低血液胆固醇、预防冠心病的作用。

（6）紫菜。

紫菜含有丰富的精氨酸和赖氨酸、丰富的微量元素等，具有防治甲状腺肿、降低血液胆固醇、降血压、提高记忆力等作用。

三、其他食物的营养价值

（一）食用油脂

食用油脂根据来源不同分为植物油和动物油。常见的植物油包括大豆油、花生油、芝麻油、菜籽油、葵花籽油、玉米油等；常见的动物油包括猪油、牛油、羊油、奶油、鱼油、鸡油、鸭油等。

植物油的脂肪含量通常在99％以上，是人体热能主要来源之一。植物油是人体必需脂肪酸的重要食物来源，同时还提供丰富的维生素E。

动物油的脂肪含量在未提炼前一般为90％左右，提炼后可达99％。猪油、牛油、羊油等常见动物油的维生素E含量很低，远低于植物油，但有少量维生素A；不饱和脂肪酸含量尤其是必需脂肪酸含量也远低于植物油。一些常见油脂的重要脂肪酸及营养素含量见表3-5。

（二）调味品

调味品除具有改善食物感官性状的作用之外，大多数还具有一定的营养价值和保健功效。调味品的选择和食用习惯对健康还有一定的影响。

1. 食盐

食盐是膳食中咸味的最重要来源，按来源可分为海盐、井盐、矿盐和池盐。按加工精度分,食盐可分为粗盐和精盐。粗盐色深,含有氯化镁、氯化钾、硫酸镁、硫酸钙以及多种微量元素,故有一定苦味;精盐色泽洁白、颗粒细小,坚硬干燥,氯化钠含量在99%以上。

表3-5　油脂脂肪酸及主要营养素含量比较

食物名称	脂肪酸组成/(%)							维生素A μg/100g	维生素E mg/100g	胆固醇 mg/100g
	16:0	18:0	18:1	18:2	18:3	22:0	22:1			
菜籽油	4.0	1.3	20.2	16.2	8.4	6.2	34.6	—	60.89	—
大豆油	11.1	3.8	22.4	51.7	6.7	0.6	0.7	—	93.08	—
花生油	12.5	3.6	40.4	37.9	0.4	1.4	—	—	42.06	—
玉米油	12.6	1.3	27.4	56.4	0.6	0.1		—	51.94	
猪油(炼)	26.0	15.7	44.2	8.9	—	—	—	27	5.21	93
牛油	25.3	28.6	28.8	1.9	1.0	0.2	—	54	4.60	135
羊油	18.2	31.9	33.0	2.9	2.4			33	—	107

按照用途不同,食盐可分为普通盐、风味盐(花椒盐、加鲜盐等)、营养盐(碘盐、锌强化盐、硒强化盐等)。盐是每日必需调味品,且使用数量基本恒定,所以是营养强化的绝佳载体之一。盐还是食品保存中最常用的抑菌剂,用盐腌制食物,可防止食物腐败变质、延长食物保存时间。

健康人群每日摄入食盐5 g左右(包括酱油和其他食物中的食盐)即可满足机体对钠的需要。食盐摄入过量时,摄入量与高血压病的发生具有相关性。目前,我国居民食盐平均摄入量远高于推荐量。因此,日常膳食中应控制食盐摄入,吃清淡少盐的膳食。

2. 酱油

酱油是烹调中不可缺少的传统调味品之一。它是以小麦、大豆及其制品为主要原料,采用微生物发酵酿制而成的。酱油中含氮化合物的含量是衡量其品质的重要标志。优质酱油总含氮量为1.3%—1.8%,氨基酸态氮≥0.7%。酱油中含有少量的糊精、麦芽糖和葡萄糖等,还有一定量的B族维生素,每100 g酱油含维生素B_1约0.01 mg、维生素B_2 0.05—0.2 mg、烟酸1.0 mg以上。酱油中的氯化钠含量在12%—14%,是膳食中钠的主要来源之一。此外,酱油中还含有一些有机酸和芳香物质。

3. 食醋

食醋是一种常用的调味品,按照生产工艺的不同分为酿造醋、配制醋和调味醋。目前大多数食醋都属于以酿造醋为基础制成的复合调味酿造醋。酿造醋的酸味来源主要是醋酸,另外醋酸菌发酵还可产生多种有机酸,如乳酸、丙酮酸、苹果酸、柠檬酸、琥珀酸等。因此,食醋总酸含量为5%—8%,老陈醋可达10%。

与酱油相比,食醋中蛋白质、脂肪、碳水化合物的含量都不高,但食醋含有较为丰富的矿

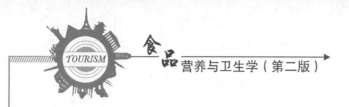

物质钙和铁。此外，各种有机酸和低级醇类产生的多种酯类，连同少量醛类、酚类、双乙酰和3-羟基丁酮等一起，构成了食醋的复杂香气。

食醋在烹调中除了调味作用外，还有多种其他功效，如去腥味、解油腻；提供酸性环境，保护维生素C和提高矿物质吸收率；增强食欲；帮助消化；防止动脉硬化；降低血液胆固醇等。

4. 味精

食物中的鲜味成分主要有氨基酸、肽类、核苷酸和有机酸及其盐类。味精是最常用的鲜味调味品，其成分为谷氨酸一钠盐的结晶体，是以粮食为原料，经过发酵生产出来的天然物质。当pH值为6.0左右时，食物鲜味最强，pH＞7时失去鲜味；当加热温度达到120℃，食物会因其中的谷氨酸钠发生脱水反应生成焦谷氨酸钠而失去鲜味。

食品中的各种鲜味氨基酸和鲜味核苷酸具有协同作用，特别是谷氨酸一钠与5′-肌苷酸钠（IMP）和5′-鸟苷酸钠（GMP）等核苷酸混合时，鲜味得到强化。"强力味精"就是用95%的谷氨酸一钠加2.5%的5′-肌苷酸钠以及2.5%的5′-鸟苷酸钠配制而成的，但各种核苷酸之间的混合没有协同作用。

目前市场上的"鸡精""牛肉精"等复合鲜味调味品中含有味精、鲜味核苷酸、糖、盐、肉类提取物、蛋类提取物、香辛料和淀粉等成分，调味后能赋予食品复杂而自然的美味，增加食品鲜味的浓厚感和饱满度，消除硫黄味和腥臭味等异味。需要注意的是，核苷酸类物质容易被磷酸酯酶分解，最好在加热完成之后再加入这类含有核苷酸的调味品。

5. 食糖

食糖成分是蔗糖。从分类上看，食糖可分为白糖和红糖，白糖又可分为白砂糖和绵白糖。白砂糖纯度高，蔗糖含量达99%，而绵白糖蔗糖含量仅为96%左右，另外还含有少量还原糖类。红糖含蔗糖84%—87%，另含有少量葡萄糖、果糖以及较多的矿物质。

蔗糖可以提供纯正和愉悦的甜味，也具有调和百味的作用，能为菜肴带来醇厚的味觉；在炖、烧菜时还因能促进美拉德反应而具有增色、增香的作用。

（三）酒类

酒类品种繁多，分类方法有多种。按照酿造方法的不同，酒类可分为发酵酒、蒸馏酒和配制酒。黄酒、葡萄酒、啤酒、果酒等都属于发酵酒。中国白酒、威士忌、伏特加、白兰地、金酒、朗姆酒等均属于蒸馏酒。配制酒种类很多，因酿造工艺和技术不同，酒的差异很大，我国著名的竹叶青酒以及蛇酒、参茸酒等均为配制酒。外国配制酒种类繁多，包括开胃酒、甜食酒和利口酒三大类。酒的类别不同，营养成分也有较大差异。

1. 酒提供的能量

酒中含有不等量乙醇、糖类、微量肽类或氨基酸，它们是酒的能量来源。1 g乙醇可提供29.2 kJ（7 kcal）的能量。

蒸馏酒的酒度都较高，其能量主要来源是酒精。发酵酒的能量也相当高，其能量来源是乙醇、糖类及其他成分。每升啤酒可提供1680 kJ（400 kcal）左右的热量，相当于200 g面包或45 g植物油提供的能量，故啤酒有"液体面包"之称。每升甜葡萄酒、黄酒提供的能量是啤酒的1.5倍以上。因酒的能量来源都是一些小分子物质，如乙醇、葡萄糖、蔗糖、麦芽糖、挥发酸和氨基酸等,极易被机体吸收利用,其供能高效迅速,过多饮酒可能对保持体重或减肥不利。

2. 酒的营养价值

在所有酒类中,蒸馏酒的营养价值最低。因为黄酒、啤酒等发酵酒类中,氨基酸和短肽含量较高,果酒中氨基酸和短肽含量则较低,而蒸馏酒中几乎没有。糖类是发酵酒的主要营养成分,同时也决定着发酵酒的口味。酒类矿物质含量与酿酒的原料、水质和工艺密切相关,其中葡萄酒、黄酒、啤酒中含有较多的矿物质。啤酒和葡萄酒中含有多种B族维生素。

3. 酒中的其他成分

除上述营养成分外,酒中还含有多种非营养成分,包括有机酸、酯、醇、醛、酮及酚类等,虽然含量很少,但对酒的色、香、味、口感等品质特征影响大。

(四)糖果类

糖果是以砂糖和液体糖浆为主体,经过熬煮,配以部分食品添加剂,再经调和、冷却、成型等工艺,制成的具有不同形态、质构和香味的、精美耐存的甜味固体食品。其主要成分有甜味剂、转化糖、玉米糖浆、糖的代用品以及多种添加剂,包括用以增加糖果韧性和弹性的明胶和树胶、增加稠度的淀粉及改性淀粉、增加润滑性和搅打性的蛋清和油脂。

同时人们还加入其他食品,如牛奶、水果、坚果、巧克力、可可、茶等来增加糖果的花色,改善糖果风味,并提升糖果的营养价值,如牛奶糖含有较多的蛋白质和钙,巧克力糖含有较多的脂肪,坚果可提供脂肪、蛋白质和多种矿物质。总之,各种糖果既能提供一定能量,又是多种营养素的补充来源。

但是,精制糖含有大量能量,摄入过多会造成肥胖,还会影响其他营养素的摄入和吸收,导致龋齿、骨质疏松、高血脂等很多疾病的发生,因此每天摄入糖果应适量。

(五)茶

茶起源于中国,已有数千年的历史,与咖啡、可可并称当今世界三大无酒精饮料。茶叶种类多,分类方法不一。按加工工艺不同,茶叶可分为发酵茶、半发酵茶和不发酵茶。按加工制作方法及干茶色泽不同,茶叶可分为绿茶、红茶、乌龙茶、白茶、黑茶、花茶和再加工茶。其中,绿茶是不发酵茶,红茶是发酵茶,乌龙茶为半发酵茶。

1. 茶叶的营养价值

茶叶蛋白质含量一般为20%－30%,但可被利用的只有1%－2%,含有2%－4%的多种游离氨基酸,它们易溶于水,因此容易被机体吸收利用;脂肪含量为2%－3%,包括磷脂、糖脂、硫脂和脂肪酸,其中亚油酸和亚麻酸含量较多;碳水化合物含量在20%－25%,多为不溶于水的多糖,可溶性糖仅占4%－5%;维生素含量高、种类多,包括胡萝卜素、维生素B_1、维生素B_2、烟酸、维生素E和维生素C等;含有30多种矿物质元素,含量为4%－6%,其中包括多种人体必需微量元素。

2. 茶叶中的其他成分

茶叶中非营养成分种类很多,主要包括各种生理活性成分和香气物质。例如,茶中的多种成分,尤其是茶多酚、儿茶素和茶色素具有防癌和抗癌作用;茶多酚、茶皂苷具有抗菌、消炎、解毒和抗过敏作用,绿茶多酚类具有预防心血管疾病的作用;咖啡因能促进血液循环、兴

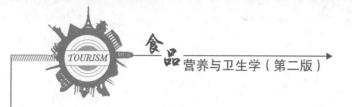

奋中枢神经和强心利尿；茶多糖有降血糖、降血脂、提高机体免疫力、抗辐射、抗凝血及抗血栓功能；单宁酸可抑制细菌生长及肠毒素的吸收和防止腹泻。

另外，茶叶还含有种类繁多的芳香物质，具有解油腻、助消化作用。大部分芳香物质是在茶叶加工过程中形成的，绿茶中有260余种，红茶中有400余种，而鲜茶叶中有大约80种。尽管香气物质的含量很少，但香气物质的含量和种类对茶叶的香气类型和品质起决定性作用。

（六）咖啡

咖啡一般公认起源于公元6世纪的埃塞俄比亚，一个叫卡尔狄的牧童与他的"跳舞羊群"最早发现了咖啡提神助兴的功效。发展到今天，咖啡已经成为世界范围非常受欢迎的饮品，全世界有1/3的人在饮用咖啡。

咖啡中有几百种化学成分，目前已被分离出来的成分有800多种，对人体有利有弊。

1. 咖啡的营养价值

咖啡含有多种营养素，其中最重要的是维生素和矿物质。生咖啡豆含有的维生素主要包括维生素B_1、维生素B_2、烟酸、叶酸、维生素B_{12}以及维生素C。在烘焙过程中，维生素C和维生素B_1会被破坏，但烟酸含量有所增加。咖啡所含的矿物质主要包括钙、磷、钾、镁、钠、铁、锌、铜、锰等，这些矿物质在烘焙前后变化不大，大部分可溶于咖啡液而被人体摄入。咖啡还含有一定量的膳食纤维，可以作为膳食纤维的一种补充食物来源。

咖啡含有的脂肪能对其风味产生重要影响，脂质成分和咖啡的酸苦味调和，形成咖啡迷人的润滑感；对咖啡粉采用滴落式冲泡，蛋白质多半不会溶出；在不加糖饮咖啡时，除感受到咖啡因的苦味、单宁酸的酸味外，还会感受到甜味，这是咖啡本身所含的糖带来的。烘焙后糖大部分转化为焦糖，为咖啡带来独特的褐色。

2. 咖啡中的其他成分

咖啡还含有多种生物活性成分。

（1）咖啡因。

它是咖啡中的一种重要成分，占咖啡豆重量的1.1%－4.5%，不因烘焙而减少，是咖啡中的苦味物质。适量摄取咖啡因，可以刺激中枢神经，使注意力集中、反应灵敏；促进新陈代谢，使身体快速消除疲劳；促进心脏功能，扩张血管，增强血液循环；促进肌肉自由收缩，提高身体活力；促进胃酸分泌，助消化，防胃胀。

（2）抗氧化物。

咖啡中富含多种抗氧化物质，有研究表明，咖啡所含的抗氧化物比茶多4倍。其中含量最多的抗氧化物为绿原酸（植物酚的一种），咖啡是人类摄取植物酚抗氧化物的最大来源。生咖啡豆经过烘焙后，又衍生出咖啡酸、奎宁酸和蛋白黑素等多种抗氧化物，抗氧化能力剧增。免疫学研究发现，有色果蔬、黑咖啡和茶的摄取量，与癌症、心血管疾病、糖尿病和老年痴呆症等慢性病的患病率呈负相关，这与这些食物富含天然抗氧化物密切相关。

值得注意的是，过量饮用咖啡或饮用时机不当也可能带来不利的影响，如可导致过度兴奋和神经过敏、失眠，加剧高血压，还可能诱发骨质疏松症等。

强化食品、保健食品

一、强化食品

在我国,食品分为一般食品和保健食品,一般食品又分为普通食品、特殊营养食品和新资源食品,而强化食品即属于特殊营养食品类。

根据营养需要向食品中添加一种或多种营养素或者某些天然成分,以提高食品营养价值的过程称为食品营养强化。经过强化处理的食品称为强化食品。所添加的营养素(包括天然的和人工合成的)称为食品强化剂(或营养强化剂)。食品强化剂主要包括维生素、矿物质、氨基酸等,近年来增加了一些脂肪酸和膳食纤维的营养强化。

食品营养强化的主要目是:①弥补天然食物的营养缺陷,如向面粉及其制品中添加赖氨酸;②补充食品加工过程中营养素的损失,如向精磨的稻米中添加B族维生素;③特殊营养需要,如向宇航员食品中添加一些特殊营养物质;④适应不同人群的营养需要,预防和减少营养缺乏病,如向婴幼儿高蛋白谷物辅助食品、婴幼儿配方奶粉、老年奶粉等中添加相应物质。

目前,以动物油、植物油、食糖、牛奶、奶制品、谷类食物为载体强化维生素A,以面粉、谷类食品、饼干、面包等为载体强化铁以及以食盐为载体强化碘等各类强化食品已被广泛应用于我们的日常生活中。

二、保健食品

我国所称"保健食品",欧美许多国家称之为"健康食品",日本先前称之为"功能食品"(functional food),后改称为"特定保健用食品"。我国对"保健食品"的定义是,声称具有特定保健功能或者以补充维生素、矿物质为目的的食品。

与普通食品相比,保健食品的区别在于能调节人体机能,其特定的功效,适于特定人群食用。但应注意,各种保健食品均不以治疗疾病为目的,仅能补充维生素、矿物质等营养成分,降低疾病风险,调节人体生理功能。同时,应根据其适宜的人群合理选择和食用。

目前我国保健食品的功能范围共27项:辅助降血压、辅助降血糖、辅助降血脂、缓解视疲劳、调节肠道菌群、促进消化、通便、对胃黏膜损伤有辅助保护、改善营养性贫血、改善睡眠、清咽、增加骨密度、促进排铅、对辐射危害有辅助保护、提高缺氧耐受力、对化学性肝损伤有辅助保护、抗氧化、增强免疫力、缓解体力疲劳、减肥、辅助改善记忆、祛黄褐斑、祛痤疮、改善皮肤水分、改善皮肤油分、促进泌乳、促进生长发育。

从当今世界发展趋势看,低脂肪、低胆固醇、低热量的保健食品将主导市场;维生素、矿物质类保健食品所占比例稳定;小麦胚油、深海鱼油、卵磷脂、鲨鱼软骨、鱼鲨烯等软胶囊制剂类新产品销量增加;"素食"及植物性保健食品所占比重

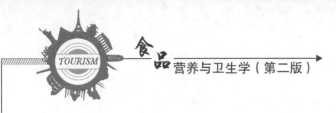
逐渐增大；保健茶、中草药保健食品继续风行市场，深受广大消费者欢迎。

中国保健食品行业兴起于20世纪80年代，从2005年开始，中国保健食品行业进入新的成长期，人们对保健食品的消费行为趋于理智，选择产品时更注重产品的质量、品牌、实际功效等。保健食品的消费人群也在逐步年轻化，2008年保健食品消费人群的42%为60岁以上的老年人，35%为40—60岁中年女性；而2010年调查发现，21—35岁的中青年人的比例大幅提升，正在成为保健食品的主要购买群体之一。

保健食品已经成为当今世界上最具活力的食品加工领域，随着科学技术的发展，保健食品的功能覆盖将仍有扩大的可能。在我国国家发展改革委、工业和信息化部联合印发的《食品工业"十二五"发展规划》中，"营养与保健食品制造业"首次被列为我国重点发展的行业。

复习与思考

1. 简述营养质量指数及其意义。
2. 简述谷类的形态结构及营养素分布和特点。
3. 简述果蔬类提供的主要营养素类别以及果蔬营养价值的差异性；与其他果蔬相比，食用菌类的营养保健特点有哪些？
4. 为什么说油脂类坚果一般比淀粉类坚果的营养价值高？
5. 动物性油脂和植物性油脂的营养特点有何不同？
6. 发酵酒、蒸馏酒的主要营养成分和保健功效有哪些？

第四章

食品营养价值的影响因素

第一节　保藏对食品营养价值的影响

一、食品保藏的种类

食品保藏按照保藏性质不同分为化学保藏和物理保藏。

（一）化学保藏

化学保藏是指在食品生产、储藏过程中，利用腌渍、烟熏等化学方法抑制和阻止微生物生长，防止微生物等不利因素引起食品变质的保藏方法。

1. 腌渍保藏

腌渍保藏是使微生物处于高渗介质中，令菌体原生质脱水收缩，与细胞膜脱离，凝固，从而使微生物死亡，达到延长食品储藏期的保藏方法。腌渍保藏的方法有盐渍法和糖渍法两种。

（1）盐渍法。

盐渍法是以食盐作为腌渍剂对食品进行处理的方法，有时会根据食品的种类添加其他盐类，如亚硝酸钠、硝酸钾等。用盐渍法腌渍腌菜、酱菜、腌肉和咸蛋等时还可添加一些香料。用盐渍法腌渍食物时，食盐浓度一般达10%，此时大多数细菌的生长受到抑制。

（2）糖渍法。

糖渍法是利用糖溶液对食品进行处理的方法。高浓度的糖溶液产生高渗透压，微生物生长会受到抑制甚至会死亡。糖溶液的种类和浓度决定了其抑制的微生物的种类和数量，一般选用蔗糖制作糖溶液，或在其中掺入部分葡萄糖浆。浓度为50%的糖溶液可阻止大多数酵母菌的生长，65%的糖溶液可抑制细菌的生长，而80%的糖溶液可抑制真菌的生长。

糖渍食品分为蜜饯和果酱两大类。蜜饯是鲜果以一定形态加糖合煮的腌渍品，含糖量为50%—65%。果酱是果品糖制后不保持果实或果块原料形状的制品，含糖量为60%—70%。

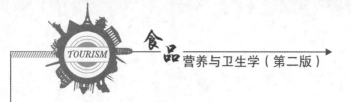

腌渍食品含盐或含糖量高,维生素在腌渍过程中被大量破坏,不适于经常食用。

2.酸渍法

大多数微生物在pH值4.5以下的环境中生长受到抑制,故可利用提高氢离子浓度来防腐。在实际应用中,多选用醋酸对食品进行处理,因其抑菌作用强,且对人体无害。醋酸浓度为1.7%−2%时,其pH值为2.3−2.5,可抑制许多腐败菌的生长。常见的食品有醋渍黄瓜、糖醋蒜等。

3.烟熏保藏

烟熏保藏是指利用木屑等焖烧时所产生的烟气熏制食品,以延缓食品腐败变质的保藏方法。在烟熏和加热的过程中,一方面高温能杀灭细菌,降低微生物的数量;另一方面食品表面的蛋白质和烟气成分相互反应,形成一层变性蛋白质薄膜,既可防止食品内部水分的蒸发以及风味物质的散失,又可避免微生物对食品内部的污染。所以,烟熏食品具有防腐能力较强、脂肪不易氧化、风味特殊以及颜色美观等特点。但应注意的是,烟熏过程产生的烟气中含有强烈致癌物质苯并芘,容易污染食品,不宜经常食用。

4.防腐剂保藏

(1)食品防腐剂。

食品防腐剂可抑制或杀灭食品中引起腐败变质的微生物。苯甲酸及其盐类、山梨酸及其盐类、丙酸及其盐类,是目前最常用的食品防腐剂。

(2)食品抗氧化剂。

食品抗氧化剂可防止或延缓食品氧化酸败,提高食品稳定性和延长保存期。生育酚混合浓缩物、没食子酸丙酯、维生素C、茶多酚等,是目前最常用的食品抗氧化剂。

(二)物理保藏

物理保藏是通过控制环境温度、气体或利用电磁波等物理手段来实现食品的安全和长期保藏的。

1.低温保藏

低温可降低食品微生物的繁殖速度,甚至令繁殖停止,降低食品中的酶活力和一切化学反应速度,故食品低温保藏可防止或减缓食品变质,且对食品营养素和质量影响较小,是日常生活和餐饮企业中最常用的食品保藏法。大多数微生物在10℃以下的环境中难以繁殖,至−10℃时几乎停止生长;多数酶适宜的作用温度为30−40℃,若将温度控制在18℃以下,酶活性会受到很大抑制,从而延缓食品腐败变质。根据保藏食品所控制的温度不同,低温保藏的方法有冷藏法和冷冻法两种。

(1)冷藏法。

冷藏法指将保藏食品的温度降到食品冻结点以上的某一适宜温度,保持食品水分不结冰,抑制酶活性和微生物生长的保藏法。新鲜果蔬、蛋类常采用此法保藏。冷藏温度一般设定在1−10℃,但不同食物冷藏的适宜温度有差异,果蔬常用的保藏温度是4−8℃。

冷藏法的特点是在一定储存期内,对食品的风味、质地、营养价值等的影响很小,比热处理、辐照处理等的影响都小,但只适于短期储藏,一般为几天到几周时间。

(2)冷冻法。

冷冻法是将食品保藏温度降到−18℃以下,使水分冻结的保藏法。一般采用速冻法,使食品中的水分来不及形成大冰晶,从而减少冰晶对食品细胞的机械性损伤作用,有利于保持新鲜食品原有的质地和组织结构。采用−18℃以下的温度冷冻保藏食品时,其中几乎所有微生物都会停止生长繁殖,因此能较长时间保藏食品不变质,适于动物性食品,如畜禽肉类、鱼类等的长时间储藏。

2.高温灭菌

高温加热可杀灭食品中绝大部分微生物和破坏食品中酶的活性,从而达到保藏食品的目的。巴氏杀菌法是常用的一种高温杀菌方式,它通过对食品加热达到杀灭一般致病菌的目的。在实际应用中,低温巴氏杀菌法采用的加热温度为60−65℃、加热时间为30分钟;高温巴氏杀菌法,根据食品种类的不同,采用的加热温度为72−90℃、加热时间为15秒−1分钟。这两种方法都能达到杀灭一般致病菌的目的。巴氏杀菌法多用于牛奶、酱油、啤酒、葡萄酒、食醋、果汁等,其优点是能最大限度地保持食品原有的性质。

3.微波杀菌

微波杀菌一般是利用频率在300−3000 MHz的电磁波加热食品杀菌。目前,915 MHz和2450 MHz两个频率已被广泛应用于微波加热。前者可以获得较大穿透厚度,适于加热含水量高、厚度或体积较大的食品,后者适于加热含水量低的食品。微波杀菌具有快速、节能、对食品质量影响小的特点,能保留更多的活性物质和营养成分。

4.脱水与干燥

脱水与干燥保藏食品的原理是将食品水分含量降至一定限度以下,使微生物的生长受到抑制,从而防止食品腐败变质。如抑制细菌生长需将含水量降至10%以下、抑制霉菌生长需将含水量降至13%−16%、抑制酵母菌生长需将含水量降至20%以下。

生鲜食品干燥和脱水保藏前,一般需破坏其酶的活性,最常用的方法是热烫、硫黄熏蒸(主要用于水果)或添加抗坏血酸(0.05%−0.1%)及食盐(0.1%−1.0%)。脱水方式有自然干燥和人工脱水两大类,包括晒干、风干、加热蒸发、减压蒸发、冷冻干燥、喷雾干燥等。其中晒干、风干简单易行,但晒干过程会使食品中的维生素损失殆尽。

除上述各种常用的食品保藏方法外,辐照保藏、发酵保藏等多种食品保藏技术在实际中也有广泛应用。

二、保藏对食品营养价值的影响

保藏方法不同,食品营养价值的变化不同;食品类别不同,在保藏中营养价值的变化也不相同。

(一)保藏对粮食类营养价值的影响

粮食类在适当条件下保藏时,营养素不会发生明显变化。若在温度较高尤其是湿度较大的环境中保藏,真菌生长繁殖迅速,可使粮食类发生霉变,进而产生有毒物质或失去食用价值。因此,粮食类的保藏应注意防霉。例如,刚收获的粮食,应先晾晒去水分,然后于通风干燥的环境中保存,以防止霉变的发生。

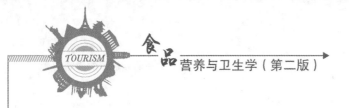

（二）保藏对果蔬类营养价值的影响

1.常温保藏的主要变化

果蔬采摘后，呼吸代谢过程仍在进行，故营养素含量在保藏过程中会发生较大的变化。蔬菜在室温条件下储存时，受到空气中氧气、紫外线等的破坏作用，维生素C含量随储存时间延长、储藏温度升高而下降。蔬菜保藏过程中因微生物的作用，其中的硝酸盐会转化成对人体有害的亚硝酸盐，随着储存时间延长，储藏温度越高，亚硝酸盐含量会不断增加。因此，蔬菜最好不要长时间存放。

2.冷藏法保藏的特点

新鲜果蔬的储藏一般采用冷藏法，如冷库、冰箱冷藏室保藏等。若冷藏条件适当，在一定储藏期内，食品的质地、风味、营养价值变化不大。冰箱保藏时，将新鲜蔬菜用保鲜膜包裹起来，可减少水分散失，保持蔬菜鲜嫩。

（三）保藏对畜、禽、鱼类的影响

1.常温保藏对畜、禽、鱼类的影响

畜、禽、鱼类在室温条件下放置时，如果温度较高或保存时间较长，其中的蛋白质会发生分解，使食物新鲜度降低甚至腐败变质。主要原因是微生物的繁殖使蛋白质在细菌蛋白酶等作用下被分解，从而导致食品的感官性状劣变，食用价值和营养价值降低。与畜、禽类相比，鱼类尤其是海产鱼类，储存条件不适或方法不当，则更易发生腐败变质甚至引起食物中毒。

2.冷冻保藏对畜、禽、鱼类的影响

畜、禽、鱼类食物需长时间保藏时，常采用速冻冷藏法。食品冷冻过程本身并不破坏营养素，但保藏条件和解冻过程对食品营养价值的影响较大，主要影响有：

（1）冷冻食品表面干燥变硬，使冷冻食品的颜色、风味和营养价值发生不可逆转的变化。为防止和控制其表面干燥变硬，应采用合适的包装，如用保鲜膜包裹食品后再速冻。

（2）冷冻温度越低，营养素损失越少。若保藏温度在－18 ℃以下，维生素 B_2 几乎不会被破坏，维生素A只略有减少。

（3）冷冻食品的解冻过程，对食品质量也有明显的影响。采用"急速冷冻、缓慢解冻"的方式，可避免食品质量劣变，使食品基本恢复到冻结前的新鲜状态。

此外，冷冻保藏时间过长也会导致蛋白质分解、脂肪氧化以及B族维生素损失。

（四）保藏对蛋类营养价值的影响

蛋类在储藏时，随着储藏温度的升高，时间的延长，微生物污染加重，最终会腐败变质。新鲜蛋清中含有溶菌酶，有抑菌作用，一旦作用丧失，腐败菌在适宜条件下会迅速繁殖，蛋白质会在细菌蛋白水解酶作用下逐渐被分解，出现"贴壳蛋""散黄蛋"；如果保藏条件继续恶化，则蛋清和蛋黄会混为一体，出现"浑汤蛋"；若蛋白质进一步被细菌分解，则会生成硫化氢、氨、胺类以及粪臭素等产物，使蛋类出现恶臭味；若蛋类受到真菌污染，真菌在蛋壳内壁和蛋膜上生长繁殖，会形成肉眼可见、大小不同的暗色斑点，出现"黑斑蛋"。因此，蛋类储藏条件不当或时间过长，会使蛋类的营养价值降低或完全丧失营养价值。

蛋类若保藏适当，营养价值不会发生太大变化。如鸡蛋在0 ℃保藏一个月，对维生素A、维生素 D、维生素 B_1 无影响,维生素 B_2、烟酸和叶酸分别有 14%、17% 和 16% 的损失,蛋白质等其他营养素基本不受影响。

(五) 保藏对油脂营养价值的影响

油脂以及含油脂的食物在储存过程中,其中的油脂分子会因化学或生物化学因素的影响(主要是空气中氧的作用或微生物氧化作用),发生分解和氧化反应,导致油脂逐渐劣化甚至酸败变质,降低或完全失去营养价值。油脂酸败变质后色泽加深、味道苦涩,并产生特殊的"哈喇味"。

因此,保存油脂时,应创造密闭条件,防止油脂与空气中的氧接触;尽量存放在低温避光阴凉处;防止油脂与水分接触;长期储存时,可在新鲜油脂中加入抗氧化剂,以防止或延缓油脂氧化酸败。

第二节 加工对食品营养价值的影响

一、谷类加工

(一) 碾磨加工

稻、谷、小麦等谷类原料经过适当碾磨加工去掉部分谷皮,会更便于烹饪和利于人体对其中营养素的消化吸收。但因谷粒营养素分布不均匀,加工程度不同,制品营养素含量也会不同。

谷粒所含的维生素、矿物质、蛋白质、脂肪多集中在谷皮、糊粉层及胚芽部位,加工精度越高,出粉(米)率越低,米、面越精白,感官性状越好,消化吸收率越高,但谷粒中的营养素丢失越多,尤其维生素和矿物质损失较多。若谷物粗加工,与精加工相比,出粉(米)率较高,营养素保留较多,例如,全谷物制品或粗加工谷物制品富含维生素 B_1,是维生素 B_1 的良好食物来源。但粗加工谷物感官性状相对较差,且消化吸收率也有所降低。

若膳食以精米、精面加工食物为主,可能出现 B 族维生素缺乏。适当增加膳食中粗加工谷类制品的占比,如全麦粉、糙米等的占比,能充分利用谷类的多种营养素,提高谷物营养价值。谷类碾磨时,既要考虑提高消化率和改善口感,又要考虑最大限度地保留谷类的营养成分。

(二) 淘洗

大米、小米等在淘洗时,各类营养素均有不同程度的损失,其中水溶性维生素、矿物质损失最多。淘米使维生素 B_1 损失 30%－60%,维生素 B_2 和维生素 PP 损失 23%－25%,水溶性矿物质损失 70%,蛋白质也会受到一定影响。淘米时,若淘洗次数多、水温高、长时间浸泡或流水冲洗,营养素损失更多。

(三) 发酵

酵母发酵消耗了面粉中的可溶性糖和游离氨基酸,但增加了 B 族维生素的含量,同时酵

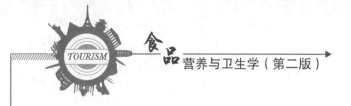

母菌使植酸酶活性增加,面粉中的大部分植酸被水解,并伴有轻度乳酸发酵所产生的乳酸,使磷、钙、铁、锌等矿物质的利用率大大提高。

二、豆类加工

豆类含有多种抗营养成分,统称为抗营养因子。这些抗营养因子直接影响豆类的食用和消化率,有些抗营养因子还对人体健康有害。大豆加工成豆制品的过程,可以消除其中的抗营养因子,明显提高大豆蛋白质的消化率,某些加工处理的过程对矿物质吸收也有益。与豆类相比,发酵豆制品某些营养素的含量还增加了。

豆类抗营养因子主要有4种:

(1)蛋白酶抑制剂。

它能抑制人体胰蛋白酶、胃蛋白酶、糜蛋白酶等多种酶的活性。豆类中最常见的蛋白酶抑制剂是抗胰蛋白酶因子,它对人体的胰蛋白酶活性有抑制作用,影响蛋白质的消化吸收。水煮加热豆类可破坏其中的抗胰蛋白酶因子,蛋白质消化率随之提高。所以豆浆必须充分加热煮熟后再食用。

(2)植物红细胞凝血素。

这是一种能凝集人和动物血红细胞的蛋白质,可影响动物生长,对人体有一定毒性,充分加热处理可使其被破坏。

(3)植酸。

植酸可与钙、铁、锌、镁等结合,影响机体对这些矿物质的吸收。若加工成豆芽,植酸酶活性大大提高,能促使植酸水解,从而提高多种矿物质的吸收利用率。

(4)脂肪氧化酶。

脂肪氧化酶是产生豆腥味的主要酶类,它使脂肪氧化生成中等长度碳链羰基化合物而产生豆腥味。80℃以上的加热处理可使脂肪氧化酶失活,即可部分脱去豆腥味。

三、蔬菜、水果加工

蔬菜加工方式不同,营养素变化有差异。脱水蔬菜因长时间暴晒或烘干,维生素C几乎全部被破坏,胡萝卜素会被氧化。速冻蔬菜经清洗、热烫等处理,水溶性维生素也有一定损失,但胡萝卜素受影响不大。腌制蔬菜因加工过程的清洗、晾晒、热烫等处理,水溶性维生素和矿物质损失严重。

蔬菜在烹制前,应先洗后切并且不要切得太碎,以减少清洗过程中水溶性维生素和矿物质的流失。因蔬菜切口受损处,营养素更易流失和氧化,所以还应现切现烹,不要将切好的蔬菜长时间放置,以减少因氧化而损失的维生素C的量。

水果加工后,损失的营养素也主要是维生素C,胡萝卜素受影响较小。例如,水果干制可导致10%—50%的维生素C损失。但干制过程使矿物质得以浓集,所以干制果品是矿物质的良好食物来源。

四、畜、禽、鱼类加工

畜、禽、鱼类等食物可以加工成各种制品。常见的有干制品(如肉干、肉松等)、腌制品

（如咸肉、火腿、腊肉等）、香肠、罐头肉制品等。因加工方法不同、储藏条件不同,肉、鱼营养价值的变化有差异。肉类干制时,传统的干燥方法使肉类表层油脂的脂肪酸发生氧化,并可能使蛋白质因受到微生物的作用而分解,但冷冻干燥对营养素的影响较小。罐藏肉制品在常温下储藏2年后,其蛋白质损失不多,B族维生素损失约一半,但在0℃存放时损失仅为10%以下。因此,罐头食品也应尽量在冷藏条件下保藏。熏肉制品、罐头肉制品的加工过程会产生多环芳烃、亚硝胺类污染物。

五、蛋类加工

传统蛋类加工制品有咸蛋、皮蛋、糟蛋等,这些蛋制品各具风味。加工成咸蛋后营养素变化不大,但盐分过高。制作成皮蛋后,因加工时需要加碱处理,B族维生素损失较多,且传统工艺加工的皮蛋制品铅含量过高,对人体有一定的毒性。糟蛋由鲜鸭蛋经糯米酒糟糟制而成,糟制过程产生的醋酸使蛋壳软化,蛋壳中的钙盐渗透到蛋内,故糟蛋的钙含量特别高。

第三节　烹调对食品营养价值的影响

一、谷类烹调

谷类食物烹调时,因烹调方式不同,营养素损失程度不同。当对谷类食品进行烘焙加工时,如制作面包、蛋糕等时,加工对维生素的影响最大,其中维生素B_1损失10%-20%,维生素B_2损失3%-10%,烟酸损失低于10%;烘焙过程还原糖与氨基化合物发生美拉德反应,产生良好风味的同时,会使赖氨酸的生物利用率有所降低。故制作面包、蛋糕等时,烘焙温度和糖的使用量是影响制品营养价值的重要因素。

当对谷类食物进行油炸操作时,加热油品产生的高温条件会使谷类的维生素B_1损失殆尽,维生素B_2和烟酸损失在50%以上。且高温加热使蛋白质过度变性,会影响谷类蛋白质的消化吸收。因此,油炸操作是令食品营养素损失最大的一种烹调方式。

当谷类食物加碱烹制时,碱会破坏维生素,维生素B_1损失尤其严重。因此,加工谷类食物时最好避免使用碱面(苏打)。

二、蔬菜、水果烹调

果蔬的种类和烹调方式对营养素的稳定性有较大影响。各种维生素对热的稳定性不同,特别是维生素C最不稳定,加热处理时损失最多,而维生素A、维生素D、维生素B_2、烟酸等在一般加热条件下均比较稳定。

故蔬菜烹调时,可通过不同加工方式和食材处理方法来减少营养素损失。例如,尽量采用急火快炒烹法,缩短加热时间,减少高温受热导致的维生素C的损失;烹调时加食醋,可有效保护维生素C;高温油炸时,对原料进行挂糊处理,避免原料直接接触高温油也可以减少营养素的损失。

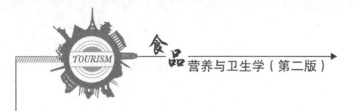
三、畜、禽、鱼、蛋类烹调

畜、禽、鱼类的烹调方式是影响其营养素利用程度的重要因素。炖、煮方法可使矿物质、含氮物质及水溶性维生素溶于汤汁中，若汤汁被一起食用，营养素损失很少。若煎炸肉类，高温会使蛋白质过度变性，蛋白质的消化率降低，同时还会产生较多的杂环胺类致癌物。烘烤、烟熏肉类、鱼类也会形成多环芳烃类致癌物。故肉类烹调应尽量少用高温烹调法，既能减少营养素的损失，又能防止致癌物的生成。

蛋类应用最多的是鸡蛋，鸡蛋经过蒸、煮、炒制熟后，蛋白质的消化吸收率均在95％以上，煮鸡蛋几乎不引起维生素的损失。煎制和烤制时，维生素B_1、维生素B_2的损失率分别约为15％和20％，而叶酸损失率高达65％。因生蛋清中含有抗生物素蛋白和抗胰蛋白酶，所以鸡蛋清不可生吃。此外，蛋类不宜过度加热，否则会造成蛋白质过度变性，反而使蛋白质难以消化吸收。

补充阅读

营养素在烹饪过程中理化性质的改变

食物原料在烹饪加工时，受到加热、酸、碱、氧化等因素的影响，营养素会发生一系列复杂的理化性质变化。有些变化有利于食物的消化吸收、改善食物感官性状、促进食欲，能起到保持和提高食物营养价值的作用；也有些变化会破坏营养素或者使食物的感官性状发生劣变，降低食物的营养价值。

一、蛋白质的变化

蛋白质在烹饪时主要发生变性作用和水解反应。在加热、酸或碱等理化因素的作用下，蛋白质空间结构和理化性质发生变化的现象，称为蛋白质的变性作用。烹饪过程中蛋白质的热变性最为常见，例如，生鸡蛋煮熟后的凝固，肉类煮熟后的变硬、收缩、失去弹性和失去柔软性等都是蛋白质热变性的结果。其主要意义在于变性后的蛋白质更易被人体消化吸收。但需要注意的是，过分加热导致的蛋白质过度变性，反而会降低机体蛋白质的消化吸收率。因此，食物蛋白质烹饪时，应注意设置适当的加热时长，以使蛋白质适度变性，这样既可以保持食物的软嫩适度，也有助于消化和吸收。

蛋白质在受热凝固后继续加热，部分蛋白质会发生水解反应，逐渐被水解成蛋白胨、多肽、游离氨基酸以及可溶于水的含氮浸出物。正是这些物质使得肉类炖煮后汤汁呈现出鲜美的滋味。含氮浸出物的多少，即汤汁鲜美味道的浓淡与加热时长、动物种类等因素有关。

二、淀粉的变化

糊化作用是淀粉类食物在烹饪过程中最主要、最普遍的反应，是指淀粉在水中被加热到一定温度时，会形成黏性的糊状体。所有含淀粉的食物在遇水加热时都会发生淀粉的糊化过程,如煮米粥、蒸米饭、煮面条等。其意义在于糊化后的淀粉更可口,更易被淀粉酶水解形成糊精,并最终生成麦芽糖、葡萄糖等易被人体消化吸收的物质。因此,淀粉的糊化作用有利于淀粉食物的消化吸收。

三、脂肪的变化

脂肪在烹饪中也会发生一系列的变化,如乳化反应、水解反应和酯化反应,但对油脂营养价值影响最大的是油脂高温加热时的"老化"。当油脂被加热到高温时,其中的脂肪酸特别是不饱和脂肪酸很容易发生分解、氧化和聚合反应,导致油脂的老化。在餐饮业,由于进行原料需进行过油、煎、炸等操作,需对油脂进行循环使用和反复加热,油脂更容易发生老化。

老化后的油脂质量发生劣变,表现为色泽加深、黏度增大、出现泡沫样油泛、产生异味和有毒有害物质等,油脂中的脂溶性维生素也会被破坏。故应避免油脂多次循环使用和累计加热太长时间,并少吃高温油炸食物。

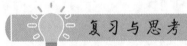

复习与思考

1. 食品化学保藏的方法及原理。
2. 低温保藏对食品质量有哪些影响?
3. 加工和烹调对谷类营养价值的影响有哪些?
4. 烹饪加工过程中损失最多的营养素有哪些? 应采取哪些措施减少损失?
5. 谷类、肉类、蛋类的烹调加热过程对营养素的消化吸收有何作用?

第五章 →

膳食结构与膳食平衡

第一节 膳 食 结 构

膳食结构是指膳食中各类食物的数量及其在膳食中所占的比重。受人们的饮食习惯、生活水平、社会经济发展水平以及自然、地理环境等因素的影响,世界上不同国家、地区和民族形成了多种膳食结构。

一、不同类型膳食结构的特点

不同类型膳食结构划分的重要依据是动物性食物和植物性食物在膳食中所占的比重以及蛋白质、脂肪、碳水化合物和能量的供给量。根据这一标准,膳食结构分为以下四种类型。

（一）以植物性食物为主的膳食结构

这是大多数发展中国家的膳食结构类型。膳食构成以植物性食物为主,动物性食物为辅。其特点是膳食能量基本可以满足人体需要;蛋白质和脂肪摄入量均偏低;钙、铁和维生素 A 等以动物性食物为主要来源的营养素摄入不足。营养缺乏病是这些国家人群的主要营养问题。

（二）以动物性食物为主的膳食结构

这是多数欧美发达国家的膳食结构类型。膳食构成中动物性食物及食糖摄入量大,粮谷类摄入量少。其特点是高热能、高脂肪、高蛋白质和较低膳食纤维,属于营养过剩型的膳食。肥胖、高血压、冠心病和糖尿病等营养过剩导致的慢性疾病是其主要的健康问题。

（三）动植物食物平衡的膳食结构

这种膳食结构类型已经成为世界各国调整膳食结构的参考,以日本为典型代表。膳食构成中动植物食物的比例适当。其特点是膳食能量能满足人体需要但不过剩;蛋白质、脂肪和碳水化合物供能比例合理;由植物性食物提供的膳食纤维和动物性食物提供的营养素(如钙、铁等)均较充足;同时动物脂肪又不高,有利于避免营养缺乏和营养过剩。

（四）地中海膳食结构

这是居住在地中海地区居民特有的膳食结构类型,以意大利和希腊的膳食结构为典型代表。其特点是:①膳食组成中富含植物性食物,如果蔬、粮豆类和坚果类等;②食物加工程度低,新鲜度高;③以橄榄油作为主要食用油;④每天食用适量奶酪和酸奶;⑤每周食用适量鱼、禽、蛋;⑥以新鲜水果作为每日餐后食品;⑦每月食用几次红肉,如猪肉、牛肉和羊肉;⑧大部分成年人有饮用葡萄酒的习惯。

此类膳食结构的饱和脂肪酸摄入量少,并含有大量的植物性食物,膳食结构相对合理。

二、我国的膳食结构特点及变化趋势

（一）传统的膳食结构特点

我国居民传统膳食以植物性食物为主,动物性食物为辅,即粮食和蔬菜摄入量较高,肉类摄入量较低。因此,膳食结构有3个特点。

1.高碳水化合物

北方居民多以小麦和玉米为主食,南方居民多以大米为主食,谷类的供能比例占到70%以上。

2.高膳食纤维

谷类和蔬菜摄入量较高,它们提供丰富的膳食纤维,这是我国传统膳食结构最具优势之处。

3.低动物脂肪

居民膳食构成中动物性食物摄入量较少,动物脂肪摄入量也相应较少。

（二）我国膳食结构的变化趋势

随着我国社会经济的发展,居民膳食结构发生了较大的变化。中国统计年鉴和历次的全国营养调查或监测数据均显示,我国居民膳食结构最显著的改变是,随着收入水平的提高,人们更趋向于消费动物性食物,特别是畜肉类食品;同时,植物性食物特别是谷类食物的消费量下降。

《中国居民膳食指南科学研究报告（2021）》显示,目前我国居民的膳食质量较之前得到普遍提高。谷类食物仍是能量的主要食物来源;蔬菜供应品种更加丰富,季节性差异明显缩小;居民动物性食物和优质蛋白的摄入量增加。农村居民的膳食结构得到较大的改善,碳水化合物的供能比从1992年的70.1%下降到2015年的55.3%,动物性食物提供的蛋白质占比从1992年的12.4%提高到2015年的31.4%,城乡差距逐渐缩小。但目前我国城乡各年龄段居民杂粮杂豆、蔬菜、水果、大豆及坚果的平均摄入量均低于《中国居民膳食指南（2022）》的推荐摄入量,奶类摄入量虽呈上升趋势,但仍不及推荐量的十分之一。畜禽肉、烹调油和烹调盐的摄入量均已高于推荐量。

可见,随着食物消费结构的变化,我国居民的膳食结构从以植物性食物为主、高膳食纤维、低脂肪的结构,逐渐转变为以精白米面、动物性食物为主、高脂肪、低膳食纤维的结构。这种膳食结构的变化关系到食物的生产供应,也与慢性病发病率上升有密切关系,需要引起高度重视。

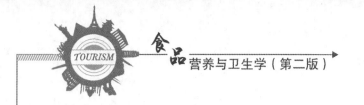

三、合理的膳食制度

合理的膳食制度是指合理安排每天的餐次、每餐的食物数量和种类以及两餐之间的时间间隔。

膳食制度要根据用餐者的年龄、生理状况和体力活动水平等来制定，以满足不同个体和人群的营养需要。例如，1—3岁的婴幼儿，消化系统尚未发育完全，牙齿数目有限，咀嚼能力较弱，胃容量较小，胃肠道消化酶的分泌量也远不如成人，但其单位体重所需的营养素却比成人高，这就要求以"少食多餐"的膳食制度来满足其营养素摄入需要。对于成年人而言，因为一般混合食物在胃中停留时间约为4—5小时，故"每日三餐"的安排较为合理。

三餐要定时定量，切勿暴饮暴食。定时用餐有助于增加食欲，有利于食物的消化吸收。一般地，早餐在6:30—9:00、午餐在11:30—13:30、晚餐在18:00—20:00较为适宜。三餐能量分配要合理，占全天总能量的比例应约为：早餐30％，午餐40％，晚餐30％。

早餐不仅要吃，更要吃好，食物除粮食类制品外，还应搭配营养密度高的食品，如鸡蛋、牛奶和豆浆等，并搭配适量的蔬菜和水果，以保证上午繁重的工作和学习所需的能量和营养素。

午餐既要补偿上午的能量消耗，又要供给下午活动能量所需，在三餐中占供能比例最大，故"午餐要吃饱"。膳食组成除主食足量供给外，应保证优质蛋白质、脂肪类食物和新鲜果蔬类，构成营养搭配合理的一餐。

晚餐宜清淡，热能供给不宜过高，不宜吃得过饱，少吃肉类和油腻、油炸食物。因为晚餐后活动减少，能量消耗随之减少。晚餐膳食组成应有适量谷类和豆类制品、少量动物性食物、足量的新鲜果蔬。

第二节　膳 食 平 衡

一、中国居民膳食营养素参考摄入量(2013版)及其应用

(一) 膳食营养素参考摄入量（dietary reference intakes，DRIs）

膳食营养素参考摄入量是为了保证人体合理摄入营养素而设定的每日平均膳食营养素摄入量的一组参考值。随着营养学研究的深入发展，DRIs的内容逐渐增加。以往DRIs主要包括四个指标：平均需要量、推荐摄入量、适宜摄入量、可耐受最高摄入量。《中国居民膳食营养素参考摄入量(2013版)》增加了与非传染性慢性病有关的三个指标：宏量营养素可接受范围、预防非传染性慢性病的建议摄入量和特定建议值。

1. 平均需要量（estimated average requirement，EAR）

EAR是指某一特定性别、年龄及生理状况群体中的所有个体对某种营养素需要量的平均值。按照EAR指标水平摄入某种营养素，根据某些指标判断可以满足这一群体中50％个体需要量的摄入水平，但不能满足另外50％的个体对该营养素的需要。EAR是根据个体需

要量的研究资料计算得到的,是制定推荐摄入量的基础。由于某些营养素的人体需要量研究资料不足,所以并非所有营养素都能制定出 EAR。

2. 推荐摄入量(recommended nutrient intake, RNI)

RNI 是指可以满足某一特定性别、年龄及生理状况群体中绝大多数个体(97%—98%)需要量的某种营养素摄入水平。长期摄入 RNI 水平的某种营养素,可以保证该营养素在机体组织中有适当储备。

一个群体中的某种营养素的平均摄入量达到 RNI 水平时,人群中有可能有该种营养素缺乏的个体仅占 2%—3%,绝大多数个体都没有发生相应缺乏症的危险,所以把 RNI 称为"安全摄入量"。RNI 主要作为健康个体每日摄入该营养素的目标值。

RNI 是根据某一特定人群中体重在正常范围内的个体需要量而设定的。对于个别身高、体重超过此参考范围内较多的个体,可能需要按每千克体重的需要量调整其 RNI。

RNI 是以 EAR 为基础制定的,如果已知 EAR 的标准差(SD),则 RNI=EAR+2SD;如果 EAR 的资料不足以计算标准差,一般设 EAR 的变异系数为 10%,即 10%EAR=1SD,则 RNI=EAR+20%EAR。

能量需要量(estimated energy requirement,EER)是指能长期保持良好的健康状态、维持良好的体型和机体构成以及理想活动水平的个体和群体,达到能量平衡时所需要的膳食能量摄入量。

群体的能量推荐摄入量直接等同于该群体的能量 EAR,而不是像蛋白质等其他营养素用上述公式计算,所以能量推荐摄入量不用 RNI 表示,而直接用 EER 来描述。

3. 适宜摄入量(adequate intake, AI)

当某种营养素的个体需要量研究资料不足,无法计算出 EAR,因而不能求得 RNI 时,可设定 AI 代替 RNI 作为个体营养素摄入量的目标。AI 是通过观察或实验获得的健康人群某种营养素的摄入量。例如纯母乳喂养的足月产健康婴儿,从出生到 4—6 个月,需要的营养素全部来自于母乳,则母乳中提供的各种营养素量就是其 AI 值。

AI 和 RNI 的相似之处是二者都可用作个体营养素摄入量的目标,能满足目标人群中几乎所有个体的需要。二者的区别在于 AI 的准确性远不如 RNI,可能明显地高于 RNI。因此使用 AI 时要比使用 RNI 时更加小心。

4. 可耐受最高摄入量(upper level of intake, UL)

UL 是营养素或食物成分的每日摄入量的安全上限,是一个健康人群中几乎所有个体都不会产生毒副作用的最高摄入水平。这一摄入水平对一般人群中的几乎所有个体都不至于损害健康,但不表示可能有益。UL 并不是一个建议的摄入水平,当摄入量超过 UL 并进一步增加时,损害健康的危险性随之增大。目前有些营养素还没有足够的资料来制定 UL 值,但并不意味着过多摄入这些营养素没有潜在的危险。

5. 宏量营养素可接受范围(acceptable macronutrient distribution ranges,AMDR)

AMDR 是指蛋白质、脂肪和碳水化合物的理想摄入量范围,摄入该范围的蛋白质、脂肪和碳水化合物的量即可满足人体对这些必需营养素的需要,也有利于降低患上慢性病的风险,常用占能量摄入量的百分比表示。

蛋白质、脂肪、碳水化合物是人体必需宏量营养素,也是三大产能营养素。一方面,它们

的摄入比例影响着其他微量营养素的摄入状况，另一方面，当过量摄入时，又会导致机体能量储存过多，增加患非传染性慢性病（NCD）的危险。AMDR的提出，就是为了预防营养素摄入不足和缺乏，也同时预防因摄入过量而导致慢性病。

AMDR显著的特点是具有上限和下限。若摄入量达到AMDR的下限，可保证满足人体对营养素和能量的生理需要，低于其上限则有利于降低慢性病的发生风险。高于或低于推荐的摄入范围，可能引起罹患慢性病的风险增加或导致必需营养素缺乏的可能性增加。

6. 预防非传染性慢性病的建议摄入量（proposed intakes for preventing non-communicable chronic diseases，PI-NCD，简称建议摄入量）

膳食营养素摄入量过高或过低导致的慢性病一般涉及肥胖、糖尿病、高血压、血脂异常、脑中风、心肌梗塞以及某些癌症。PI-NCD是以非传染性慢性病（NCD）的一级预防为目标，提出的必需营养素的摄入量。当NCD易感人群某些营养素的摄入量接近或达到PI-NCD时，可以降低他们发生NCD的风险。

7. 特定建议值（specific proposed levels，SPL）

近几十年的研究证明，营养素以外的膳食成分多数属于植物化合物，具有改善人体生理功能、预防慢性疾病的生物学作用。《中国居民膳食营养素参考摄入量（2013版）》提出的特定建议值（SPL），是指某些疾病易感人群膳食中这些成分的摄入量达到或接近这个建议水平时，有利于维护身体健康。

（二）膳食营养素参考摄入量（DRIs）的应用

DRIs的主要应用是供营养专业人员对不同个体、群体进行膳食评价和膳食计划。在评价膳食时，DRIs作为一个尺度，衡量膳食营养素摄入量是否适宜；在计划膳食时，DRIs是适宜的营养状况目标。不仅如此，DRIs还在社会生产和生活的许多领域得到应用，如在制定国家营养政策、中国居民膳食指南和平衡膳食宝塔、食品相关标准，临床营养研究，食品研发和评审方面，DRIs都是重要的科学依据。

二、中国居民膳食指南

膳食指南（dietary guidelines，DG）是根据营养科学原则和人体营养需要，结合当地食物生产供应情况及人群生活实践，提出的食物选择和身体活动的指导意见。《中国居民膳食指南》是根据营养学原理，结合中国国情制定的，用于指导居民合理营养、平衡膳食、保持健康。

为适应中国居民营养健康的需要，提高全民健康意识，帮助居民合理选择食物，减少营养不良和预防慢性病的发生，中国营养学会于1989年首次发布《我国居民膳食指南》，它在指导居民平衡膳食和合理营养方面发挥了积极作用。1992年第三次全国营养与健康调查后，根据居民膳食中的营养与卫生问题，国家卫生部委托中国营养学会制定了《中国居民膳食指南（1997）》。2006年再次修订后形成了《中国居民膳食指南（2007）》。2014年中国营养学会《中国居民膳食指南》修订专家委员会，根据我国居民膳食结构的变化，参考国际组织和其他国家膳食指南修订的经验，历经两年多时间，修订形成了《中国居民膳食指南（2016）》系列指导性文件。

为保证《中国居民膳食指南》的时效性和科学性，使其真正契合不断发展变化的我国居民营养健康需求,中国营养学会决定每五年修订一次,2020年6月召开理事会启动了《中国居民膳食指南》修订工作。在国家卫生健康委员会的指导和关心下,中国营养学会经对近年来对我国居民膳食结构和营养健康状况变化进行充分调查,依据营养科学原理和最新科学证据,结合疫情常态化防控和制止餐饮浪费等有关要求,完成了《中国居民膳食指南研究报告(2022)》,并在此基础上提炼出了《中国居民膳食指南(2022)》平衡膳食8准则。

《中国居民膳食指南(2022)》由一般人群膳食指南、特定人群膳食指南、平衡膳食模式和膳食指南编写说明三部分组成,包含2岁以上大众膳食指南以及9个特定人群指南。

本节涉及《中国居民膳食指南(2022)》中,2岁以上大众膳食指南的相关内容。

(一)食物多样,合理搭配

首先要坚持谷类为主的平衡膳食模式。谷类食物是中国传统膳食的主体,是人体能量的主要来源,也是多种矿物质元素和膳食纤维的良好食物来源。建议每天摄入谷类食物200-300 g,其中全谷物和杂豆类50-150 g,薯类50-100 g。膳食中碳水化合物提供的能量应占总能量的50%-65%。为了达到谷物为主,要餐餐有谷物,全谷物、杂豆每天吃一次,薯类巧应用;在外就餐,勿忘点主食。

"食物多样"指一日三餐膳食的食物种类全、品样多,这是平衡膳食的基础。人类的食物多种多样,各种食物所含营养成分不完全相同,除母乳外,任何一种天然食物都不能提供人体所需的全部营养素。所以平衡膳食必须由多种食物组成,才能满足人体对于各种营养素的需要,从而达到合理营养和促进健康。每天的膳食应包括谷薯类、蔬菜水果、畜禽鱼蛋奶和豆类食物。建议每天摄入12种以上的食物,每周25种以上。居民可以在实际生活中,通过以小分量多做几样、同类食物常变换和不同食物巧搭配来实现食物多样化。

合理搭配是平衡膳食的保障,它是指食物种类和重量的合理化。膳食的营养价值能通过合理搭配而得到提高和优化。中国居民平衡膳食宝塔是将五大类食物的种类和重量合理搭配的具体表现。

(二)吃动平衡,健康体重

体重是客观评价人体营养和健康状况的重要指标,吃和动是保持健康体重的关键。机体能量摄入与能量消耗应该保持平衡。如果过量进食而运动量不足,多余能量就以脂肪的形式在体内储存,造成超重或肥胖。肥胖不仅是一种独立的疾病,还是引发多种慢性疾病的独立危险因素。目前我国大多数成年人身体活动不足,缺乏运动,能量摄入相对过多,导致超重和肥胖的发生率逐年增加,儿童青少年超重或肥胖的比例也很高。

各年龄段人群都应天天进行身体活动,保持健康体重;坚持日常身体活动,每周至少进行5天中等强度身体活动,累计150分钟以上;主动身体活动,最好每天走6000步;适当进行高强度有氧运动,每周2-3天;减少久坐时间,每小时起来动一动。

2岁以上各年龄段人群都应食不过量,保持能量平衡;可通过"定时定量进餐、吃饭细嚼慢咽、每顿少吃一两口、减少高能量加工食品的摄入、分餐制、减少在外就餐"等做到食不过量。

(三)多吃蔬果、奶类、全谷物、大豆

蔬果、奶类、全谷物、大豆是平衡膳食的重要组成部分。其中,蔬菜和水果是人体维生

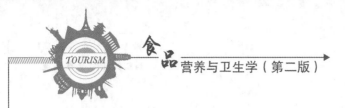
素、矿物质、膳食纤维和植物化学物的重要来源；奶类营养成分齐全，除含有丰富的优质蛋白质和维生素外，钙含量和利用率都很高，是膳食中钙的极好来源，是任何食物都无法比拟的，无论处于哪个生理状态的人群均应适当饮用奶类；全谷物是膳食纤维、矿物质和B族维生素的重要食物来源；大豆富含优质植物蛋白质、多种维生素和膳食纤维，且含有磷脂、低聚糖以及异黄酮、植物固醇等多种植物化学物，对降低慢性病的发病风险具有重要作用。

关于蔬果、奶类、全谷物、大豆搭配的具体建议包括：

（1）在膳食搭配中，要做到餐餐有蔬菜，保证每天摄入不少于300 g的新鲜蔬菜，其中，深色蔬菜应占1/2。

（2）天天吃水果，保证每天摄入200—350 g的新鲜水果，果汁不能代替鲜果。

（3）每天摄入300 mL以上液态奶或相当于300 mL液态奶的多种奶制品，如酸奶、奶酪、奶粉等。与液态奶相比，这些奶制品各有不同风味，又有不同蛋白质浓度，可以多品尝，丰富饮食品类。

（4）经常吃全谷物。全谷物、杂豆是膳食的重要组成。推荐每天吃全谷物50—150 g，相当于一天谷物的1/4—1/3。红豆、绿豆和花豆等杂豆类，可以和主食搭配食用，发挥均衡膳食纤维、B族维生素、钾、镁等营养素的作用，提高蛋白质互补作用和利用率。

（5）经常吃大豆制品。每周可轮换食用豆腐、豆腐干、豆腐丝等制品，既变换口味，又能满足营养需求。

（6）适量吃坚果，但不宜过量。适量摄入坚果有益健康，且其能量应该计入一日三餐的总能量之中。

（四）适量吃鱼、禽、蛋、瘦肉

鱼、禽、蛋和瘦肉是人体优质蛋白质、脂溶性维生素、B族维生素和矿物质的良好食物来源。这些动物蛋白质的组成中赖氨酸含量较高，有利于弥补植物蛋白质组成中赖氨酸的不足。畜类瘦肉铁含量和利用率都高；禽类脂肪含量较低；鱼类特别是海产鱼类含有较多不饱和脂肪酸；蛋类富含优质蛋白质，蛋黄富含卵磷脂、多种矿物质和维生素。

现阶段，我国部分居民摄入动物性食物较多，尤其是脂肪含量较高的猪肉，应适当减少其摄入量；还有部分居民动物性食物摄入量不足，还应适当增加。

鱼、禽、蛋类和瘦肉摄入要适量，平均每天120—200 g。每周最好吃鱼2次或300—500 g，蛋类300—350 g，畜禽肉300—500 g。少吃深加工肉制品。鸡蛋营养丰富，吃鸡蛋不弃蛋黄。优先选择鱼，少吃肥肉、烟熏和腌制肉制品。

在实际应用中，可通过控制肉类总量、将其分散食用、采取小分量烹饪加工的方式，控制动物性食物的摄入，做到"适量摄入"。

（五）少盐少油、控糖限酒

食盐是烹调加工的主要调味品。我国居民饮食习惯中食盐摄入量过多。2015年中国成人慢性病与营养监测数据显示，我国城乡居民平均每标准人日食盐的摄入量是9.3 g。从1982—2015年的长期变化趋势来看，烹调盐摄入量呈下降趋势，但仍远远高于建议量。而过多的盐摄入与高血压、胃癌和脑卒中有关，因此，应培养清淡饮食习惯，成人每天食盐摄入量不超过5 g。

烹调油和脂肪摄入过多,是高血压、肥胖和心脑血管疾病等慢性病发病率居高不下的重要原因。2015年中国成人慢性病与营养监测数据显示,我国城乡居民平均每标准人日食用油的摄入量为43.2 g,大大超过生理需要量,比2012年有所增加,摄入量呈上升趋势。膳食中应减少烹调油和动物脂肪用量,每天烹调油25—30 g,少吃油炸和油腻食物。

添加糖是纯热能食物,过多摄入可增加龋齿、超重肥胖发生的风险,建议每天摄入量不超过50 g,最好控制在25 g以下,不喝或少喝含糖饮料。

无节制地饮酒,会使人的食欲下降,食物摄入量减少,长此以往会导致多种营养素缺乏、急慢性酒精中毒和酒精性脂肪肝;严重时还可造成酒精性肝硬化。过量饮酒会增加患高血压和中风等疾病的风险,还可导致事故和暴力事件的增加,给个人健康和社会安定带来危害。因此,应严禁酗酒。儿童少年、孕妇、乳母以及慢性病患者不应饮酒。成人如饮酒,一天饮用的酒精量应不超过15 g。

(六) 规律进食,足量饮水

规律进食就是要做到合理安排一日三餐,饮食有度。要坚持每天吃早餐,定时定量进餐,不漏餐、不暴饮暴食、不偏食挑食,不过度节食。

水在生命活动中发挥重要作用,应当足量饮水,少量多次。在温和气候条件下,低身体活动水平成年人每天须饮用7—8杯(1500—1700 mL)水。提倡喝白开水或茶水,不用饮料代替白开水。

(七) 会烹会选,会看标签

要学会烹饪,传承传统饮食,享受食物天然美味。烹饪过程不仅会赋予食物一定的色香味,同时会对食物原料中的营养成分产生影响。合理的烹调能更多地利用和保留食物原料中的营养素,可以去掉或减少原料中一些固有的有毒有害成分,也可以防止或减少有害成分的产生。合理烹饪,要注意以下四点。

(1)食物原料处理要得当。

烹饪前要进行必要的清洗,先洗后切,不要切得太碎,不要搁置太长时间;生食或即食食物,所用刀具、案板要与生肉的分开。

(2)要选择适当的烹调方法。

可适当多选择以水为加热介质的烹法,如蒸、煮、炖等,尽量少选择以油为加热介质的烹法,如煎、炸、烧烤等,控制烹调油用量。

(3)要学会选择食物。

建议选择新鲜、营养密度高的食物,即富含多种维生素、矿物质(钠除外)、膳食纤维以及植物化学物或必需脂肪酸,但同时含有相对少的脂肪、糖和能量的食物。空能量的食物,如糖果、油炸面筋等要少选。

同样的食物,加工方法不同,会有不同的营养素密度和健康效益。鼓励"多吃"的食物多为简单加工食品和营养素密度高的食物;应少吃深加工的食品。

(4)要学会阅读食品标签。

选择预包装食品时,应根据食品标签的标示,合理选择食品,并注意食品生产日期、储存条件和保质期,防止误食过期食品。若在外就餐,不忘适量与平衡。

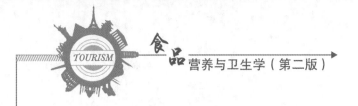

（八）公筷分餐，杜绝浪费

饮食卫生是预防食源性疾病发生的前提。良好健康饮食行为的培养，有助于平衡膳食和传承新时代健康饮食文化。在实际应用中，注意从以下几方面实践。

（1）谨慎挑选食材。

应选择当地当季食物，果蔬要洗净，食物制备生熟分开，剩饭剩菜加热要热透，食物储存要得当；应学会辨别食物新鲜度，预包装食品可以通过看食品标签上的生产日期了解食物新鲜度，当无法获得生产日期等信息时，可以通过食物的外观、色泽、气味、质地等感官指标辨别食物是否新鲜。

（2）饮食卫生从分餐公筷做起。

无论是在家吃饭，还是在餐馆就餐，无论是从现代文明出发，还是从疾病预防、公共卫生的角度出发，使用公筷公勺、推行分餐制都应是一场积极推行的"餐桌革命"。分餐制还有利于明确食物种类、控制进餐量，实现均衡营养，培养节约、卫生、合理的饮食"新食尚"。

（3）不食用野生动物。

面对滥食野生动物所引发的人类疾病和重大公共卫生安全问题，2020年2月24日，全国人大常委会决定，全面禁止食用包括人工繁育、人工饲养的陆生野生动物在内的国家保护的"有重要生态、科学、社会价值的陆生野生动物"以及其他陆生野生动物。我们每个人都应该遵守规定，拒绝食用野生动物。

（4）减少食物浪费。

勤俭节约是中华民族和家庭文化的取向，尊重劳动、珍惜食物、避免浪费是每个人应遵守的原则，但目前来看，我国食物浪费问题比较突出。减少食物浪费既是食物系统可持续发展的需要，也是弘扬中华民族勤俭节约的传统美德、落实膳食指南、推进文明餐饮、促进"新食尚"的重要举措。因此，建议按需备餐，珍惜食物，提倡分餐不浪费。同时多在家烹饪和就餐有助于选择多样的食物、提高平衡膳食的可及性，在家吃饭还有利于在享受营养美味食物的同时，享受愉悦进餐氛围和亲情。

（5）增加植物性食物消费。

从推动食物系统可持续发展的角度，国家提倡增加水果、蔬菜、全谷物等有益健康的植物性食物消费，减少油、盐、糖、深加工食品和畜肉类食物的过度消费，促进居民膳食结构向平衡/合理膳食转变。

三、中国居民平衡膳食宝塔

为帮助居民把《中国居民膳食指南》应用于日常膳食实践中，中国营养学会提出了《中国居民平衡膳食宝塔》（以下简称宝塔），它是《中国居民膳食指南》的量化和形象化的表达，更便于居民理解和贯彻《中国居民膳食指南》。

宝塔遵循平衡膳食原则，提出了一个在营养上比较理想的膳食模式。它所建议的食物量，特别是奶类和豆类食物的量可能与大多数人目前的实际膳食还有一定距离，但它是改善中国居民膳食营养状况的奋斗目标，应努力争取让现实情况向理想情况靠近，逐步达到奋斗目标。

（一）《中国居民平衡膳食宝塔（2022）》说明

《中国居民平衡膳食宝塔(2022)》(见图5-1)是根据《中国居民膳食指南(2022)》的准则和核心推荐,把平衡膳食原则转化为各类食物的数量和比例的图形化表示。宝塔共分5层,包括了每人每天应摄入的5大类主要食物。各层面积大小体现出5大类食物在膳食中所占比重的大小。5大类食物包括谷薯类,蔬菜和水果类,畜禽鱼蛋类,奶类、大豆和坚果类,烹调油和盐。宝塔中的食物量是根据不同能量需要量水平而设计的,其旁边的文字注释,标明了1600−2400 kcal能量需要水平时,一段时间内成年人每人每天各类食物摄入量的建议值。

1. 第一层——谷薯类食物

谷薯类食物位居底层,一段时间内,成人每人每天应摄入谷类200−300 g,其中全谷物和杂豆类50−150 g,薯类50−100 g,从能量角度,相当于15−35 g大米。全谷物保留了天然谷物的全部成分,是理想膳食模式的重要选择,也是膳食纤维和其他营养素的重要食物来源。我国传统膳食中常见的整粒食物有小米、玉米、绿豆、红豆、荞麦等,现代加工产品有燕麦片等。杂豆包括除大豆以外的其他干豆类,如绿豆、红小豆、豇豆等,因此宝塔中把杂豆和全谷物归为一类。薯类包括马铃薯、红薯等,可替代部分主食。2岁以上人群都应保证全谷物的摄入量,以此获得更多营养素、膳食纤维和健康益处。

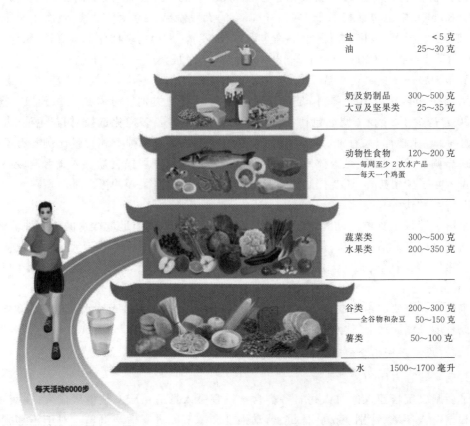

图 5-1　中国居民平衡膳食宝塔(2022)

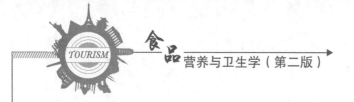
2. 第二层——蔬菜和水果类

蔬菜和水果是膳食指南中鼓励多摄入的两类食物。在1600－2400 kcal能量需要水平下,推荐每人每天摄入蔬菜至少300 g,水果200－350 g。蔬菜包括嫩茎、叶、花菜类、根菜类、鲜豆类、茄果瓜菜类、葱蒜类、菌藻类以及水生蔬菜类等。每类蔬菜提供的营养素略有不同,其中深绿色、深黄色、紫色、红色等深色蔬菜多富含维生素、植物化学物和膳食纤维,应占每天蔬菜总摄入量的1/2以上。水果包括仁果、浆果、核果、瓜果等类别,建议吃新鲜水果,新鲜水果提供多种微量营养素和膳食纤维。新鲜水果供应不足时,可选一些含糖量低的干果制品和纯果汁。需要指出的是,水果和蔬菜虽然在宝塔的同一层,但营养成分各有优势,不能互相替代。

3. 第三层——畜禽鱼蛋类等

这一层的食物是膳食指南推荐"适量食用"的一类食物。在1600－2400 kcal能量需要水平下,推荐每天鱼禽肉蛋摄入量共计120－200 g,其中畜禽肉40－75 g,少吃加工类肉制品;鱼虾蟹贝等水产品40－75 g,蛋类40－50 g。

4. 第四层——奶类、大豆和坚果类

奶类、大豆和坚果类是蛋白质和钙的良好来源,营养价值高。奶类、豆类也是鼓励多摄入的食物类别。推荐每天摄入相当于鲜奶300－500 g的奶类及奶制品,大豆和坚果类为25－35 g,其中也包括相当于干豆25－35 g的大豆制品,如豆腐、豆浆、豆腐干及千张等。坚果,如花生、板栗、核桃、杏仁、松子等作为菜肴、零食,是食物多样化的良好选择,建议每周70 g即每天10 g左右(10 g相当于2－3个核桃、4－5个板栗或一把松子仁)。

5. 第五层——烹调油和盐

烹调油和盐作为烹饪调料,是建议尽量少用的食物类别。推荐成人每天摄入烹调油25－30 g,盐少于5 g。烹调油包括各种动植物油,膳食中要多样化选择,如花生油、大豆油、玉米胚芽油、橄榄油、菜籽油、紫苏籽油等,各种油脂的脂肪酸种类和含量比例各有不同,经常更换烹调油种类,可满足人体对各种脂肪酸的需要。我国居民食盐摄入量普遍较高,限制盐的摄入除了少用盐外,还要控制隐形高盐食品,如酱油、酱菜等的摄入量。

6. 运动和饮水

宝塔中建议了身体活动和水,目的是强调增加身体活动和足量饮水的重要性。运动或身体活动可以有效消耗能量,保持机体代谢的活跃性。宝塔鼓励养成天天运动的习惯,坚持每天多做一些消耗体力的活动。推荐成年人每天进行至少相当于快步走6000步的身体活动,每周最好进行150分钟中等强度的运动,如骑车、跑步等。

水是人体重要的组成成分,宝塔推荐轻度身体活动成年人每天饮水1500－1700 mL,在高温或重度身体活动下,饮水量应适当增加。

（二）应用平衡膳食宝塔需注意的问题

1. 确定适合自己的能量水平

平衡膳食宝塔建议的每人每日各类食物适宜摄入量适用于一般健康成人,在实际应用时应根据个人年龄、性别、身高、体重、劳动强度和季节等进行适当调整。对于正常成人,体重是判断能量平衡的最好指标,可根据自身的体重及变化适当调整食物摄入量,特别是能量含量较高的食物。

中国健康成人能量需要量如表5-1所示,它可以作为消费者选择能量摄入水平的参考。在实际应用时,每个人要根据自己的生理状态、生活特点、身体活动水平及体重情况进行调整。

表5-1 中国居民膳食能量需要量(EER)

年龄组	身体活动水平(轻)/kcal		身体活动水平(中)/kcal		身体活动水平(重)/kcal	
	男	女	男	女	男	女
18—49岁	2250	1800	2600	2100	3000	2400
50—64岁	2100	1750	2450	2050	2800	2350
65—79岁	2050	1700	2350	1950	—	—

(资料来源:中国营养学会,中国居民膳食营养素参考摄入量(2013)[M].北京:中国标准出版社,2014.)

2. 确定适合自己的食物需要

表5-2给出了1000—3000 kcal能量需要水平下的食物组成,涵盖了2岁以上全人群的能量需要水平,应用时可根据自身的能量需要进行食物量的选择。需要说明的是,平衡膳食模式中提及的所有食物推荐量都是以原料生重可食部计算的,每类食物又包括了多种不同食物。宝塔建议的每人每日各类食物摄入量是一个平均值和比例,日常生活中无须每天每类食物都比照着宝塔的推荐量吃。例如,宝塔推荐每天摄入水产品40—75 g,不必每天食用,若每周2—3次,每次约150—200 g即可,最主要的是经常遵循平衡膳食宝塔推荐的各层和各类食物的大致比例。

表5-2 不同能量需要水平的平衡膳食模式和食物量(g/d·人)

食物种类/g	不同能量摄入水平/kcal										
	1000	1200	1400	1600	1800	2000	2200	2400	2600	2800	3000
1谷类	85	100	150	200	225	250	275	300	350	375	400
一全谷物		适量				50—150				125—200	
薯类		适量			50		75		100		125
2蔬菜	200	250	300	300	400	450	450	500	500	500	500
一深色蔬菜					占所有蔬菜的1/2						
3水果	150	150	150	200	200	300	300	350	350	400	400
4畜禽肉类	15	25	40	40	50	50	75	75	75	100	100
一蛋类	20	25	25	40	40	50	50	50	50	50	50
一水产品	15	20	40	40	50	50	75	75	75	100	125
5奶及奶制品	500	500	350	300	300	300	300	300	300	300	300
6大豆和坚果	5		15			25			35		

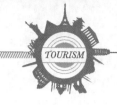
续表

食物种类/g	不同能量摄入水平/kcal										
	1000	1200	1400	1600	1800	2000	2200	2400	2600	2800	3000
7 烹调油	15—20	20—25	25	25	25	30	30	30	35	35	
8 烹调盐	<2	<3	<4	<5	<5	<5	<5	<5	<5	<5	<5

注：膳食宝塔的能量范围为1600—2400 kcal/d；薯类为鲜重。

（资料来源：中国营养学会，中国居民膳食指南（2022）[M].北京：人民卫生出版社，2022.04.）

3．食物同类互换，调配丰富膳食

应用宝塔应把食物营养和美味相结合，按照同类互换和品种多样的原则调配一日三餐。同类互换就是用不同品种的粮换粮、豆换豆、肉换肉以及果蔬换果蔬等，选用不同品种食物原料和多种烹法，加工成色、香、味、形多样化的食物。表5-3至表5-10列举了8类常见食物互换的换算重量。

表 5-3　能量含量相当于50 g大米、面的谷薯类

食物名称	重量/g	食物名称	重量/g	食物名称	重量/g
稻米或面粉	50	米饭	籼米150、粳米110	馒头	80
面条（挂面）	50	面条（切面）	60	烙饼	70
烧饼	60	花卷	80	面包	55
饼干	40	米粥	375	米粉	50
鲜玉米（市售）	350	红薯、白薯（生）	190	玉米面	50

表 5-4　可食部相当于105 g白萝卜的蔬菜类

食物名称	重量/g	食物名称	重量/g	食物名称	重量/g
白萝卜	105	菠菜、油菜、小白菜	120	番茄	100
甘蓝	115	甜椒	120	大白菜	115
黄瓜	110	芹菜	150	茄子	110
蒜苗	120	冬瓜	125	菜花	120
韭菜	110	莴笋	160		

表 5-5　可食部相当于130 g苹果的水果类

食物名称	重量/g	食物名称	重量/g	食物名称	重量/g
苹果	130	柑橘橙	130	梨	120
香蕉	170	桃	120	西瓜	180
鲜枣	115	柿子	115	葡萄	115
菠萝	150	草莓	105	猕猴桃	120

表 5-6　可食部相当于50 g鱼肉的水产类

食物名称	重量/g	食物名称	重量/g	食物名称	重量/g
草鱼	85	大黄鱼	75	鲤鱼	90
带鱼	65	鲢鱼	80	鲅鱼	60
鲫鱼	95	平鱼	70	武昌鱼	85
墨鱼	70	虾	80	蛤蜊	130

表 5-7　蛋白质含量相当于50 g瘦猪肉的禽畜肉类

食物名称	重量/g	食物名称	重量/g	食物名称	重量/g
瘦猪肉(生)	50	羊肉(生)	50	猪排骨(生)	85
整鸡鸭鹅(生)	50	肉肠(火腿肠)	85	酱肘子	35
瘦牛肉(生)	50	鸡胸	40	酱牛肉	35

表5-8　蛋白质含量相当于50 g大豆(干黄豆)的大豆制品

食物名称	重量/g	食物名称	重量/g	食物名称	重量/g
大豆(干黄豆)	50	北豆腐	145	南豆腐	280
内酯豆腐	350	豆腐干	110	豆浆	730
豆腐丝	80	腐竹	35		

表 5-9　蛋白质含量相当于100 g鲜牛奶的奶类

食物名称	重量/g	食物名称	重量/g	食物名称	重量/g
鲜牛奶(羊奶)	100	奶粉	12.5	酸奶	100
奶酪	10				

表 5-10　钠含量相当于1 g食盐的调味品

食物名称	重量/g	食物名称	重量/g	食物名称	重量/g
食盐(精盐)	1	鸡精	2	味精	5
酱油	7	豆瓣酱	7	黄酱	11
豆腐乳	16	八宝菜	14		

（资料来源:国民营养健康指导委员会,营养健康食堂建设指南[EB/OL]. 2020-12-14[2022-06-12]. http://www.nhc. gov.cn/sps/s7885u/202012/95a58c9edaa645e1adab956e278c2794/files/30881d1a4cd2435196f2b518073b54a8.pdf.)

4.因地制宜,充分利用当地资源

我国资源辽阔,食物资源丰富,不同地区饮食习惯和物产各有不同,要因地制宜充分利用当地资源,才能有效应用平衡膳食宝塔。

5.长期坚持,养成习惯

膳食对人体健康的影响是长期坚持的结果。需要自幼养成应用平衡膳食宝塔的习惯,并坚持不懈,才能充分体现宝塔对健康的促进作用。

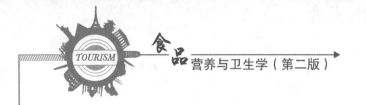

第三节　营养配餐和食谱制定

一、营养配餐

"平衡膳食，合理营养，促进健康"是中国居民膳食指南的核心思想，营养配餐是实现这一核心思想的具体措施。所谓"营养配餐"就是按照人们的身体需要，根据食物中各种营养物质的含量，设计一天或一周的食谱，使人们摄入的能量以及各种营养素的量和比例合理，以达到平衡膳食。

（一）原料选择多样化

膳食只有由多种食物组成，才可能满足人体的各种营养需要。每日膳食中所选择的食物应该包括谷类及薯类，新鲜果蔬类，动物性食物，奶类、豆类及豆制品以及纯热能食物五大类，而且每一大类中还应选择多个品种，使各种烹饪原料所含营养素之间相互补充，提高食物的营养价值。

每天应选择2种以上的谷类作为主食，并注意粗细搭配；应选择4种以上的新鲜果蔬，注意叶菜、花菜、根茎类、茄果类、鲜豆类和食用菌藻类的合理搭配，优先选择红色、黄色和绿色等深色蔬菜和水果，一半以上应为绿叶蔬菜；每天应摄入奶类、豆类及豆制品；应选择2种以上的动物性原料作为膳食中优质蛋白质、脂溶性维生素以及矿物质的良好来源，注意多选择水产类、禽类和蛋类，减少猪肉的摄入比例，婴幼儿、儿童青少年适当选用动物肝脏；烹调时，应选择植物油，并注意减少烹调油和食盐的用量。

（二）合理搭配原料

原料搭配合理，不仅能提高食物营养价值，还能改善食物及菜肴的质量、口感和口味，满足用餐者生理和心理需求，有助于食物消化吸收。

营养搭配是合理搭配原料的最主要内容。科学合理地搭配原料，可以发挥各种原料营养素的互补作用，使食物营养更全面。营养配餐要注意酸性食物和碱性食物的搭配，作为主食的粮谷类及肉、蛋、鱼、禽类等属于酸性食物，在膳食中所占比例较大；奶类和大部分果蔬等属于碱性食品，在膳食中的比例应适当增加，以保持生理上的酸碱平衡。

菜肴制作要注意荤素搭配，动物性食物是优质蛋白质、脂溶性维生素以及多种微量元素的良好食物来源，而蔬菜等植物性食物是维生素C、胡萝卜素和膳食纤维的良好食物来源。这种荤素搭配使食物营养更丰富，人体营养素摄入更全面。

对餐饮企业经营者而言，无论是制作职工餐厅配餐还是制作宴席菜肴，合理搭配原料都不仅可以提高菜点质量，满足营养需要，还能反映企业经营管理水平。随着饮食营养保健意识的增强，在外就餐机会和频次的增加，人们对于餐饮企业膳食质量要求越来越高，因此，餐饮业的营养配餐工作尤为重要。

二、食谱制定

食谱是平衡膳食原则的表达,是为就餐者提供的科学合理以及能满足其营养需要的膳食计划,包括每天食物的种类、数量和饭菜名称等。根据不同需要,一般分为一日食谱和一周食谱。

(一) 食谱制定原则

1. 满足就餐者的营养需要和饮食习惯

一个合理的食谱,应该根据就餐者的年龄、性别、职业、劳动强度和生理状态等情况,计算出就餐者营养素需要量,进而确定食物的品种和数量;同时还要考虑就餐者的饮食习惯、个人口味喜好和饮食风俗等实际情况,确定食物烹调方法,以满足就餐者的生理和心理需求。

2. 原料选择因人而异,因地制宜

食谱制定应根据就餐者的消费水平,充分利用当地食物资源,确定所用原料的种类和品质档次。但不论消费水平高低,所制定的食谱都应能够满足就餐者的营养需求。

3. 考虑季节性和市场供应情况

选购原料时,要优先选用应季品种和市场供给充足的原料。这样既能保证低成本,又能达到高营养。同时应根据季节的不同,及时调整食物类别,改善食谱。

(二) 食谱制定方法步骤

营养食谱的制定包括正确选择食物、合理计划膳食、评价膳食营养价值和提出改进膳食质量的措施等工作内容。这里介绍以计算法编制营养食谱的具体步骤。

1. 确定全天能量需要量

健康人能量需要主要根据就餐者的年龄、性别和劳动强度等,查表《中国居民膳食营养素参考摄入量(2013版)》,通过其规定的标准来确定。这也是确定健康人能量需要最简便、最常用的方法。

2. 根据膳食组成,计算蛋白质、脂肪和碳水化合物的全天需要量

依据全天总能量和蛋白质、脂肪和碳水化合物在全天膳食中供能所占的比例,确定三大生热营养素的需要量。根据我国居民饮食习惯,一般健康成人的蛋白质供能占总能量的 10%−15%,脂肪供能占总能量的 20%−30%,碳水化合物供能占总能量的 50%−65% 较为适宜。年龄小的人群,蛋白质和脂肪的供能比应适当增加。

3. 根据三餐热能分配比,确定各餐次三大生热营养素的需要量

一般地,成人三餐热能分配比以早餐约 30%、午餐约 40%、晚餐约 30% 为宜。根据三餐能量值计算出三餐生热营养素需要量。需要说明的是,不同人群三餐热能分配比可以有所不同。

4. 确定每餐的食物量

根据每餐三种生热营养素需要量,确定每餐食物量。

(1)确定主食食物种类和数量。

根据我国居民饮食习惯,主食一般由大米和面粉组成,另外可能搭配一些粗粮和杂粮。

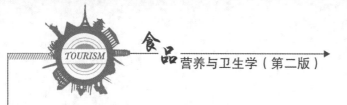

主食需要量可依据下列公式进行计算：

主食需要量＝该种主食提供的碳水化合物量÷该种主食碳水化合物含量

（2）确定副食食物种类和数量。

副食包括动物性食物和植物性食物两大类。在选择动物性食物时，应注意多选水产类，特别是海产品以及禽类、蛋类和豆制品。副食需要量可由下列公式计算：

副食需要量＝该种副食提供的蛋白质量÷该种副食蛋白质含量

副食提供的蛋白质量＝该餐蛋白质目标需要量－主食提供的蛋白质量

（3）确定蔬菜水果的品种和数量。

在选择果蔬时应尽量多选一些品种，绿叶蔬菜应占到一半以上，并注意选择适量深色蔬菜以及食用菌藻类。

（4）确定烹调油用量。

每餐烹调油用量补足的是该餐脂肪目标需要量减去主、副食原料提供的脂肪量后，不足的部分。

烹调油用量＝脂肪目标需要量－主食提供脂肪量－副食提供脂肪量

5.将所选各种原料加工成食物，并列出一日食谱

根据所选原料特点和就餐者的饮食喜好进行食物加工，尽量采用多种烹调方法，避免单调，以增强食欲。

示例：用计算法为一位20岁女大学生、轻身体活动水平的就餐者编制一日带量营养食谱。

（1）确定全天能量需要量。

查表《中国居民膳食营养素摄入量（2013版）》，该女生能量需要量为1800 kcal。

（2）计算每日碳水化合物、蛋白质、脂肪需要量。

若确定三种生热营养素供能比分别为蛋白质15％，脂肪25％，碳水化合物60％，则可计算出：

每日碳水化合物需要量＝1800×60％÷4＝270.0（g）

每日蛋白质需要量＝1800×15％÷4＝67.5（g）

每日脂肪需要量＝1800×25％÷9＝50.0（g）

（3）根据三餐热能分配比，确定各餐次三大生热营养素的需要量。

能量分配若按早、中、晚餐各占30％、40％、30％，则可计算出：

早餐、晚餐三种生热营养素的需要量均为：

碳水化合物需要量＝270×30％＝81.0（g）

蛋白质需要量＝67.5×30％＝20.3（g）

脂肪需要量＝50.0×30％＝15.0（g）

午餐三种生热营养素的需要量为：

碳水化合物需要量＝270×40％＝108.0（g）

蛋白质需要量＝67.5×40％＝27.0（g）

脂肪需要量＝50.0×40％＝20.0（g）

（4）确定三餐主食种类和数量，以午餐为例说明。

①先确定午餐的主食品种。

若以大米(粳米(标一))为主食原料,则大米需要量=108÷76.8%=140.6(g);

同时140.6 g大米提供的蛋白质量=140.6×7.7%=10.8(g),提供脂肪量=140.6×0.6%=0.8(g);

②确定副食的种类和数量。

在已确定主食用量和计算出主食提供的蛋白质和脂肪量基础上,确定副食的品种和数量。先确定品种,再确定数量。

副食提供的蛋白质量=目标摄入量-主食提供的蛋白质量=27.0-10.8=16.2(g)

设定副食蛋白质的2/3由动物性食物提供,1/3由植物性食物提供,动物性食物和植物性食物分别选用的是猪肉里脊和北豆腐。查食物成分表,分别计算出猪肉里脊及豆制品的需要量。

$$猪肉里脊需要量=16.2×2/3÷20.2\%=53.5(g)$$
$$北豆腐需要量=16.2×1/3÷12.2\%=44.3(g)$$

同时,这两种副食提供的脂肪量分别为:

$$猪肉里脊提供脂肪=53.5×7.9\%=4.2(g)$$
$$北豆腐提供脂肪=44.3×4.8\%=2.1(g)$$

③确定烹调油用量。

$$植物油用量=20-0.8-4.2-2.1=12.9(g)$$

④确定蔬菜品种和数量。

蔬菜品种可以根据季节、市场供应情况以及配菜需要确定。按照平衡膳食宝塔推荐量,每日蔬菜以300-500 g计,午餐蔬菜需要量为200 g左右。此处选用油菜100 g、青椒100 g。

用同样的方法可以确定早餐和晚餐的食物种类和数量。食物量取整后,全天食物分配如下:

早餐:小米20 g,面粉65 g,鸡蛋50 g,菠菜100 g,花生油6 g;

午餐:大米141 g,里脊肉54 g,北豆腐44 g,青椒100 g,油菜100 g,花生油13 g;

晚餐:面粉85 g,鲫鱼52 g,莴苣150 g,花生油7 g。

(5)根据所选食物,列出一日带量营养食谱。

本案例的一日带量营养食谱如表5-11所示。

表5-11　一日带量营养食谱

餐次	食物名称	原料及重量
早餐	小米粥	小米20 g
	面包	面粉65 g
	菠菜炒鸡蛋	菠菜100 g,鸡蛋50 g(1个)
	花生油	6 g
午餐	米饭	大米141 g

续表

餐次	食物名称	原料及重量
	油菜炒豆腐	油菜100 g、北豆腐44 g
	青椒炒里脊肉	青椒100 g、猪肉里脊54 g
	花生油	13 g
晚餐	馒头	面粉85 g
	炒莴苣丝	莴苣150 g
	炖鲫鱼	鲫鱼52 g
	花生油	7 g

（三）食谱评价与调整

根据以上步骤设计出营养食谱后，还应对食谱进行评价，以确定编制的食谱是否合理。

在对食谱进行评价时，首先参照食物成分表，初步核算上述食谱中的食物提供的能量和各种营养素的含量，与《中国居民膳食营养素参考摄入量（2013版）》比较，相差在10％左右，均认为符合就餐者的营养需要，否则需要通过更换食物种类或增减食物数量的方法对食谱进行调整。食谱评价的主要内容有以下几方面。

1. 食物种类和数量评价

对食谱中的食物进行归类，看五大类食物种类是否齐全、具体的种类是否多样化。

2. 营养素摄入量评价

根据食谱中各种食物数量和食物成分表，计算出三种产能营养素以及其他各种重要营养素摄入量是否达到《中国居民膳食营养素参考摄入量（2013版）》的推荐水平。

3. 优质蛋白质摄入量占总蛋白质的比例是否适当

动物性蛋白质及豆类蛋白质摄入量应达到或接近总蛋白质摄入量的一半。

4. 能量评价

包括全天能量摄入量是否适宜、三餐能量分配比是否合理、三种产能营养素供能比是否适宜。

根据计算结果找出食谱中过量或不足的营养素，并通过更换食物种类和增减数量调整食谱，最终达到合理营养。

第四节 餐饮业食品营养相关指南及解读

为贯彻落实《"健康中国2030"规划纲要》《健康中国行动（2019－2030年）》《国民营养计划（2017－2030年）》，国家卫生健康委员会于2020年12月研究制定和发布了《餐饮食品营养标识指南》《营养健康食堂建设指南》《营养健康餐厅建设指南》，同时对这三项指南的实施工作提出了三点具体要求：一是要求按照《健康中国行动（2019－2030年）》合理膳食行动和

《关于落实国民营养计划(2017-2030年)的分工实施方案》的职责分工,落实部门责任,率先抓好本行业系统营养健康食堂试点建设工作,机关企事业单位要带头创建,发挥行业管理和引领作用。二是各地区要通过试点示范,以点带面,逐步在辖区推广营养健康餐厅、营养健康食堂建设工作,推动餐饮业转型升级;要定期总结,交流经验,分析研究问题,结合地方特点不断完善实施策略,适应居民日益提升的营养健康要求。三是要协调组织专业技术机构、大专院校、协(学)会和企业等社会力量,加强宣传推广,动员各方积极参与,合力推进,构建"边建设、边宣传、边推进"的工作格局,营造共建共享的良好社会氛围。

一、《餐饮食品营养标识指南》主要内容

根据《健康中国行动(2019-2030年)》提出的"鼓励餐饮业、集体食堂向消费者提供营养标识",以及《国民营养计划(2017-2030年)》提出的研究制定"餐饮食品营养标识等标准"的相关要求,为指导和规范餐饮食品营养标识,国家卫生健康委员会制定了《餐饮食品营养标识指南》(以下简称"指南-1")。指南-1的实施以餐饮服务经营者和单位食堂为重点,其目的在于鼓励餐饮经营者和单位食堂按照指南-1对所有餐饮食品进行营养标识,为其实施餐饮食品营养信息标识提供指导和遵循。

指南-1全文共十条,这里针对其实施和运用方面的问题对相关内容加以强调。

(一) 餐饮食品营养标识的相关术语

为方便餐饮经营者和单位食堂理解和应用指南-1,在其正文部分特别界定了相关术语。

1. 餐饮食品营养标识

餐饮食品营养标识指展示餐饮食品有关营养成分信息的说明,包括文字、图像、图形等形式。

2. 餐饮食品

餐饮食品指各类餐饮服务经营者和单位食堂制作并提供给用餐人员的食品,不包括上述单位提供的预包装食品。

3. 菜单

菜单指显示餐饮食品信息(包括但不限于品种名称、计量、价格等)的说明物,包括纸质版、电子版等多种形式。

(二) 餐饮食品营养标识内容

餐饮食品营养标识应当标示基本标示内容,鼓励标示可选择标示内容。

1. 基本标识内容

基本标识内容包括能量、脂肪、钠含量和相当于钠的食盐量,1毫克(mg)钠相当于 2.5毫克(mg)食盐。

2. 可选择标示内容

(1)蛋白质、碳水化合物、糖、维生素及矿物质等。

(2)鼓励在标示能量和营养素量的同时标示出其占营养素参考值(NRV)的百分比。

(3)鼓励在菜单上声明"成年人每日能量需要量为2000 kcal"和"成年人每日食盐摄入量不超过5 g(相当于钠摄入量不超过2000 mg)"。

3. 能量和营养素名称、标示顺序和表达单位

指南-1对餐饮食品营养标识的能量和营养素名称、标示顺序和表达单位做了规定。在餐饮食品营养信息标示时，应参照表5-12的规范。当选择标示更多营养素名称、标示顺序和表达单位时，可参考GB 28050—2011《食品安全国家标准 预包装食品营养标签通则》中的相关规定。

表5-12　能量和营养素名称、标示顺序和表达单位

名称和标示顺序	表达单位
能量	千焦（kJ）
蛋白质[a]	克（g）
脂肪	克（g）
碳水化合物[a]	克（g）
糖[a]	克（g）
钠[b]	毫克（mg）
其他营养素（维生素及矿物质）[a]	

[a] 为可选择标示营养素。

[b] 1毫克（mg）钠相当于2.5毫克（mg）食盐。

（三）餐饮食品营养标识格式

指南-1规定了餐饮食品营养标识格式，即无论是标示基本标识内容，还是标示更多可选择标识内容，都应根据餐饮食品特点，选择"方框表"或"文字形式"中的其中一种格式，对能量和营养素名称、含量进行标示。能量值和营养素含量值应当以每份和（或）每100克（g）和（或）每100毫升（mL）餐饮食品中的含量值标示，鼓励标明每份餐饮食品的质量或体积；鼓励标示能量和营养素占营养素参考值（NRV）百分比（NRV％）。以下各示例是指南-1对餐饮食品营养标识的推荐格式。

1. 仅标示基本标示内容的格式

（1）表格形式，参照示例1。可根据实际情况调整表格行数，但顺序不变。

示例1：

营养成分表项目	每份或每100 g或100 mL	营养素参考值％或NRV％
能量	千焦（kJ）或千卡（kcal）	％
脂肪	克（g）	％
钠*	毫克（mg）	％

*1毫克（mg）钠相当于2.5毫克（mg）食盐。

（2）文字形式。参照示例2。

示例2：

营养成分/每份或每100 g或100 mL：

能量××千焦(kJ),蛋白质××克(g),脂肪××克(g),碳水化合物××克(g),钠××毫克(mg)/食盐××克(g)。

2.标示更多营养素及营养信息的格式

当标示更多营养素时,基本标示内容可采取增大字号、改变字体(如斜体、加粗、加黑)、改变颜色(文字或背景颜色)等形式使其醒目,并鼓励标示能量和营养素占营养素参考值(NRV)百分比(NRV%)。标示格式有如下3种。

(1)表格形式。参照示例3,可根据实际情况调整表格行数,但顺序不变。

示例3:

营养成分表

名称	每份或每100 g或100 mL	营养素参考值%或NRV%
能量	千焦(kJ)	%
蛋白质	克(g)	%
脂肪	克(g)	%
碳水化合物	克(g)	%
糖	克(g)	%
钠*	毫克(mg)	%
其他营养素(维生素及矿物质)		

*1毫克(mg)钠相当于2.5毫克(mg)食盐。

(2)文字形式。参照示例4。

示例4:

营养成分/每份或每100 g或100 mL:

能量××千焦(kJ),NRV%;蛋白质××克(g),NRV%;脂肪××克(g),NRV%;碳水化合物××克(g),NRV%;糖××克(g);钠××毫克(mg)/食盐××克(g),NRV%。

(四)餐饮食品营养成分含量计算和标示方法

上述内容讲到,在实际应用中,对餐饮食品营养信息标示时,能量值和营养素含量值应以每份和(或)每100克(g)和(或)每100毫升(mL)餐饮食品中的含量值标示,鼓励标明每份餐饮食品的质量或体积。那么,如何计算出每份和(或)每100克(g)和(或)每100毫升(mL)餐饮食品中的能量、脂肪、钠的含量以及更多其他营养素的含量值?如何计算和标示餐饮食品中能量和营养素的营养素参考值(NRV)的百分比(NRV%)?分述如下。

1.餐饮食品中的能量计算和标示

餐饮食品中的能量是指食品中蛋白质、脂肪、碳水化合物在人体代谢中产生能量的总和,主要由计算法获得,即蛋白质、脂肪、碳水化合物的含量乘以各自相应的能量转换系数并加和。

能量的标示:以千焦(kJ)为单位,标示每份和(或)每100克(g)和(或)每100毫升(mL)餐饮食品的能量值。

2.餐饮食品中的脂肪计算和标示

餐饮食品中的脂肪包括食品原料中的脂肪和烹调过程中加入的脂肪。可根据原料、烹

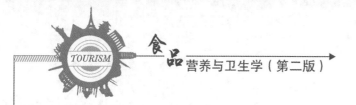

调油及调味品用量,应用《中国食物成分表》等权威数据库计算得出菜品中脂肪含量。

脂肪的标示:以克(g)为单位,标示每份和(或)每100克(g)和(或)每100毫升(mL)餐饮食品中脂肪的含量。

3. 餐饮食品中的钠计算和标示

餐饮食品中的钠是指餐饮食品中各种化合物形式存在的钠的总和,食盐和其他调味品是膳食中钠的主要来源。餐饮食品中的钠含量可根据食品原料、食盐及调味品用量,应用《中国食物成分表》等权威数据库计算得出。通过钠与盐的换算关系,在菜单上同时标示食盐量,1毫克(mg)钠相当于2.5毫克(mg)食盐。

钠的标示:以毫克(mg)为单位,标示每份和(或)每100克(g)和(或)每100毫升(mL)餐饮食品中钠的含量;以克(g)为单位,标示每份和(或)每100克(g)和(或)每100毫升(mL)餐饮食品中食盐的量。

4. 餐饮食品中的其他营养素计算和标示

餐饮食品可自愿标示能量、脂肪、钠以外的其他营养素,如蛋白质、碳水化合物、糖、维生素和矿物质等。

餐饮食品中其他营养素含量可根据食品原料及调味品用量,应用《中国食物成分表》等权威数据库计算得出。

5. 餐饮食品中能量和营养素的 NRV％计算和标示

标示食品中所含的营养素量占营养素参考值(NRV)的百分比NRV％,可以使消费者了解该营养素能够满足每天需要的程度,更好地理解营养成分含量的高低。

能量和营养素的NRV可参照GB 28050—2011《食品安全国家标准 预包装食品营养标签通则》的附录A里规定的能量和营养成分NRV值,然后可计算出餐饮食品中能量和营养成分的NRV％,并按照规定的格式标示在营养成分表中。

需要特别指出的是,上述能量和各种营养素含量值计算的过程及结果应当科学、完整、真实,以备核实和溯源。对于套餐类餐饮食品,应对其套餐中的各组成单品分别进行营养标识。餐饮食品营养标识还应当真实、客观、清晰、醒目;标识内容可标示在菜单、官方网站、官方公众号、外卖平台等载体上;自助取用和展示用的餐饮食品,可在餐饮食品旁标示营养信息;通过网络餐饮交易第三方平台等无接触供餐方式提供的餐饮食品,可在常用餐饮容器(如餐盒)上标示营养信息。

二、营养健康食堂建设指南

根据《健康中国行动(2019—2030年)》和《国民营养计划(2017—2030年)》的要求,为指导和规范单位营养健康食堂建设,国家卫生健康委制定了《营养健康食堂建设指南》(以下简称"指南-2")。指南-2适用于主体业态为单位食堂(职工食堂)的食品经营者,中小学校和大专院校食堂可参考执行。

指南-2共计11条,包括建设营养健康食堂应达到的基本要求,以及对其组织管理、人员培训和考核、营养健康教育、配餐和烹饪以及供餐服务等方面的规定和要求。

本节对其中的主要内容做介绍与强调。

（一）营养健康食堂建设基本要求

指南-2对营养健康食堂建设做了明确的规定和要求，内容如下：

（1）取得《食品经营许可证》。

（2）连续3年未发生食品安全事故，连续2年未受过食品安全相关的行政处罚。

（3）配备有资质的专（兼）职营养指导人员。

（4）开展形式多样的营养健康知识宣传活动，营造营养健康氛围。

（5）设立"营养健康角"，摆放测量身高、体重、血压等的设备和工具，并定期维护；张贴自测自评方法。

（6）按照国家卫生健康委印发的《餐饮食品营养标识指南》对所提供的餐饮食品进行营养标示；食堂提供自制饮料或甜品时，应当标示添加糖含量。

（7）建立防范和抵制食物浪费制度，并采取措施予以落实。

（8）严格遵守国家相关法律法规，禁止非法食用、交易野生动物，落实卫生防疫相关规定和要求。

（9）按照国家有关规定，实施垃圾分类。

（10）室内全面禁烟，设置禁止吸烟标识。

（二）建设营养健康食堂的组织管理要求

（1）应当设立由单位领导、后勤、工会和食堂管理等人员组成的营养健康管理委员会，并为营养健康食堂建设提供人员、资金等支持。鼓励单位主要领导担任营养健康管理委员会的负责人。

（2）应当围绕合理膳食和"三减"（减盐、减油、减糖）制订工作计划及实施方案，明确营养健康食堂工作的组织管理、人员培训和考核、营养健康教育、配餐和烹饪、供餐服务等具体事宜，并开展自查。

（3）应当建立健全原材料采购制度，保障食堂所用食材种类丰富、新鲜，减少腌制、腊制及动物油脂类食材的使用。

（4）应当建立健全营养健康管理制度，明确各岗位职责，开展过程管理。做好食物消费量记录，根据带量食谱、用餐人数、原料损耗计算食物消费量，每周汇总。

（5）应当建立健全盐、油、糖（包括含盐、油、糖的各种调味品）采购、台账制度，记录采购量、入库时间、重量，并计算人均摄入量。定期公示每周盐、油、糖使用量和人均每日或每餐摄入量，并使其达到相应目标。

（三）人员培训和考核

（1）营养指导人员应当具备为不同人群提供营养配餐和管理的能力，指导采购、配料、加工和营养标示，制定食谱和菜品目录，开展营养健康教育，指导服务员帮助用餐人员合理选餐。

（2）应当定期组织食堂负责人、营养指导人员和厨师等进行营养健康知识和防控传染病技能培训。食堂负责人和营养指导人员每年度应当接受不少于20学时的培训。上述人员应当重点接受食品安全及营养健康知识，卫生防疫知识，食物采购、储藏、烹饪以及"三减"等方面的培训，厨师应当接受低盐、低油、低糖菜品制作技能培训。

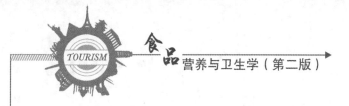

（3）应当每年组织一次食堂负责人、营养指导人员、厨师和服务员的岗位能力自我测评和考核。

（四）营养健康教育

（1）应当采取多种形式宣传合理膳食、"三减"、营养相关慢性病防治、传染病防控、节约粮食等政策和科普知识，营造营养健康的就餐氛围，包括在显著位置张贴、悬挂、摆放材料或播放视频；宣传《中国居民膳食指南》和中国居民平衡膳食宝塔，宣传能量和脂肪等的一日及三餐摄入量建议；在食堂或附近场所提供可以自由取阅的宣传材料，如小册子、折页、单页等。

（2）应当以食堂为主体组织举办膳食营养相关宣传活动，包括营养健康专题讲座、知识问答和厨艺大赛等形式，每年度不少于 2 次。

（3）鼓励主动推送营养健康知识，征求用餐人员的意见和建议等。

（五）配餐和烹饪要求

1. 食物种类应当符合《中国居民膳食指南（2022）》的建议

每一餐食谱中应当提供至少 3 类食物（不包括调味品和植物油），同类食物之间可进行品种互换（具体参见本章第二节表5-3至表5-10），食谱中应提供的食物类别及品种应符合如下要求：

（1）谷薯杂豆类：每周应当至少 5 种，注意粗细搭配。

（2）蔬菜水果类：每周应当至少 10 种新鲜蔬菜，兼顾不同品种，深色蔬菜宜占蔬菜总量一半以上；鼓励提供水果。

（3）水产禽畜蛋类：每周应当至少 5 种，鼓励优选水产类、蛋类和禽类，畜肉类应当以瘦肉为主。

（4）奶类、大豆及豆制品类：每周应当至少 5 种。

（5）植物油：使用多种植物油。不用或少用氢化植物油，如使用应当进行公示。

2. 食物烹饪方法应当符合营养健康原则

烹饪和加工环节，鼓励优先采用减少营养成分损失和保持自然风味的食物烹饪方法，少用炸、煎、熏、烤等烹饪方法。鼓励开发新的健康烹饪方法，在保持菜品风味特色的基础上尽量减少盐、油、糖（包括含盐、油、糖的各种调味品）的用量。

3. 应当提供低盐、低油、低糖菜品

应减少盐、油、糖含量较高的菜品的供应。食堂就餐场所不摆放盐、糖。

4. 应当制定合理膳食营养配餐计划

提供套餐或份饭的食堂，一周内食谱尽量不重复。鼓励自由取餐的食堂参考季节气候天气、本单位职工劳动强度、年龄性别结构等提供标准化套餐以满足其一餐能量和主要营养素需求。表5-13列举了轻度身体活动水平男性成年人标准化套餐及带量食谱的实例。

表5-13　标准化套餐及其带量食谱实例

供餐时间	菜名	原料	重量/g
早餐	香菇菜包	面粉	35
		青菜	10
		香菇	5
		豆腐干	20
	白煮鸡蛋1个	鸡蛋	40
	牛奶1袋	牛奶	220
午餐	米饭	大米	105
		小米	25
	板栗烧鸡	鸡肉	50
		板栗	15
	蒜苗炒肉	蒜苗	100
		猪肉	20
	菠菜蛋汤	菠菜	100
		鸡蛋	10
	水果	苹果	150
	酸奶1盒	酸奶	100
晚餐	玉米面馒头	面粉	75
		全玉米面	50
	蛤蜊豆腐汤	蛤蜊	75
		南豆腐	75
	尖椒土豆丝	青椒	50
		土豆	100
	胡萝卜炒豆芽	胡萝卜	100
		绿豆芽	100
	水果	香蕉	200

注:本食谱是轻度身体活动水平男性成年人一人份食谱,重量为可食部重量。

5.应当在显著位置公布营养标识

提供套餐或份饭的食堂应当在显著位置公布带量食谱及营养标识;自由取餐的食堂应当在显著位置公布营养标识,鼓励公布带量食谱。

6.鼓励根据用餐人员健康状况供餐

鼓励食堂向肥胖或营养相关疾病人群提供特殊营养配餐(医院为病人设计的营养配餐不属于此范围)。

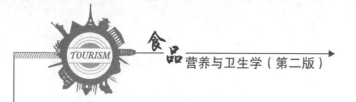

7.鼓励使用智能化系统

鼓励食堂使用智能化系统指导配餐和用餐。

（六）供餐服务要求

（1）采用分餐制供餐。自由取餐的食堂应当为每道菜品配备公筷、公勺或公夹。提供桌餐服务的食堂应当配备公筷、公勺等分餐工具，并引导用餐人员使用。

（2）应当主动销售小份或者半份菜品、经济型套餐等。

（3）应当提供免费白开水或直饮水。

（4）配备洗手、消毒设施或用品。

（5）座位间保持一定距离，避免高密度聚集用餐。

（七）指南-2的有关术语

指南-2使用过程中涉及到以下术语，具体界定如下。

（1）食谱：以餐次为单位提供的含有主食和副食名称、原辅料品种、供餐时间和烹调方式等的一组食物搭配组合。

（2）带量食谱：包含主食、副食、原辅料等重量的食谱。

（3）分餐：在用餐过程中，实现餐具、菜（饮）品等的不交叉、无混用的餐饮方式。

三、营养健康餐厅建设指南

根据《健康中国行动（2019－2030年）》和《国民营养计划（2017－2030年）》的要求，国家卫生健康委员会制定和发布了《营养健康餐厅建设指南》（以下简称"指南-3"）。指南-3是为指导餐饮服务经营者进行营养健康餐厅建设而制定的。推广指南-3，可以引导餐饮业从业人员增强营养健康意识，提升营养健康服务水平，为餐饮消费者提供更加营养健康的菜品，实现餐饮业的营养转型升级。

指南-3对营养健康餐厅建设在基本要求、餐厅组织管理、人员培训和考核、营造营养健康环境、配餐和烹饪、供餐服务等方面做了明确的规定和要求。

（一）营养健康餐厅建设基本要求

（1）取得《食品经营许可证》。

（2）连续3年未发生食品安全事故，连续2年未受过食品安全相关的行政处罚。

（3）配备有资质的专（兼）职营养指导人员。

（4）开展形式多样的营养健康知识宣传活动，营造营养健康氛围。

（5）按照国家卫生健康委印发的《餐饮食品营养标识指南》对所提供的餐饮食品进行营养标示；餐厅提供自制饮料或甜品时，应当标示添加糖含量。

（6）建立防范和抵制食物浪费制度，并采取措施予以落实。

（7）严格遵守国家相关法律法规，禁止非法食用、交易野生动物，落实卫生防疫相关规定和要求。

（8）按照国家有关规定，实施垃圾分类。

（9）室内全面禁烟，设置禁止吸烟标识。

（二）营养健康餐厅建设的组织管理要求

（1）应当设立由餐厅负责人承担主体责任的营养健康餐厅建设工作组,编制和实施年度营养健康餐厅建设与运行计划。

（2）应当将营养健康餐厅建设列入管理目标,配备场地、设施、人员、技术、资金等支撑条件。

（3）应当制定建设和运行营养餐厅所需的组织管理细则、营养健康相关工作和岗位责任制度、监督管理制度等,并公告。

（4）应当建立健全原材料采购制度,保障餐厅所用食材种类丰富、新鲜,减少腌制、腊制及动物油脂类食材的使用。

（5）鼓励建立健全盐、油、糖(包括含盐、油、糖的各种调味品)使用登记制度,并进行人均消费量统计,逐步减少菜品的盐、油、糖用量和消费者人均盐、油、糖摄入量。

（三）人员培训和考核

（1）营养指导人员应当具备为不同人群提供营养配餐和管理的能力,指导采购、配料、加工和营养标示,制定菜单和菜品制作标准,开展营养健康教育,指导服务员帮助消费者合理选餐。

（2）应当定期组织餐厅负责人、营养指导人员和厨师等进行营养健康知识和防控传染病技能培训。餐厅负责人和营养指导人员每年度应当接受不少于16学时的培训。上述人员应当重点接受食品安全及营养健康知识,卫生防疫知识,食物采购、储藏、烹饪以及"三减"等方面的培训,厨师应当接受低盐、低油、低糖菜品制作技能培训。

（3）应当每年组织一次餐厅负责人、营养指导人员、厨师和服务员的岗位能力自我测评和考核。

（四）营造营养健康环境

（1）应当建立专门的途径宣传营养健康、传染病防控和文明用餐等知识,充分利用菜单、餐具包装、订餐卡等进行宣传。

（2）应当在就餐场所显著位置宣传《中国居民膳食指南》和中国居民平衡膳食宝塔。

（3）鼓励制作可取阅的营养和膳食指导相关宣传资料,并适时更新。

（4）鼓励开展营养健康主题科普宣教活动,并进行宣传。

（五）配餐和烹饪要求

（1）食物烹饪方法应当符合营养健康原则。烹饪和加工环节,鼓励优先采用减少营养成分损失和保持自然风味的食物烹饪方法,少用炸、煎、熏、烤等烹饪方法。

（2）鼓励食物多样、合理膳食,菜单中提供全谷物、奶类、新鲜水果、低糖或无糖饮料等供消费者选择。

（3）鼓励提供的套餐符合"能量平衡、营养均衡"原则,并逐步实行标准化。

（4）鼓励不断创新改良菜品,对于低盐、低脂、低糖菜品进行醒目标示,增加菜单中低盐、低脂、低糖菜品比例。

（5）鼓励推出适合老年人、儿童、肥胖者、高血压、糖尿病等特殊人群的菜品,并进行营养

113

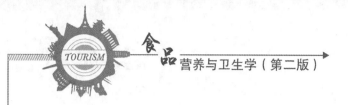

特点描述和说明。

（六）供餐服务要求

（1）消费者点餐时，服务员应当给出合理点餐建议、主动介绍菜品营养特点，推荐低盐、低脂、低糖菜品，引导消费者实施光盘行动，不酗酒。

（2）应当依据餐厅和菜品特点，实施分餐制。

（3）应当提供免费白开水或直饮水。

（4）鼓励主动销售小份或者半份菜品、经济型套餐等。

（5）配备洗手、消毒设备或用品。

（6）座位间保持一定距离，避免高密度聚集用餐。

（七）指南-3的有关术语

（1）菜单：显示餐饮食品信息（包括但不限于品种名称、计量、价格等）的说明物，包括纸质版、电子版等多种形式。

（2）分餐：在用餐过程中，实现餐具、菜（饮）品等的不交叉、无混用的餐饮方式。

由国家卫生健康委员会组织制定的上述三个指南，在适用对象和基本内容上虽有不同，但它们之间相辅相成，目的是引导餐饮服务与经营者不断增强营养健康意识，提升营养健康服务水平，规范餐饮食品营养信息标识。

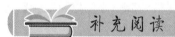
补充阅读

《食品安全国家标准 预包装食品营养标签通则》（征求意见稿）
——预包装食品营养标签使用方法简介

食品营养标签是向消费者提供食品营养信息和特性的说明，也是消费者直观了解食品营养组分、特性的有效方式。根据《中华人民共和国食品安全法》的有关规定，为指导和规范我国食品营养标签标示，卫生部在参考国际食品法典委员会和国内外管理经验的基础上，于2011年组织制定了GB 28050—2011《食品安全国家标准 预包装食品营养标签通则》。2021年9月26日，国家卫健委发布了《食品安全国家标准 预包装食品营养标签通则》（征求意见稿）（以下简称"标准"）。"标准"给出了预包装食品营养标签上营养信息描述的具体要求和规范。这里主要对营养标签的格式、内容和营养成分表达方式等进行简介。

一、关于食品营养标签的格式

预包装食品营养标签应使用规范的汉字，可同时使用少数民族文字、外文等，其内容应与汉字含义一致，字高不得大于汉字的字高。营养成分表应清晰、醒目、持久，以一个"方框表"的形式标示（特殊情况除外）。方框表需与包装的基线垂直，表头为"营养成分表"。营养标签格式应规范统一，食品企业可根据食品的营养特性、包装面积大小和形状等因素选择使用"标准"的附录B中的任一种格式。

二、预包装食品营养标签标示的内容

一是强制标示内容。所有预包装食品营养标签强制标示的内容包括:能量、蛋白质、脂肪、饱和脂肪(或饱和脂肪酸)、碳水化合物、糖、钠的含量及其NRV%。

此外还包括:①当对除上述以外的其他营养成分进行营养声称或营养成分功能声称时,应在营养成分表中标示出该营养成分的含量及其NRV%(规定了营养素参考值的);②若预包装食品使用了营养强化剂,应在营养成分表中标示出该营养成分的含量及其NRV%(规定了营养素参考值的);③当食品配料含有或生产过程中使用了氢化和(或)部分氢化油脂时,应在营养成分表中标示出反式脂肪酸的含量;④能量和营养成分的含量应以每份和(或)每100克(g)和(或)每100毫升(mL)可食部中的具体数值来标示,以每份可食部进行标示时,应在同一版面标明每份食品的质量或体积;⑤预包装食品应明确标示:儿童青少年谨慎选择高盐、高脂、高糖食品。

二是可选择性标示内容,包括除上述强制标示的营养成分之外的:①其他营养成分。鼓励在营养成分表中标示维生素A、维生素B_1、维生素B_2、钙、铁、锌,以及"标准"的表1中列出的其他成分。②营养声称。当某营养成分含量标示值符合"标准"附录表C.1的含量要求和限制性条件时,可对该成分进行含量声称。当某营养成分含量标示值满足"标准"附录表C.2的要求和条件时,可对该成分进行比较声称。当某营养成分同时符合含量声称和比较声称的要求时,可以使用其中一种或者同时使用两种声称方式。③营养成分功能声称。当某营养成分的含量标示值符合声称要求时,可使用"标准"附录D中相应营养成分的一条或多条功能声称标准用语。不应对功能声称用语进行任何形式的删改、添加和合并。④分量标示。按份标示预包装食品中能量和营养成分的含量时,每份食品的质量或体积可按类别参考"标准"附录E推荐的食品分量参考值。⑤其他补充信息标示。

三、关于预包装食品营养成分的表达方式

预包装食品中能量和营养成分的含量应以每份和(或)每100克(g)和(或)每100毫升(mL)可食部中的具体数值来标示。以每份可食部进行标示时,应在同一版面标明出每份食品的质量或体积。营养成分表中强制标示以及可选择性标示营养成分的名称和顺序、标示单位、修约间隔、"0"界限值应参照"标准"中表1的规定标示。当不标示某一营养成分时,依序上移。当标示GB14880和有关公告中允许强化的除"标准"表1所列营养成分外的其他营养成分时,其排列顺序应位于表1所列营养成分之后。

四、关于营养素参考值(NRV)及其使用方法

(一)营养素参考值(NRV)与NRV%

营养素参考值(nutrition reference values, NRV)是用于比较食品营养成分含量水平的参考值,适用于4岁以上人群食用的预包装食品营养标签,依据《中国居民膳食营养素参考摄入量》制定。在"标准"中的附录A里,规定了能量和31种营养成分的营养素参考值(NRV)。

营养素参考值百分比(NRV%)是指每份或每100 g或每100 mL食品可食部

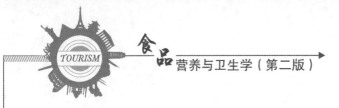
中某营养素含量占营养素参考值（NRV）的百分比。在计算NRV％时，"标准"规定其修约间隔为1，即按照四舍五入原则，保证百分号前数字为整数。

（二）营养素参考值（NRV）标示的其他说明

（1）对于NRV值低于某数值的营养成分，例如，脂肪的NRV≤60 g，则在计算食品脂肪NRV％时，应按照60 g来计算。

（2）对于未规定NRV的营养成分，如糖、不饱和脂肪酸、反式脂肪酸等，其NRV％可以空白，也可以用斜线、横线等方式表达。

（3）当总成分含量用某一单体成分代表时，可使用总成分的NRV数值计算。例如，糖可使用碳水化合物的NRV值计算；可溶性膳食纤维和（或）不可溶性膳食纤维可使用膳食纤维的NRV数值计算。

示例：

某产品膳食纤维检测数值为：可溶性膳食纤维2.5 g/100g，总膳食纤维3.2 g/100g，则可以以单体计，也可以标示总膳食纤维。查附录A可知，膳食纤维的NRV为25 g，产品中的含量值为3.2 g。

根据NRV％的定义，可计算出该产品膳食纤维的NRV％为13％，即标示为：

膳食纤维3.2 g/100g，13％（NRV％）；

或：膳食纤维（以可溶性膳食纤维计）2.5 g/100g，10％（NRV％）；

或：膳食纤维（以不可溶性膳食纤维计）0.7 g/100g，3％（NRV％）。

需要说明的是，本书未列出"标准"中的相关附录，实际应用时，可自行查阅。"标准"适用于直接提供给消费者的预包装食品营养标签。非直接提供给消费者的预包装食品和食品储运包装如需标示营养标签，应按"标准"实施。但"标准"不适用于保健食品及预包装特殊膳食用食品的营养标签。

 复习与思考

1.《中国居民膳食营养素参考摄入量（2013版）》包括哪些内容？各有何意义？

2. 何谓膳食结构？中国居民的膳食结构特点如何？

3. 营养食谱设计的原则有哪些？

4. 请根据自身年龄、性别、体力活动水平、生理状况等特点，用计算法编制一日带量营养食谱。

5. 根据平衡膳食和营养配餐要求，说明宴席菜单设计中应注意哪些问题。

第六章 →

不同人群的营养

人的一生,按年龄从小到大可分为以下几个阶段:

婴幼儿期:从出生—3周岁,包括新生儿期(胎儿娩出,脐带结扎至出生后28天)、婴儿期(1—12个月)和幼儿期(1—3周岁);

学龄前期:3—6岁;

学龄期:6—12岁;

青少年期:12—18岁;

成年期:18—65岁;

老年期:65岁以上。

本章内容根据孕妇、乳母、婴幼儿、学龄前儿童、学龄儿童、青少年以及老年人的不同生理特点,分别介绍其营养需要和膳食原则。

第一节　不同生理状况人群的营养与膳食

一、孕妇

孕妇的营养,不仅要满足自身需要,还要供给胎儿生长发育,所以孕妇需要更多的营养。孕妇营养对母体自身、胎儿以及新生儿的生长发育,甚至子代成年后的健康状况都有重要影响。

(一)孕期特点

从卵子受精到胎儿娩出间的280天,孕妇经历了一系列生理变化。怀孕的不同时期,胚胎发育速度不同,孕妇生理状态、机体代谢过程以及对营养素的需求也不相同。按照妊娠生理特点和营养需要的不同,可将孕期划分为孕早期(孕1周—12周)、孕中期(孕13周—27周)和孕晚期(孕28周—分娩)三个阶段。

(1)孕早期。

孕早期胎儿生长速度缓慢;与妊娠相关的激素水平发生变化,多数孕妇有恶心、呕吐、食

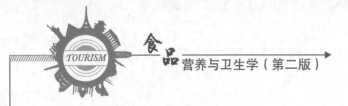

欲下降等不同程度的妊娠反应,孕妇注意选择清淡适口、少油腻的食物。孕早期也是胎儿组织器官分化和形成的时期,孕妇要特别注意避免会对胎儿产生的不利影响的各种致畸因素,如药物、环境有毒气体、辐射等。

（2）孕中期和孕晚期。

孕中期和孕晚期胎儿各器官系统生长迅速,尤其孕晚期是胎儿生长最快的时期,也是胎儿脑细胞和脂肪细胞增殖的"敏感期"。自孕中期开始,孕妇血容量明显增加,其中血浆容量增加的速度比红细胞快,会使血液被稀释,出现生理性贫血。此外,在孕晚期,孕妇肾脏负担加重、体重明显增加。

孕妇需充足摄入多种营养素,以防止营养不良给母体自身和胎儿带来不利影响。

（二）孕期营养需要

1. 能量

适宜的能量对孕妇和胎儿都很重要。孕早期,孕妇基础代谢并无明显变化,孕中期逐渐升高,孕晚期基础代谢会增加15%－20%。因此,《中国居民膳食营养素参考摄入量（2013版）》给出的孕期不同阶段、不同身体活动水平的能量需要量（EER）如表6-1所示,并建议注意观察孕妇在孕中、晚期体重情况,根据体重增重情况调整能量供给,能量供给以每周增重0.45 kg为适宜。

表6-1　孕期不同阶段、不同身体活动水平的能量需要量（EER）

身体活动水平	孕早期		孕中期		孕晚期	
	/(MJ/d)	/(kcal/d)	/(MJ/d)	/(kcal/d)	/(MJ/d)	/(kcal/d)
轻	7.53	1800	8.79	2100	9.41	2250
中	8.29	2100	10.05	2400	10.67	2550
重	10.04	2400	11.30	2700	11.92	2850

（资料来源:中国营养学会,中国居民膳食营养素参考摄入量（2013）[M].北京:中国标准出版社,2014.）

2. 蛋白质

妊娠期间,母体子宫和乳房发育、血容量增加以及胎儿生长发育,约需蛋白质925 g,这些蛋白质需要孕妇在妊娠期间不断从膳食中获得,来满足母体自身和胎儿生长发育需要。《中国居民膳食营养素参考摄入量（2013版）》指出,孕妇孕早期蛋白质的推荐摄入量（RNI）与孕前相同,孕中期、孕晚期分别比孕前增加15 g/d、30 g/d。

3. 脂肪

脂类是胎儿神经系统的重要组成部分。孕妇膳食应有适量脂肪,提供饱和脂肪酸、n-3系列和n-6系列多不饱和脂肪酸,如脑和视网膜发育必不可少的花生四烯酸和DHA;脑细胞髓鞘化过程中起重要作用的饱和脂肪酸和多不饱和脂肪酸。但孕妇血脂已较非孕时升高,故脂肪摄入量不宜过多。《中国居民膳食营养素参考摄入量（2013版）》关于孕妇膳食脂肪AMDR的建议如下:脂肪供能占总能量的20%－30%,其中饱和脂肪酸供能占比小于10%,n-6 PUFA供能占比2.5%－9.0%,n-3 PUFA供能占比0.5%－2.0%。

4. 矿物质

(1)钙。

为满足骨骼和牙齿生长发育所需,胎儿需从母体摄取大量钙。足月胎儿约需储备30 g钙,在孕早、中、晚期,胎儿钙的储备量分别为平均每天7 mg、110 mg、350 mg。除胎儿需要外,母体还需储存部分钙以备泌乳需要,同时还要考虑到食物钙的吸收率。因此,《中国居民膳食营养素参考摄入量(2013版)》指出,孕妇孕早期钙的推荐摄入量(RNI)与孕前相同,孕中期、孕晚期比孕前增加200 mg/d。

(2)铁。

孕妇铁的需要量显著增加。若孕妇缺铁,除容易导致孕妇缺铁性贫血外,还影响胎儿铁储备,使婴儿期出现缺铁或缺铁性贫血。一些研究认为,孕早期缺铁还与早产及婴儿低出生体重有关。因此,孕妇需要注意摄入含铁丰富的食物如动物血液、肝脏和瘦肉等。《中国居民膳食营养素参考摄入量(2013版)》建议,孕妇孕早期铁的推荐摄入量(RNI)与孕前相同,孕中期、孕晚期比孕前分别增加4 mg/d、9 mg/d。

(3)锌。

孕妇摄入充足的锌可促进胎儿生长发育和预防胎儿先天畸形,因此孕妇应适当增加锌的摄入量。《中国居民膳食营养素参考摄入量(2013版)》指出,孕妇锌的推荐摄入量(RNI)比孕前高,孕早、中、晚期增加量均为2 mg/d。

(4)碘。

孕妇碘的需要量增加。碘对孕妇和胎儿都极为重要,若孕妇碘缺乏,可导致母体甲状腺功能减退,并因此减少对胎儿营养素的提供;孕妇缺碘,还可导致胎儿甲状腺功能低下,从而引起以生长发育迟缓、认知能力降低为标志的克汀病;孕早期碘缺乏引起的甲状腺功能低下导致的神经损害更为严重。因此,孕妇应多吃一些含碘丰富的食物,如海带、紫菜、虾皮、海鱼等海产品。《中国居民膳食营养素参考摄入量(2013版)》指出,孕妇碘的推荐摄入量(RNI)比孕前高,孕早、中、晚期增加量均为110 μg/d。

5. 维生素

(1)维生素A。

孕妇对维生素A的需要量增加。维生素A缺乏与早产、胎儿宫内发育迟缓及低出生体重有关。但孕早期应注意不要摄入过多。胡萝卜素是重要的维生素A原,且不易产生不良作用,孕妇可通过摄入富含胡萝卜素的食物,如深绿色、黄色、红色果蔬来补充维生素A。《中国居民膳食营养素参考摄入量(2013版)》指出,孕妇孕早期维生素A的推荐摄入量(RNI)为700 μgRAE/d(与非孕妇女相同),孕中期、孕晚期增加量均为70 μgRAE/d;可耐受最高摄入量(UL)为3000 μgRAE/d。

(2)维生素D。

孕妇维生素D需要量增加。维生素D能促进钙吸收和钙在骨骼中的沉积,若维生素D缺乏可导致孕妇骨质软化症和新生儿低钙血症等。强化维生素D的乳制品是维生素D的良好食物来源。《中国居民膳食营养素参考摄入量(2013版)》指出,孕妇维生素D的推荐摄入量(RNI)与非孕妇女相同,为10 μg/d,可耐受最高摄入量(UL)为50 μg/d。

（3）维生素 B_1。

孕妇维生素 B_1 缺乏可导致新生儿脚气病，还可影响孕妇胃肠功能。而孕早期的早孕反应使食物摄入量减少，更易引起维生素 B_1 缺乏，并因此导致胃肠功能下降，进一步加重早孕反应，引起营养不良。《中国居民膳食营养素参考摄入量（2013版）》指出，孕妇孕早期维生素 B_1 的推荐摄入量（RNI）为 1.2 mg/d（与非孕妇女相同），孕中期、孕晚期增加量分别为 0.2 mg/d、0.3 mg/d。

（4）维生素 B_2。

孕妇维生素 B_2 缺乏可导致胎儿生长发育迟缓，还与缺铁性贫血有关。《中国居民膳食营养素参考摄入量（2013版）》指出，孕妇孕早期维生素 B_2 的推荐摄入量（RNI）为 1.2 mg/d（与非孕妇女相同），孕中期、孕晚期增加量分别为 0.2 mg/d、0.3 mg/d。

（5）维生素 B_6。

临床上可使用维生素 B_6 辅助治疗早孕反应；也使用维生素 B_6、叶酸和维生素 B_{12} 预防妊娠高血压的发生。《中国居民膳食营养素参考摄入量（2013版）》指出，孕妇维生素 B_6 的推荐摄入量（RNI）为 2.2 mg/d（比非孕妇女增加 0.8 mg/d）。

（6）叶酸。

叶酸不足与新生儿神经管畸形（无脑儿、脊柱裂等）的关系近年来受到广泛关注。妊娠前几周是神经管形成和闭合的关键时期，因此叶酸的补充需从计划怀孕开始，即妇女在孕前 3—6 个月和孕早期每天补充叶酸 400 μg，可有效预防大多数神经管畸形的发生。《中国居民膳食营养素参考摄入量（2013版）》指出，孕妇叶酸的推荐摄入量（RNI）为 600 μgDFE/d，可耐受最高摄入量（UL）为 1000 μgDFE/d。

（三）备孕和孕期妇女膳食指南

备孕是指育龄妇女有计划地怀孕并针对优孕进行必要的前期准备，是优孕和优生优育的重要前提。孕期胎儿的生长发育、母体乳腺和子宫等生殖器官的发育以及为分娩后乳汁分泌进行必要的营养储备，都需要额外的营养。妊娠妇女应在孕前平衡膳食的基础上，根据胎儿生长速率及母体生理和代谢变化，适当调整进食量。《中国居民膳食指南（2022）》在一般人群膳食指南基础上针对备孕和孕期妇女特别补充以下 6 条核心推荐：

（1）调整孕前体重至正常范围，保持孕期体重适宜增长。

（2）常吃含铁丰富的食物，选用碘盐，合理补充叶酸和维生素 D。

（3）孕吐严重者，可少量多餐，保证摄入含必需量碳水化合物的食物。

（4）孕中晚期适量增加奶、鱼、禽、蛋、瘦肉的摄入。

（5）经常户外活动，禁烟酒，保持健康生活方式。

（6）愉快孕育新生命，积极准备母乳喂养。

为保证优生优育，育龄妇女在计划怀孕前 3—6 个月（也称孕前期）就应接受膳食营养和健康生活方式的教育与指导，进行健康状况、生活习惯和自身营养的调整。孕早期胎儿生长发育较缓慢，但多数孕妇怀孕早期可出现恶心、呕吐、食欲下降等妊娠反应，因此孕早期膳食应以富有营养、容易消化、清淡适口的食物为宜，如新鲜果蔬、大豆制品、鱼、禽、蛋以及谷类制品，保证摄入含必要量碳水化合物的食物，以预防酮血症对胎儿神经系统的危害。此外，孕早期（怀孕后的前 4 周）是胎儿神经管形成的重要时期，应特别注意摄入含叶酸丰富的食物,如动物肝脏、深色蔬菜及豆类。从孕中期开始,胎儿进入快速生长发育阶段,并且孕妇还需要为产后泌乳储备能量和营养素,因此,孕中晚期需要增加食物量,以满足孕妇显著增加的营养素需要。

二、乳母

因为分泌乳汁哺育婴儿的需要,乳母所需能量和各种营养素多于一般妇女。合理膳食和均衡营养有利于母体组织器官恢复和为婴儿提供充足的食物。若乳母膳食营养素摄入不足,则需要动用母体内的营养素储备来维持乳汁中营养成分稳定;若乳母长期营养不良,泌乳量就会减少,严重时身体会停止泌乳。泌乳量减少、体重减轻或出现营养缺乏病症状是乳母营养不良的表现。

(一) 乳母的营养需要

1. 热能

按哺乳期乳母每天分泌乳汁约800 mL,每100 mL人乳能量为280－320 kJ(67－77 kcal),母体能量转化为乳汁能量的效率约为80%来推算,乳母分泌乳汁需要多消耗2800－3200 kJ(670－770 kcal)能量。虽然孕期脂肪储备可为泌乳提供约1/3的能量,但另外2/3需由膳食提供。《中国居民膳食营养素参考摄入量(2013版)》指出,乳母能量需要量(EER)应较普通妇女增加2090 kJ/d(500 kcal/d)。

2. 蛋白质

人乳中蛋白质含量约为1.2%,正常情况下每日泌乳量为750－800 mL,乳汁含蛋白质9－10 g,但乳母膳食蛋白质转变成乳汁蛋白质的效率约为70%,若膳食蛋白质质量较差,则转化为乳汁蛋白质的效率会更低。同时考虑到乳母的个体差异,《中国居民膳食营养素参考摄入量(2013版)》指出,乳母蛋白质的推荐摄入量(RNI)较普通妇女增加25 g/d,且应为优质蛋白质。

3. 脂肪

乳母膳食脂肪含量与组成影响着乳汁中脂肪的含量和组成,而脂类与婴儿的大脑发育密切相关,尤其是其中的多不饱和脂肪酸(如DHA等)对大脑神经发育特别重要。目前我国乳母膳食脂肪摄入量与普通成人相同,占总能量的20%－30%。

4. 矿物质

(1)钙。

乳汁中钙含量较稳定,而且不受乳母膳食钙含量的影响。若乳母膳食钙不足,则会动用母体骨骼钙来维持乳汁钙含量的稳定。为保证乳汁钙含量稳定和母体钙平衡,《中国居民膳食营养素参考摄入量(2013版)》指出,乳母膳食钙的推荐摄入量(RNI)较普通妇女增加200 mg/d。

(2)铁。

铁不能通过乳腺进入乳汁,所以人乳中铁含量极少(0.05 mg/100mL)。但为弥补孕期铁的丢失,防止乳母缺铁性贫血,《中国居民膳食营养素参考摄入量(2013版)》指出,乳母膳食铁的推荐摄入量(RNI)较普通妇女增加4 mg/d。

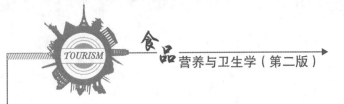

（3）锌、碘。

乳母膳食中锌、碘含量可以影响乳汁中的含量,它们与婴儿的神经系统发育和免疫功能关系密切。《中国居民膳食营养素参考摄入量(2013版)》指出,乳母膳食中锌的推荐摄入量(RNI)较普通妇女增加4.5 mg/d;碘的推荐摄入量(RNI)较普通妇女增加120 μg/d。

5. 维生素

为保证乳母和婴儿的营养需要,乳母对各种维生素的需要量都有所增加,几种重要维生素增加的需要量分别如下。

（1）脂溶性维生素。

维生素A可通过乳腺进入乳汁中,故乳母膳食维生素A的摄入量可以影响乳汁中维生素A的含量;维生素D几乎不能通过乳腺,所以乳汁中的维生素D含量很低;维生素E具有促进乳汁分泌的作用。《中国居民膳食营养素摄入量(2013版)》指出,乳母膳食中:维生素A的推荐摄入量(RNI)为1300 μgRAE/d(较普通妇女增加600 μgRAE/d);维生素D的推荐摄入量(RNI)为10 μg/d;维生素E的适宜摄入量(AI)为17 mgα-TE/d(较普通妇女增加3 mgα-TE/d)。

（2）水溶性维生素。

水溶性维生素可以通过乳腺进入分泌,但乳腺可调节其进入乳汁的量,达到饱和后含量便不再增加。《中国居民膳食营养素参考摄入量(2013版)》给出的乳母膳食中几种重要水溶性维生素的推荐摄入量(RNI)与普通妇女相比有所增加,其中维生素B_1增加0.3 mg/d,维生素B_2增加0.3 mg/d,烟酸增加3 mgNE/d,维生素C增加50 mg/d。此外,乳母膳食维生素C的预防非传染性慢性病的建议摄入量(PI-NCD)为200 mg/d。

（二）哺乳期妇女膳食指南

《中国居民膳食指南(2022)》在一般人群膳食指南基础上,特别为乳母增加以下5条核心推荐:

（1）产褥期食物多样不过量,坚持整个哺乳期营养均衡。

（2）适量增加富含优质蛋白质及维生素A的动物性食物和海产品的进食,选用碘盐,合理补充维生素D。

（3）有家庭支持、愉悦心情、充足睡眠,坚持母乳喂养。

（4）增加身体活动,促进产后恢复健康体重。

（5）多喝汤和水,限制浓茶和咖啡,忌烟酒。

三、婴幼儿

婴幼儿生长发育迅速,新陈代谢旺盛,随着年龄增长,活动量也大大增加;但婴幼儿各系统的生理功能尚未发育成熟,消化吸收功能较弱。这些生理特点决定了婴幼儿食物必须符合更严格的特殊要求。

（一）婴幼儿营养需要

1. 能量

婴幼儿因较高的基础代谢率和生长发育迅速的特殊需要,每千克体重能量需要量为成人的2—3倍或更多,远高于成年人。能量需要包括基础代谢、体力活动、食物特殊动力作用、生长发育及排泄耗能需要。

(1)基础代谢。

婴幼儿基础代谢率高于成人,维持基础代谢所需的能量约占全日总能量需要量的60%。

(2)体力活动。

不同年龄段的婴幼儿,身体活动能量消耗差别很大。1岁以内婴儿活动量较少,随着年龄的增长,能量需要量逐渐增加。

(3)生长发育。

不同年龄的婴幼儿,生长发育速度不同,能量需要量不同。生长发育速度越快的婴幼儿,能量需要量越多。如3个月龄内的婴儿,生长发育所需能量占全日总能量需要量的23%,1岁时降至6%。

(4)食物特殊动力作用。

婴幼儿食物特殊动力作用所需的能量占总能量需要量的7%—8%。婴儿期喂养方式不同,食物特殊动力作用所需的能量不同,母乳喂养低于其他方式喂养。

(5)排泄消耗。

排泄消耗是指婴幼儿因部分未经消化吸收的食物由粪便排出体外引起的能量损失,约占基础代谢能量的10%。

《中国居民膳食营养素参考摄入量(2013版)》给出的中等身体活动水平的婴儿能量需要量(EER)数据如下:6月龄以下婴儿为90 kcal/(kg·d);6月龄以上婴儿为80 kcal/(kg·d),不分性别;12—24月龄男童为900 kcal/d,女童比男童低,为800 kcal/d;24—36月龄男童为1100 kcal/d,女童为1000 kcal/d。

2. 蛋白质

婴幼儿摄入的蛋白质不仅要用来补充代谢过程的消耗,还要满足生长发育所需。因此,每千克体重所需蛋白质的量高于成人,而且需要优质蛋白质。《中国居民膳食营养素参考摄入量(2013版)》对婴幼儿蛋白质摄入量有以下说明:6月龄以下婴儿适宜摄入量(AI)为9 g/d;6月龄以上婴儿的推荐摄入量(RNI)为20 g/d,1岁-、2岁-、3岁-幼儿的推荐摄入量(RNI)分别为25 g/d、25 g/d、30 g/d。

婴幼儿所需必需氨基酸种类除成人的8种外,还有组氨酸。

3. 脂肪

婴幼儿脂肪需要量也高于成人。年龄越小,脂肪供能比越高。婴幼儿神经系统、智力及认知功能的发育需要多种脂肪酸和脂类,如亚油酸、DHA、EPA等。《中国居民膳食营养素参考摄入量(2013版)》指出,6月龄以下婴儿脂肪供能比为48%,6月龄以上婴儿为40%,1—4岁以下幼儿为35%,4岁以下婴幼儿重要脂肪酸的需要量详见表6-2。

4. 碳水化合物

不同年龄的婴幼儿,膳食碳水化合物的供能比有差异,随年龄增长,比例逐渐增大,具体见表6-2。4月龄以下的婴儿体内缺乏淀粉酶,但乳糖酶活性比成人高,乳糖是婴儿碳水化合物的主要来源。4个月以后的婴儿可以适时适量地添加淀粉食物,以刺激淀粉酶的分泌。

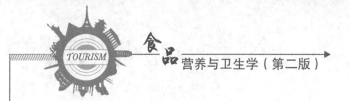

表6-2　4岁以下婴幼儿碳水化合物、脂肪酸参考摄入量（DRIs）

人群	总碳水化合/(g/d)	亚油酸/(%E)	α-亚麻酸/(%E)	EPA+DHA/(g/d)
	AI	AI	AI	AI
0岁—	65	7.3(0.15 g*)	0.87	0.10**
0.5岁—	80	6.0	0.66	0.10**
1—4岁以下	120(EAR)	4.0	0.60	0.10**

注：表中%E为占能量的百分比；*为花生四烯酸；**为DHA。

5. 矿物质

婴幼儿必需且易缺乏的矿物质元素主要有钙、铁、锌。

（1）钙。

钙是构成骨骼和牙齿的主要成分，乳和乳制品含钙丰富且极易吸收，是婴幼儿钙的最好来源。人乳中钙含量约为35 mg/100mL，婴儿按每日摄入母乳800 mL计，约能获取300 mg的钙。因母乳钙、磷比例适当，吸收率高，6月龄以内母乳喂养的婴儿不易发生钙缺乏。《中国居民膳食营养素参考摄入量（2013版）》指出，6月龄以下婴幼儿钙的适宜摄入量（AI）为200 mg/d，6月龄以上为250 mg/d，1岁以上幼儿钙的推荐摄入量（RNI）为600 mg/d。

（2）铁。

铁是血红蛋白和肌红蛋白的重要成分。母乳铁含量很低，但吸收率高，正常新生儿体内有300 mg左右的铁储备，可以满足4个月内婴儿需要。约4个月后，处于快速生长发育阶段的婴儿对膳食铁的需要增加，应添加含铁辅助食品，如强化铁的配方食品、肝泥等予以补充。《中国居民膳食营养素参考摄入量（2013版）》指出，6月龄以下婴儿铁的适宜摄入量（AI）为0.3mg/d，6月龄以上婴儿铁的推荐摄入量（RNI）为10mg/d，1—4周岁幼儿铁的推荐摄入量（RNI）为9 mg/d。

（3）锌。

婴幼儿缺锌会导致生长发育迟缓、脑发育受损、食欲不振、味觉异常等。6个月以后的婴儿需要从膳食中补充锌，肝泥、蛋黄、婴儿配方食品是锌的较好食物来源。《中国居民膳食营养素参考摄入量（2013版）》指出，6月龄以下婴儿锌的适宜摄入量（AI）为2.0 mg/d，6—12月龄婴儿锌的推荐摄入量（RNI）为3.5 mg/d，1—4周岁幼儿锌的推荐摄入量（RNI）为4.0 mg/d。

6. 维生素

婴幼儿对多种维生素的需要量常接近或高于成人需要量的一半，对维生素D的需要量高于成人。因此，维生素D也是婴幼儿容易缺乏的一种营养素，缺乏可引起佝偻病。为防止婴幼儿维生素D缺乏，应适当补充鱼肝油及常晒太阳。《中国居民膳食营养素参考摄入量（2013版）》指出，1岁以下婴儿维生素D的适宜摄入量（AI）、1岁以上幼儿的推荐摄入量（RNI）均为10 μg/d。

（二）婴幼儿喂养指南

1. 0—6月龄婴儿母乳喂养指南

针对我国6月龄内婴儿的喂养需求和可能出现的问题，基于目前已有的充分证据，同时参考WHO、UNICEF和其他国际组织的相关建议，中国营养学会提出了6月龄内婴儿母乳

喂养指南,包括以下6条准则:

(1)母乳是婴儿最理想的食物,推荐6月龄内纯母乳喂养。

(2)生后1小时内开奶,重视尽早吸吮。

(3)回应式喂养,建立良好的生活规律。

(4)适当补充维生素D,母乳喂养无须补钙。

(5)如果有动摇母乳喂养的想法和举动,可咨询医生或其他专业人员,结合他们的建议和帮助做出决定。

(6)定期监测婴儿体格指标,保持健康生长。

与其他喂养方式相比,母乳喂养的优越性在于:

(1)母乳营养成分最适合婴儿的营养需要。

母乳含有优质蛋白质、丰富的必需氨基酸、乳糖、多种维生素,钙、磷比例适当且极易消化吸收。一般情况下,母乳喂养能够完全满足6月龄内婴儿的能量、营养素和水的需要,推荐给予6月龄内的婴儿纯母乳喂养。

(2)母乳可以提高婴儿的抵抗力。

母乳中含有多种免疫活性物质,如免疫球蛋白、溶菌酶、乳铁蛋白、双歧因子以及其他抗感染性物质,可以促进婴儿免疫系统的成熟,增强婴儿对感染性疾病的抵抗力。

(3)母乳喂养可降低婴儿发病率和死亡率,并具有持续的有益健康效应。

研究证明,婴儿出生后的前6个月,给予全母乳喂养可显著降低婴儿很多疾病的发病率和死亡率,其中关于防止婴儿腹泻的证据最多。研究还证实,母乳喂养有利于预防成年时期的某些慢性疾病。

(4)母乳喂养增进母子感情,有助于婴儿智力发育。

母乳喂养过程中,母亲对婴儿的皮肤接触、爱抚、目光交流、语言以及微笑,可增进母婴情感交流,有助于母婴情绪稳定,有利于婴儿智力发育。

此外,母乳喂养经济方便、无污染,又不易引起过敏,同时乳汁的生成和分泌以及哺乳的过程有助于母体产后复原。

2. 7—24月龄婴幼儿喂养指南

对于7—24月龄婴幼儿,母乳仍然是其重要的营养来源,但单一的母乳喂养已经不能完全满足其对能量和营养素的需求,必须引入其他营养丰富的食物。中国营养学会提出的7—24月龄婴幼儿的喂养指南,有以下6条膳食指导准则:

(1)继续母乳喂养,满6月龄起必须添加辅食,可从富含铁的泥糊状食物开始。

(2)及时引入多样化食物,重视动物性食物的添加。

(3)尽量少加糖、盐,适当加油脂,保持食物原味。

(4)提倡回应式喂养,鼓励但不强迫进食。

(5)注意饮食卫生和进食安全。

(6)定期监测体格指标,追求健康生长。

四、学龄前儿童

学龄前儿童是指3—6周岁的儿童。与婴幼儿相比,这一时期的儿童生长发育速度减慢,脑及神经系统持续发育并逐渐成熟。但与成人相比,这一时期的儿童仍然处于迅速生长

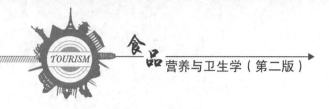

发育中,加上活泼好动,需要更多的营养。学龄前儿童具有好奇心强、喜欢模仿等特点,使得其具有更大的可塑性,故这一时期也是培养儿童良好生活习惯的重要时期。

（一）学龄前儿童营养需要

1. 能量

《中国居民膳食营养素参考摄入量（2013版）》给出了3—6岁（中等身体活动水平）儿童所需能量供给范围,如表6-3所示,其中男孩略高于女孩。

表6-3　3—6岁儿童所需能量、蛋白质及脂肪供能比可接受范围（中等身体活动）

年龄（岁）	能量（EER）				蛋白质（RNI）/（g/d）		总脂肪供能比/（%）
	/（MJ/d）		/（kcal/d）				
	男	女	男	女	男	女	
3—	5.23	5.02	1250	1200	30	30	35（AI）
4—	5.44	5.23	1300	1250	30	30	20—30（AMDR）
5—6	5.86	5.44	1400	1300	30	30	20—30（AMDR）

（资料来源：中国营养学会,中国居民膳食营养素参考摄入量（2013）[M].北京：中国标准出版社,2014.）

2. 蛋白质

学龄前儿童每增加1 kg体重,约需160 g蛋白质积累。通过膳食摄入的蛋白质主要用于满足细胞和组织的生长,因此对蛋白质质量以及必需氨基酸的种类和含量都有一定的要求。《中国居民膳食营养素参考摄入量（2013版）》给出的蛋白质的推荐摄入量（RNI）见表6-3。这一时期的人群膳食中,来源于动物性食物的优质蛋白质应占50%。

3. 脂肪

儿童生长发育所需的膳食脂肪供能比高于成人,占总能量的百分比见表6-3。尤应注意必需脂肪酸的供给量、n-3系列与n-6系列多不饱和脂肪酸的比例平衡。

4. 碳水化合物

经过幼儿期的逐渐适应,学龄前儿童膳食基本完成了从以奶和奶制品为主到以谷类为主的过渡。其膳食中谷类等复杂碳水化合物提供的能量应占到总能量的50%—65%,不宜食用过多甜食,添加糖供能比应小于10%,并注意补充适量膳食纤维。

5. 矿物质

学龄前儿童对矿物质的需要量往往多于成人的一半或接近成人的DRI。3—4岁、4—6岁儿童几种重要矿物质需要量分别如下：钙的推荐摄入量（RNI）分别为600 mg/d、800 mg/d；铁的推荐摄入量（RNI）分别为9 mg/d、10 mg/d；锌的推荐摄入量（RNI）分别为4.0 mg/d、5.5 mg/d。

6. 维生素

学龄前儿童多种维生素的需要量也接近成人的一半,维生素D的推荐摄入量（RNI）与一般成人相同,为10 μg/d。

（二）学龄前儿童膳食指南

基于学龄前儿童的生理特点、营养需要以及饮食习惯培养规律,结合其膳食营养和饮食行为现状,《中国居民膳食指南(2022)》在一般人群膳食指南基础上,针对学龄前儿童给出了以下5条核心推荐:

(1)食物多样,规律就餐,自主进食,培养健康饮食行为。

(2)每天饮奶,足量饮水,合理选择零食。

(3)合理烹调,少调料少油炸。

(4)参与食物选择与制作,增进对食物的认知和喜爱。

(5)经常户外活动,定期体格测量,保障健康成长。

五、学龄儿童

学龄儿童是指满6周岁不满18周岁的未成年人。学龄儿童正处于发育阶段,充足的营养是其智力和体格正常发育,乃至一生健康的物质基础。同时,学龄期也是一个人建立健康信念和形成健康饮食行为的关键时期,从小养成健康的饮食行为和生活方式将使他们受益终身。

这一阶段人群摄入的营养,除了要维持机体的基础代谢、身体活动以及食物热效应外,还要满足生长发育的需要。因此所需的能量和各种营养素相对高于成人,尤其是能量和蛋白质。13—18周岁称为青春发育期,是人一生中的第二次快速发育阶段。在此阶段,个体出现第二性征,对能量和各种营养素的需要量均超过成年人。进入青春期后,同龄男女的营养素需要量也有了明显的差别。

（一）营养需要

这一时期的人群对各种营养素的需要达到最大值,三种生热营养素提供的能量占总能量的合理比例为蛋白质12%—15%,脂肪20%—30%,碳水化合物50%—65%。身高和体重的快速增长要求青少年的膳食能提供更多的钙、铁、锌、碘等重要矿物质,尤其是钙,这一时期人群的钙的需要量比成人还要高,推荐摄入量(RNI)在1000—1200 mg/d,所以在膳食搭配中要注意加以强化和补充。

（二）学龄儿童膳食指南

根据我国学龄儿童的营养与健康状况,依据合理膳食、饮食行为与健康状况关系,《中国居民膳食指南(2022)》在一般人群膳食指南的基础上,针对该人群给出了以下5条核心推荐:

(1)主动参与食物选择和制作,提高营养素养。

(2)吃好早餐,合理选择零食,培养健康饮食行为。

(3)天天喝奶,足量饮水,不喝含糖饮料,禁止饮酒。

(4)增加户外活动,减少视屏时间,每天进行60分钟以上的中高强度身体活动。

(5)定期监测体格发育,保持体重适宜增长。

图6-1至图6-3分别是6—10岁、11—13岁、14—17岁的学龄儿童平衡膳食宝塔。

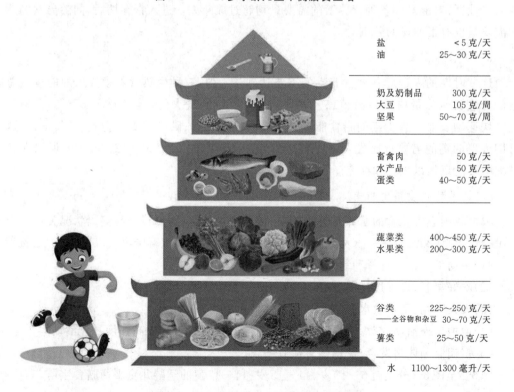

盐	<4克/天
油	20～30克/天
奶及奶制品	300克/天
大豆	105克/周
坚果	50克/周
畜禽肉	40克/天
水产品	40克/天
蛋类	25～40克/天
蔬菜类	300克/天
水果类	150～200克/天
谷类	150～200克/天
——全谷物和杂豆	30～40克/天
薯类	25～50克/天
水	800～1000毫升/天

图6-1　6—10岁学龄儿童平衡膳食宝塔

盐	<5克/天
油	25～30克/天
奶及奶制品	300克/天
大豆	105克/周
坚果	50～70克/周
畜禽肉	50克/天
水产品	50克/天
蛋类	40～50克/天
蔬菜类	400～450克/天
水果类	200～300克/天
谷类	225～250克/天
——全谷物和杂豆	30～70克/天
薯类	25～50克/天
水	1100～1300毫升/天

图6-2　11—13岁学龄儿童平衡膳食宝塔

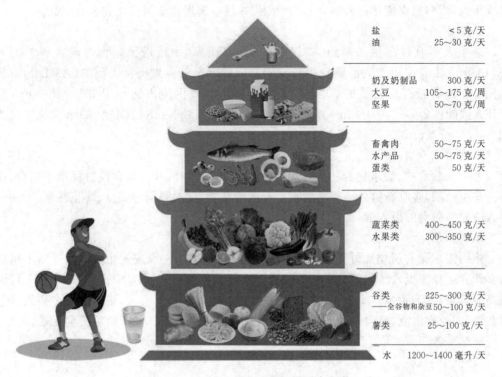

盐	<5克/天
油	25~30克/天
奶及奶制品	300克/天
大豆	105~175克/周
坚果	50~70克/周
畜禽肉	50~75克/天
水产品	50~75克/天
蛋类	50克/天
蔬菜类	400~450克/天
水果类	300~350克/天
谷类	225~300克/天
——全谷物和杂豆	50~100克/天
薯类	25~100克/天
水	1200~1400毫升/天

图6-3　14—17岁学龄儿童平衡膳食宝塔

六、老年人

机体衰老是一个逐渐发生、不可逆转的生命现象。人进入老年后,生理特点发生了显著变化。老年人基础代谢率降低,与中年时期相比,降低15%—20%;合成代谢降低,分解代谢升高,尤其是蛋白质的分解代谢高于合成代谢,导致器官、肌肉细胞及物质代谢功能下降;体成分发生改变,如水分减少、脂肪组织占体重比例上升、骨组织矿物质含量减少;消化功能衰退明显,影响食物消化吸收;味觉减退、胃酸分泌量减少,使老年人对食物的摄入量减少。进入老年后,机体器官的机能也开始衰退,免疫功能下降。因此,老年人膳食搭配要适应其生理特点,满足其营养需要。

（一）老年人营养需要

1. 能量

老年人基础代谢率降低、体力活动相对减少、体内脂肪组织增加,而肌肉组织和脏器功能减退,能量消耗降低。因此,老年人应适当控制能量摄入量,能量供给应以维持标准体重为宜,体重增加值与青年时相比不超过5 kg。

2. 蛋白质

老年人蛋白质利用率下降,维持机体氮平衡所需的蛋白质的量高于一般成年人,故老年人补充足量蛋白质极为重要。但因其肾功能衰退,若过多摄入蛋白质,会增加肾脏负担。因此,摄入适量优质蛋白质对老年人更为重要。我国规定老年人每日蛋白质供给量不低于一

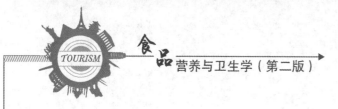

一般成年人,蛋白质供能比在12%—15%为宜,并且应选用优质蛋白质和大豆制品。

3. 脂肪

老年人不宜过多摄入脂肪,特别是动物性脂肪。《中国居民膳食营养素参考摄入量(2013版)》对65岁以上人群膳食脂肪及脂肪酸的宏量营养素可接受范围(AMDR)有如下说明:脂肪供能占总能量的20%—30%;饱和脂肪酸供能占比小于10%,其中n-6系列PUFA供能占2.5%—9.0%,n-3系列PUFA供能占0.5%—2.0%;DHA、EPA总量可接受范围为0.25—2.0 g/d。

4. 碳水化合物

老年人膳食中,碳水化合物供能比以50%—65%为宜,并应以含淀粉食物为主食,多选择一些粗杂粮,多吃新鲜果蔬等富含膳食纤维的食物,以增强肠道蠕动,防止便秘。另外,老年人应控制甜食的摄入量。

5. 矿物质

除钙需求量有所增加外,老年人其余矿物质需求均与一般成人相同或相近。《中国居民膳食营养素参考摄入量(2013版)》指出,老年人钙的推荐摄入量(RNI)为1000 mg/d,可耐受最高摄入量(UL)为2000 mg/d。老年人贫血发生率高于普通成人,膳食中应多摄入富含铁的食物,如动物血液、瘦肉等。此外老年人膳食还要注意补充锌、铬、硒等微量元素。

6. 维生素

(1)维生素D。

维生素D缺乏易引起老年性骨质疏松症,故需要特别注意维生素D的摄入。《中国居民膳食营养素参考摄入量(2013版)》指出,65岁以上老年人维生素D的推荐摄入量(RNI)为15 μg/d,高于一般成人。

(2)维生素C。

维生素C可以促进胶原蛋白合成,保持毛细血管的弹性,防止血管硬化,增强机体免疫力,促进铁的吸收,对老年人健康特别重要。《中国居民膳食营养素参考摄入量(2013版)》指出,老年人维生素C的推荐摄入量(RNI)为100 mg/d,预防非传染性慢性病的建议摄入量(PI—NCD)为200 mg/d,可耐受最高摄入量(UL)为2000 mg/d。

此外,维生素A、维生素E、硫胺素、维生素B₂、烟酸、叶酸、维生素B₁₂等多种维生素对老年人同样重要,在膳食中应注意适当补充。

7. 水和液体

老年人体内总水量减少,而水的代谢有助于其他物质代谢以及体内废弃物的排泄。所以老年人对水的需求量不低于其他人群,应养成主动饮水的习惯,每日饮水量应保持在1500—1700 mL,同时,应注意在膳食中调配一些汤羹类,以增加水的摄入量,保证水的总摄入量(包括食物水和饮水)在2700—3000 mL。

(二) 老年人膳食指南

老年人膳食指南是指年龄在65周岁及以上年龄人群的膳食指南,分为65—79岁的一般老年人膳食指南和80岁以上的高龄老年人膳食指南,都是在一般人群膳食指南基础上,针对老年人特点的补充建议。

1. 一般老年人膳食指南

(1)食物品种丰富,动物性食物充足,常吃大豆制品。

(2)鼓励共同进餐,保持良好食欲,享受食物美味。

(3)积极户外活动,延缓肌肉衰减,保持适宜体重。

(4)定期健康体检,测评营养状况,预防营养缺乏。

2. 高龄老年人膳食指南

(1)食物多样,鼓励多种方式进食。

(2)选择质地细软,能量和营养素密度高的食物。

(3)多吃鱼禽肉蛋奶和豆类,适量吃蔬菜和水果。

(4)关注体重丢失,定期营养筛查评估,预防营养不良。

(5)适时合理补充营养,提高生活质量。

(6)坚持健身与参与益智活动,促进身心健康。

第二节 特殊环境人群的营养与膳食

特殊环境人群是指处在特殊的自然生活环境或者特殊工作环境,如高温环境、低温环境、高原环境、有毒有害作业环境中的各类人群。这些人群因经常处于生理应激状态或长期受到物理或化学因素的不良刺激,机体代谢过程与普通人群相比有一些差异。本节内容通过了解几种特殊环境人群的特殊生理变化,给出合理膳食,改善营养状况的建议,达到提高其环境适应能力和促进其身体健康的目的。

一、高温环境人群

高温环境通常是指35 ℃以上的生活环境或32 ℃以上(或相对湿度大于80%、环境温度大于30 ℃)的工作环境。

(一) 高温环境人群生理特点

常温环境下,正常人机体散热和产热保持相对平衡状态,但高温环境下平衡状态被破坏。因处于高温环境时,人体体温接近甚至低于环境温度,机体主要通过大量出汗和汗液蒸发来散热,很难像常温下通过传导、对流和辐射的形式散热。机体大量出汗导致体内水和电解质的损失是高温环境人群的特殊营养问题。高温环境中,人体消化液分泌量减少、胃肠运动减弱、食欲下降,导致人体对各种营养素的消化吸收能力降低或消化不良。此外,高温还会对大脑中枢神经产生抑制作用,对人体免疫功能、循环系统也会造成各种不同的影响。

(二) 高温环境人群营养需要

1. 能量

高温环境中,人体能量消耗增加。美国国家研究委员会推荐,在30—40 ℃的环境温度中,每增加1 ℃,能量供给应相应增加0.5%。因热环境下摄食中枢受抑制,食欲较差,应采取分次增加饮食,以及提供搭配合理、食物品种和烹调方法多样化的膳食等方式来保证高温作

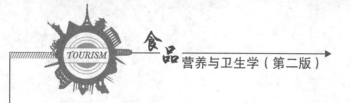

业人群摄入充足的能量和营养素。

2. 产能营养素

高温环境人群蛋白质供给量应略高于常温环境人群,蛋白质供给量可占总能量的12%,并以优质蛋白质为主;脂肪供给量不超过总能量的30%;碳水化合物供给量占总能量的比例不低于58%。

3. 水与矿物质

因环境温度较高,高温环境人群机体大量出汗。汗液的主要成分是水,占99%以上,电解质含量约0.3%,包括钠、钾、钙、镁、锌、铁、铜。其中含量最高的是钠,占矿物质总量的54%—58%。

人体大量出汗后,若不补水,可出现以缺水为主的水电解质紊乱;若只补水而不补充盐分,可能会出现以缺盐为主的水电解质紊乱。因此,高温环境人群应及时补充水分和电解质。在中等劳动强度、中等气象条件下,补水量为每天3—5L;在更高劳动强度和更高温度环境条件下,补水量为每天5L以上。补水应采取少量多次的方式,以每次补充200 mL、12—18℃、低渗的水溶液为宜,类型包括饮用水、饮料、稀粥、各种汤类以及多汁的新鲜果蔬等。

在补水的同时,要注意补充因大量出汗而丢失的多种无机盐,特别是钠、钾等。它们对维持机体的渗透压平衡起重要作用,缺钾会使机体的耐热力降低,这可能是引起中暑的原因之一。每日出汗量为2—3L时需补充食盐15 g;多于3L时,需补充食盐15—20 g;多于5L时,需补充食盐20—25 g。以汤类、稀粥、茶水、果蔬汁等膳食来补充水分和多种无机盐最为适合;必要时可补充相应的电解质制剂或电解质饮料。

4. 维生素

与常温环境人群相比,高温环境人群有几种维生素供给量需要增加。其中维生素C供给量应为每日150—200 mg,维生素B$_1$、维生素B$_2$供给量应比常温工作增加1.5—2.5 mg/d,维生素A供给量应为1500 μgRAE/d。

（三）中暑预防

中暑是指长时间处在高温环境或热辐射作用下,机体体温调节障碍,导致水、电解质代谢紊乱以及神经系统功能损害等症状的总称。正常来说,在下丘脑体温调节中枢控制下,人体内产热和散热处于动态平衡状态,维持人体温度在36.5℃左右。若气温超过皮肤温度(32—35℃)、环境中有热辐射源或温度较高而且空气湿度过高,机体内产热难以散发甚至从环境中吸热,就会造成体内热量蓄积过多,从而引起中暑。

1. 中暑类型

人在炎热季节进行高强度运动或劳动时,若不及时补充水分和盐分,就会发生中暑。根据中暑病情轻重程度不同,中暑有不同类型和症状。

（1）先兆中暑。

其症状为大量出汗、口渴、头晕、眼花、耳鸣、胸闷、恶心、乏力等。

（2）轻度中暑。

轻度中暑症状为上述先兆中暑症状和下列症候群之一:面色潮红、皮肤灼热;循环系统衰竭的早期症状,如面色苍白、呕吐、皮肤湿冷、血压下降、脉搏细速等。

（3）重度中暑。

其主要类型有热痉挛、热衰竭、热射病，也可出现混合型，严重的可导致昏迷甚至死亡。

2. 中暑预防

预防中暑主要可从以下几个方面做起：加强锻炼，提高自身热习服能力，合理安排作息时间和运动时间；膳食中多选择清热解暑的食物；注意自我防护，适当配备防晒用品和衣物，高温环境下尽量减少外出和高强度运动；尽量降低劳动强度，并应备有清凉消暑的饮品和急救药品；条件许可时，适当开启空调设备，降低所处环境温度。

二、低温环境人群

低温环境是指环境温度在10 ℃以下的外界环境，主要包括两种类型：一是由气候地理因素形成的低温环境，如我国冬季时期大部分地区的环境；二是特殊作业条件形成的低温环境，工作场所平均气温等于或小于5 ℃，如冷库等工作环境。

（一）低温环境人群生理特点

与人体体温接近或高于人体体温的高温环境完全不同，在寒冷的低温环境下，人体体温远高于环境温度，体内产热散失快，极易以传导、对流和皮肤辐射的形式散热，导致体温或肢体温度下降，容易造成肢端部位冻伤。低温环境下，人体的消化液分泌量增加、胃排空缓慢，食物在胃内的消化较为充分。寒冷环境使食欲增强以及对内分泌系统的影响结果，都使得机体对能量需要量增加，并且喜好能量高、脂肪丰富的食物，喜食热的食物。

与常温环境相比，低温环境下，机体营养素代谢发生的显著变化就是从以碳水化合物供能为主逐步变为以脂肪供能为主，尤其是长时间极寒时的改变最为明显。所以，若低温环境人群摄食大量高脂食物，其血脂会低于同样膳食的非低温环境人群。低温环境下人体蛋白质代谢率增加，因此，有些氨基酸可提高机体耐寒能力。

（二）低温环境人群营养需要

1. 能量

低温环境下人体能量需要量增加，主要原因是寒冷环境下，人体基础代谢率增高10％－15％，为维持体温稳定，机体产热增加。此外，寒冷会使人体出现寒战和其他不随意活动，使人体能量消耗增加。另外，厚重的衣着使人体活动受到限制、增加人体负重，也会使能量消耗增加。因此，低温环境人群的膳食应适当增加产能营养素的供给量。

2. 产能营养素

由于低温环境下机体代谢过程发生明显改变，所以膳食产能营养素的供能比也有相应变化。对低温环境尚未习服者，应保证碳水化合物的适当比例，脂肪供能比不宜过高；随着冷习服过程中能量供给发生变化，应适当降低碳水化合物供能比、提高脂肪的供能比，蛋白质供能比不变或稍高于常温环境人群。

3. 矿物质

低温环境人群容易发生多种矿物质的缺乏，包括钙、钠、镁、锌、碘、氟等，尤其是钙和钠，膳食中应特别注意补充钙和钠。钙缺乏是因为膳食钙不足、日照时间短使得维生素D缺乏等，膳食中应注意选择奶类、大豆类及其制品、小虾皮等含钙丰富的食物。与常温环境相比，

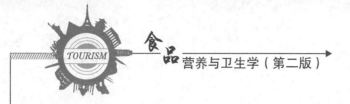

钠摄入量应增加1—1.5倍。

4.维生素

与常温环境人群相比，低温环境下，人体对各种维生素需要量均增加30％—50％。以中等劳动强度为例，低温环境作业人员每人每日各种维生素供给量分别应为维生素A1500 μgRAE，维生素$B_1$2 mg，维生素$B_2$2.5 mg，烟酸15 mg，维生素$B_6$2 mg。维生素C对于寒冷地区的人群有特殊的重要作用，应尽量从新鲜果蔬中摄取，必要时由强化食品补充。美国和加拿大主张在北极工作的人，每日摄入维生素C500 mg。

三、高原环境人群

高原环境通常是指海拔3000米以上地区的环境。在我国，高原地区面积约占全国总面积的1/6，高原居住人口约有1000万。

（一）高原环境对人体生理功能影响

高原地区的低气压和低氧分压对人体影响极大，由于大气压降低，肺泡、动脉血氧分压都相应降低。低氧分压使血液供氧不足，引起身体各系统组织缺氧，主要对脑组织、循环和呼吸系统以及消化系统产生不良影响。高原地区大气稀薄，尘埃以及水蒸气较少，光辐射和电离辐射强，紫外线水平比平原地区增高3—4倍，高原积雪能反射70％的紫外线，眼视网膜容易吸收紫外线发生雪盲。高原地区的低沸点，使得食物不易煮熟，影响食物的消化吸收。此外，气温低、气流变化快、常有大风等气候特点，也对人体健康产生了各种危害。

134

（二）高原环境人群营养需要

1.能量

低氧状态下，个体食欲下降，能量供给不足，基础代谢率增加，能量消耗增加。一般地，高原环境作业人员能量需要量比非高原作业人员多10％。

2.三种产能营养素

碳水化合物不仅可以减轻高原反应，还能提高高原习服力。在三种产能营养素中，其减轻高原反应的效果最好。因此，进入高原环境前以及刚进入高原后的几天应特别注意摄入足量碳水化合物。

在缺氧习服过程中，蛋白质组成中的多种氨基酸具有提高缺氧习服能力的作用，如赖氨酸、色氨酸、酪氨酸、谷氨酸等，但高蛋白膳食又不利于缺氧习服，因为蛋白质氧化时耗氧最多，食物热效应最明显。所以，缺氧习服过程不需要增加蛋白质供给量，但应注意选用优质食物蛋白质，以维持氨基酸平衡。

初入高原环境者应以低脂膳食为主，习服一段时间后适当增加脂肪摄入量。初入高原者三种产能营养素供能占全日总能量的适宜比例分别为蛋白质10％—15％，脂肪20％—25％，碳水化合物60％—70％或65％—70％，应注意以小分子糖代替部分多糖，以提高高原适应能力。高原习服后，脂肪供能比可提高至约35％。

3.矿物质

补充足量的铁，有助于缺氧习服。铁有利于促进血红蛋白、肌红蛋白以及含铁酶类的合成。高原缺氧初期，铁的吸收率明显增加。初入高原者，应进食含钾丰富的食物或适当补充钾盐。另外,适当限制钠和水的摄入量对于缺氧初期少尿者特别重要。

4.维生素

补充充足的维生素,有助于提高缺氧习服能力。高原环境容易出现缺乏维生素的情况。一是高原缺氧初期,食欲减退会引起维生素摄入量不足,二是缺氧环境会使得维生素的消耗量增加。因此,膳食中应以高于平原环境的标准补充维生素A、硫胺素、维生素B_2、烟酸、维生素C等多种维生素。

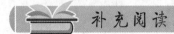

补充阅读

素食人群营养

素食人群是指以不食畜肉、家禽、蛋奶类、水产品等动物性食物为饮食方式的人群。主要包括全素食人群和蛋奶素人群,其中,全素食人群指完全戒食各种动物性食物及其产品的人群;蛋奶素人群指不戒食蛋奶类及其相关产品的人群。

据估计,目前我国素食人口已超过5000万。由于素食人群的膳食组成中缺乏动物性食物,若膳食安排不当,很容易造成维生素B_{12}、n-3系列多不饱和脂肪酸、重要矿物质元素如钙、铁、锌以及优质蛋白质的摄入不足,对素食人群的膳食提出科学指导很有必要。除动物性食物外,一般人群膳食指南的基本原则也适用于素食人群。《中国居民膳食指南(2022)》对素食人群膳食指南补充了以下6条核心推荐:

(1)食物多样,谷类为主;适量增加全谷物。

每天选用粮谷类、大豆类及其制品、果蔬类和坚果,食物种类至少每天12种,每周25种,各类食物恰当搭配,满足人体对于各种营养素的需求。

(2)增加大豆及其制品的摄入,选用发酵豆制品。

大豆及其制品种类多,营养丰富,可以提供丰富的优质蛋白质、不饱和脂肪酸、钙及B族维生素,还含有大豆异黄酮、大豆甾醇以及大豆卵磷脂等多种有益成分,是素食者的重要膳食构成部分,应每日足量摄入。特别是发酵豆制品,如腐乳、豆豉、豆瓣酱、酱油等,是素食者维生素B_{12}的重要来源,推荐全素食者每天摄入5—10 g发酵豆制品。

(3)常吃坚果、海藻和菌菇。

菌菇类品种繁多,如香菇、平菇、木耳、银耳、金针菇等,含有丰富营养成分和植物化合物,如蛋白质、膳食纤维、维生素、矿物质以及菌多糖等,是素食者维生素B_{12}和必需微量元素铁、锌的重要食物来源之一。各种坚果类含有丰富的B族维生素和多种矿物质元素,也是素食者均衡营养的良好食物来源。藻类植物如海带、紫菜、裙带菜等含有丰富的膳食纤维、微量元素,更是素食者n-3系列多不饱和脂肪酸(DHA、EPA、DPA)的重要来源。

(4)蔬菜水果应充足。

对于素食者,新鲜蔬菜水果同样非常重要,每天应足量摄入、多样化摄入,满

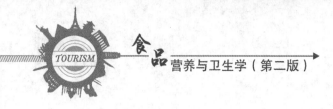
足机体营养需要。

（5）合理选择烹调油。

素食人群膳食中应注意烹调油的选择。多选用亚麻籽油、紫苏籽油、核桃油、菜籽油、大豆油等富含n-3系列多不饱和脂肪酸的食用油类；同时使用时尽量避免油脂高温加热，因油脂中不饱和脂肪酸含量越高，越不耐热，在高温条件下易被氧化。

（6）定期监测营养状况。

素食人群若膳食搭配不当，很容易出现n-3系列多不饱和脂肪酸、维生素B_{12}、维生素D、钙、铁、锌等营养素的缺乏，因此膳食中应有意识地多选择上述营养素含量高的食物，并且定期进行营养监测。

素食是一种生活方式，若基于宗教信仰而选择素食，应予尊重；若基于自由选择素食，建议尽量蛋奶素；不主张婴幼儿、儿童、孕妇、体质虚弱者和老年人选择全素食。

 复习与思考

1. 老年人的膳食原则是什么？
2. 根据学龄前儿童的生长发育特点，如何计划幼儿园一日膳食？
3. 对不同生理阶段的特殊人群，三种生热营养素的供给情况有何不同？
4. 根据青少年生长发育特点，为其制定一日带量营养食谱。
5. 与普通环境人群相比较，高温环境、低温环境人群膳食营养素需要有何特点？如何保证其营养？
6. 炎热环境下，如何防止中暑？

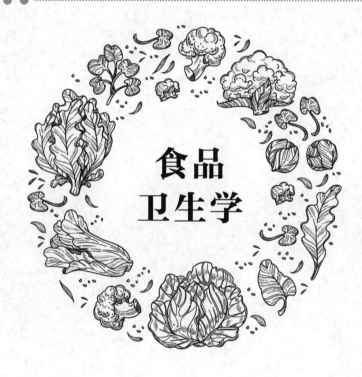

第二篇

食品
卫生学

第七章 →

食品污染的危害和预防

🏛 第一节　食品污染及其预防

食品污染是指食品在生产、加工、包装、储存、运输、销售和烹调等环节中被混入(非故意加入)有毒有害物质。这些有毒有害物质既可以来自环境污染,也可以是食品本身天然存在的或是在生产加工过程中产生的。食品污染可分为生物性污染、化学性污染和物理性污染三大类。

一、食品生物性污染及其预防

食品的生物性污染是指有害的细菌、病毒和真菌等微生物、寄生虫和病媒生物造成的食品污染,其中微生物性污染占的比重最大,危害也较大,主要有细菌及其毒素污染、霉菌及其毒素污染等。微生物可以通过土壤、空气、水体、人及动物体、加工机械及设备、包装材料、食品加工原辅料等途径进入食品,不仅会造成食品的腐败变质,使食品的营养及食用价值降低甚至丧失,而且也会造成食源性疾病,给食用者的健康带来威胁。

(一) 食品的微生物污染

1.细菌对食品的污染

食品中常见的细菌包括致病菌、条件致病菌和非致病菌,虽然它们只占自然界中细菌的一小部分,但是它们对人类的影响不容忽视。致病菌的毒力较强,可直接对人体致病,如肉毒梭菌、金黄色葡萄球菌;条件致病菌毒力较弱,一般不致病,但在一定条件下具有致病性,如变形杆菌属细菌;非致病菌对人体无直接危害,主要使食品发生腐败变质。

食品中常见的细菌的类型有假单胞菌属、肠杆菌科各属、微球菌属和葡萄球菌属、芽孢杆菌属和芽孢梭菌属、弧菌属与黄杆菌属、乳杆菌属、嗜盐杆菌属与嗜盐球菌属、产碱杆菌属。

2.霉菌与霉菌毒素对食品的污染

霉菌是丝状真菌的统称,在自然界分布很广,其可形成许多小而轻的孢子,因此很容易

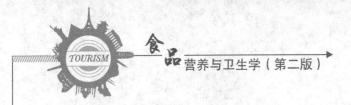
污染食品。与食品卫生关系密切的霉菌的类型主要有曲霉属、青霉属、镰刀菌属、毛霉属、根霉属、木霉属、交链胞霉属、芽枝霉属。

霉菌污染食品后，不仅可引起腐败变质，有些还可以产生毒素，造成人畜中毒。霉菌毒素是霉菌在特定条件下产生的有毒的次生代谢产物，迄今已发现200多种。自1960年英国发现黄曲霉毒素中毒以来，霉菌毒素对食品的污染越来越受到重视。与食品卫生关系密切的霉菌毒素主要有黄曲霉毒素、杂色曲霉毒素、赭曲霉毒素、岛青霉毒素、展青霉素、桔青霉素、黄绿青霉素、伏马菌素、玉米赤霉烯酮、3-硝基丙酸等。人和动物一次性摄入含大量霉菌毒素的食物常会发生急性中毒，而长期摄入含少量霉菌毒素的食物则会引起慢性中毒和癌症。

3.酵母菌对食品的污染

酵母菌属于真菌，在食品、医药等工业中都有广泛的应用。酒、面包、馒头、发酵果汁等食品和核苷酸、辅酶A、细胞色素C、维生素B_2等药物的生产中都有酵母菌的身影。然而，酵母菌也常给人类带来危害，如鲁氏酵母、蜂蜜酵母可使蜂蜜、果酱变质，白假丝酵母菌可引起皮肤、消化道、呼吸道及泌尿系统等多种生理系统的疾病。酵母菌主要分布在含糖较高的偏酸性环境中，如水果、蜂蜜中。食品中常见的酵母菌有酵母属、毕赤酵母属、丝孢酵母属、红酵母属、汉逊酵母属、球拟酵母属、假丝酵母属。

4.病毒对食品的污染

病毒是一类比细菌更微小的只能在活细胞中增殖的非细胞微生物，由微生物引起的人类传染病，有80%是由病毒引起的。任何食品都可以作为病毒的运载工具。那些能以食物为传播载体和经粪口途径传播的致病性病毒危害很大。食品中常见的病毒有甲型肝炎病毒、轮状病毒、禽流感病毒、疯牛病病毒、口蹄疫病毒等。

污染食品的病毒的来源为病人和病原携带者、被病毒感染的动物。当病人和病原携带者与食品直接接触，容易导致食品的直接污染；当病人和病原携带者的尿、粪便、唾液、精液、乳及飞沫，与食品接触，很容易导致食品的间接污染。病畜、带毒畜是最主要的直接传染源，而病畜的排泄物、体液、内脏等，以及污染的水、饲料、用具等都可成为间接传染源。

5.预防措施

（1）保证食品原料的卫生。

食品的原料中可能存在着大量的致病菌，所以在选择原料时必须加强卫生管理和控制，严禁将病、死的畜禽作为食品原料；选出的原料在加工前还需要进行严格的清洗和消毒工作。

（2）保证食品及食品原料所在环境的清洁卫生。

食品及食品原料所在环境应满足低温低湿、无尘、通风状况良好、防鼠防虫设施完备等条件，所有的食品容器、机械设备、包装材料应达到安全性要求，食品生产的加工管道应勤于清洗消毒，不存在卫生死角和积垢。

（3）合理加工。

生熟食品应分开放置储存，其加工用具应进行严格区分，防止交叉污染。

（4）保证食品从业人员的卫生。

对食品从业人员进行定期健康检查，教育和督促他们严格执行良好操作规范，养成良好的卫生习惯,经常对手进行清洗消毒。

(二) 寄生虫对食品的污染

1.食品中常见的寄生虫

寄生虫是指不能独立生活,一定要暂时或永久性地寄居在其他动物或人的体内或体表,获取营养进行生长繁殖的生物。被寄生的人或动物称为宿主。其中,成虫和有性繁殖阶段寄生的宿主称为终宿主,幼虫和无性繁殖阶段寄生的宿主称为中间宿主。寄生虫通过争夺营养、机械损伤、栓塞脉管和分泌毒素给宿主带来伤害,严重的可致宿主死亡。

世界上有几千种寄生虫,只有约20%能在食物或水中生存。目前所知的能通过食品感染人类的寄生虫即食源性寄生虫不到100种,主要有蠕虫和原虫。引起食品安全性的寄生虫最常见的是蠕虫,其主要包括绦虫、吸虫和线虫。畜肉中常见的寄生虫有囊尾蚴、旋毛虫、肝片形吸虫、弓形体等,鱼贝类中常见的寄生虫有华支睾吸虫、阔节裂头绦虫、横川后殖吸虫、卫氏并殖吸虫、异形吸虫、无饰线虫等,其他食品中常见的寄生虫有蛔虫、姜片虫等。寄生虫及其虫卵可以直接污染食品,也可通过病人、病畜的粪便污染水体或土壤,间接污染食品。

2.预防措施

(1)控制传染源。

在寄生虫的流行区域开展普查、防疫、检疫、驱虫和灭虫工作,一旦发现病人和病畜,及时用吡喹酮、阿苯达唑等药物治疗。选择适宜方法消灭中间宿主,消除苍蝇、蟑螂、老鼠等传播媒介。

(2)加强食品原料中寄生虫的检验。

合理处理带有寄生虫的畜肉、鱼贝类和其他食品,禁止其上市出售。

(3)保持饮用水和食品加工用水的卫生。

来自湖泊、池塘、溪流和其他未经处理的水在洗涤食品前必须经过消毒处理或加热煮沸。

(4)保持环境卫生。

正确处理人和动物的排泄物,不用未经处理或处理不充分的污水浇灌农作物。

(5)加强动物饲养管理。

禁用生肉、生鱼、生虾或其他废弃物饲喂动物,在寄生虫流行的地区,严禁放牧。

(三) 病媒生物对食品的污染

1.蝇类

蝇类是主要的病媒昆虫之一,喜欢在腐败变质的食物、粪便、痰上爬来爬去,它的体表和体内携带多种微生物(如痢疾杆菌、葡萄球菌、沙门氏菌、链球菌)和寄生虫卵(如蛔虫卵)。由于苍蝇叮爬食物时,有边吃边吐边排泄的习惯,所以它是各种肠道传染病、寄生虫病的重要传播媒介。因此,食品加工企业必须有防蝇灭蝇的措施。

由于苍蝇繁殖后代的速度极快,防止苍蝇飞入加工、储藏、制作和经营食品的区域,是减少这些区域中苍蝇数量的最有效方法。通常可以采用以下措施防止苍蝇飞入相关区域:①迅速彻底地消除食品加工区域内的废弃物;②采用风幕、纱幕和双道门来阻挡苍蝇的

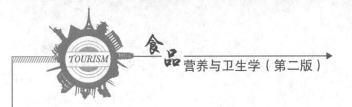

进入;③室外垃圾堆尽可能远离门口;④用墙将室内垃圾堆与其他区域隔离开来。对于已侵入设施内的苍蝇,可用电捕蝇器将其杀灭。

2. 蟑螂

蟑螂是食品加工厂和食品服务设施内最为普遍的一类害虫,它的体表和肠道可携带多种致病菌,如痢疾杆菌、副伤寒杆菌、霍乱弧菌,钩虫、蛔虫等寄生虫卵和多种病毒。蟑螂喜欢生活在温暖、潮湿而又有食物的地方,白天隐藏在家具墙壁的缝隙里,夜里爬出来活动。它是杂食性昆虫,可取食各种食物,也吃垃圾、粪便、痰液,尤其喜食糖和发酵食物。

餐饮业应改善食品生产加工储存条件,减少缝隙沟槽,建立严格的清扫洗刷消毒制度,经常清洗消毒,不给蟑螂提供生活、栖息、觅食的场所。

3. 鼠类

鼠类经常在居住区域、饮食场所、食品加工区以及厕所、垃圾堆和其他污物堆放场所出现,主要通过脚、毛和肠道传播污染物。鼠类既危险又具破坏性,它可以损坏财产、咬坏电线造成火灾隐患,还能传播多种疾病,如钩端螺旋体病、沙门氏菌病、斑疹伤寒等。

防治鼠类最有效的方法是采取适当的卫生措施,切断鼠类进入栖息地的入口并清除滋养鼠类的废砖瓦砾堆,这样鼠类就难以生存并会向其他地方转移。

防止鼠类侵入的主要措施有:①通风孔、排水管道和窗户上盖一层纱幕;②在建筑物外围平铺一条宽1.5米的白色石子区带或花岗岩碎石区带,因为鼠类有避开宽阔区域,特别是浅色的宽阔障碍区的本能;③定期打扫地面并经常清理室内废弃物品,食品应放在密封性能好的容器内,断绝鼠类的食物来源。

二、食品化学性污染及其预防

食品化学性污染是指无意进入食品中的有毒、有害化学物质引起的污染。例如,农药、兽药和化肥等残留造成的污染,工业三废(废水、废气和废渣)通过水、土壤和空气造成的有害元素(如铅、镉、汞、砷)的污染,食品生产加工中形成的致癌物和致突变物(如多环芳烃、N-亚硝基化合物、杂环胺)污染。

(一)农药残留

1. 农药残留的概念和危害

农药是指用于预防、消灭或控制危害农业、林业的病、虫、草及其他有害生物,以及有目的地调节植物、昆虫生长的化学合成的或者来源于生物、其他天然物质的一种或几种物质的混合物及其制剂。农药为农业的丰产、丰收做出了巨大的贡献,但使用后造成的食品农药残留,是重要的食品安全问题。

农药残留是指农药使用后残存于环境、生物体及食品中的农药本体物及其具有毒性的降解物、代谢物和反应产物。

农药残留引发的急性中毒多为误服或生产性接触,而主要危害来自长期食用农药残留超标的食品而引起的慢性中毒和农药的致癌、致畸、致突变的"三致"作用。例如,有机磷农药可导致神经系统、血液系统和视觉的慢性损伤;某些有机氯农药可明显提高小鼠、兔和豚鼠等动物肝癌的发生率。

2.食品中农药残留的来源

(1)直接污染。

大多数农药直接喷洒在农作物表面,造成作为食品原料的农作物的污染。

(2)间接污染。

农药喷洒后,除部分被农作物吸收外,还有相当大的部分挥发到大气中、降落到土壤和水体中,从而造成环境的污染。这样,水生生物会不可避免地受到农药的污染,若用受农药污染的水和饲料饲喂畜禽,在畜禽体内也会形成农药残留。

(3)其他途径。

食品在加工、储存和运输过程中,都可能通过机器、容器、工具等被农药污染。

3.预防措施

(1)合理安全使用农药。

农药所适用的作物、防治对象、施药时间、最高使用剂量、施药方法、最多使用次数、安全间隔期、最大残留量等使用要求必须符合国家标准和相应的行业标准,尤其要严格控制施药量和安全间隔期。

(2)去除食品中的农药残留。

农药主要残留于粮食的糠麸、蔬菜的表面和水果的表皮,尤其是化学性质不稳定、易溶于水的农药,在食品的浸泡、洗涤、去皮、去壳、加热、发酵等处理过程中可被破坏或部分除去。

(二)兽药残留

1.兽药残留的概念和危害

兽药是指用于预防、治疗、诊断动物疾病或者有目的地调节动物生理机能的物质(含药物饲料添加剂)。它可以防治动物疾病、提高生产效率、改善畜产品质量,在动物养殖中起到重要作用,但是滥用兽药现象相当普遍,这造成兽药残留的超标,对人体健康和生态环境都造成了极大危害。

兽药残留是指动物产品的任何可食部分所含兽药的母体化合物及其代谢物,以及与兽药有关的杂质。

大多数动物性食品中的兽药残留量一般都较低,食用后不会急性中毒,但由于某些药物毒性较大,以及过量使用和非法使用禁用品种等原因,兽药残留也可导致急性中毒,如瘦肉精中毒致人死亡、红霉素致急性肝损伤。

长期食用兽药残留超标的食品对人体的主要危害是慢性毒性和"三致"作用。例如,四环素类药物能与骨骼中的钙结合,抑制骨骼和牙齿的发育;雌激素类、硝基呋喃类、喹噁啉类药物等具有不同程度的致癌作用;某些喹诺酮类药物已被证实有致突变作用。

此外,过敏反应、产生耐药菌株和破坏正常的肠道菌群平衡等也都是兽药残留带来的危害。

2.动物源食品中兽药残留的主要来源

(1)预防和治疗疾病。

为防止高密度饲养下动物疾病的发生和蔓延,饲养者会使用抗生素类、驱虫抗虫类药物。

（2）促进生长和泌乳、改变肌肉脂肪分布。

为了提高饲料利用率，促进动物生长，提高产肉量、产奶量或瘦肉率等，饲养者会使用激素类药物、催眠镇静类药物。

（3）食品保鲜。

为了保鲜，饲养者会在食品中加入控制微生物生长繁殖的抗生素类药物。

3.预防措施

（1）合理使用兽药。

饲养者在使用兽药时，在用药剂量、给药途径、用药部位和用药动物的种类等方面都要符合国家规定。

（2）严格遵守关于休药期和兽药最大残留限量的规定。

饲养者应严格遵守休药期规定，不将不到休药期的动物及其产品送到市场销售。休药期是指畜禽停止给药到产品允许上市或制成食品的间隔时间，通常为4—7天。

（3）加强监督监测。

政府应加强对动物饲料和动物性食品中兽药残留的检测力度，建立并完善分析体系。

（4）选择合适的食品食用方式。

消费者可选择合适的烹调加工方法来减少食品中的兽药残留。

（5）不使用违禁或淘汰药物。

诸如瘦肉精、孔雀石绿、乙烯雌酚等违禁药物应禁止用于动物的饲养。

（三）有害金属

环境中的各种金属元素，除一些是人体生理功能所必需的外，还有一些是在较低摄入量下即能对机体产生毒性作用的，如汞、镉、铅、砷，它们可通过食物和饮水进入人体。

1.汞对食品的污染

汞，俗称水银，包括无机汞和有机汞。汞的毒性与其化学形式、吸收有很大关系。无机汞不易吸收，吸收率仅为5%—7%，毒性小，而无机汞转化为甲基汞等有机汞污染水体后，通过鱼贝类等水生生物进入人体，吸收率可达95%，毒性大。无机汞可引起急性中毒，主要损害肾脏，可造成尿毒症；长期摄入甲基汞主要使神经系统受损，还有致畸及胚胎毒性作用。震惊世界的日本"水俣病"就是长期食用受甲基汞污染的鱼贝类引起的慢性汞中毒。

除职业接触外，人体的汞主要来源于受污染的食品。汞的开采和冶炼、造纸业、灯泡、电池、含汞农药等的生产和应用中产生的废水、废气和废渣的排放，造成对环境的汞污染，进而污染食品。

2.镉对食品的污染

镉是常见的环境污染物，镉化合物的毒性差异较大，其中，氧化镉的毒性最大，急性中毒症状大多为呕吐、腹痛腹泻，继而出现中枢神经中毒。镉的慢性中毒主要损害肾脏、骨骼和生殖系统。日本神通川地区出现的"痛痛病"就是环境污染通过食物链引起的人体慢性镉中毒。

电镀、玻璃、蓄电池、陶瓷、塑料等工业排出的三废污染水体和土壤，用含镉废水灌溉农田，会使农作物中含镉量增高；生活在镉污染水域中的鱼贝类等水生生物吸收水体中的镉，其体内镉含量可达污染前的450倍。

3. 铅对食品的污染

铅及其化合物是重要的工业原料,广泛用于冶金、油漆、印刷、陶瓷、医药、塑料等工业。这些铅的大部分以各种形式被排放到环境中,进一步引起食品的铅污染。

铅的半衰期较长,达4年。通过食物链的生物富集作用,环境中的铅可对食品造成严重污染。交通工具排放的废气中含有的铅可造成公路附近农作物铅的严重污染。使用含铅、锡合金的加工机械、管道和劣质陶瓷器皿运输、盛装和烧煮食品,可造成铅对食品的直接污染。含铅农药的使用也可造成农作物铅污染。

食物引起的急性铅中毒较少见,通过食物摄入的铅在体内长期蓄积可对造血系统、神经系统和肾脏功能产生慢性损害。

4. 砷对食品的污染

食品中砷的毒性与其存在的形式与价态有关。元素形态的砷不溶于水,几乎没有毒性。砷的氧化物和盐类毒性较大,三价砷的毒性大于五价砷,无机砷的毒性大于有机砷。急性砷中毒主要表现为剧烈腹痛、腹泻、恶心、呕吐,严重者可因中枢神经系统麻痹而死亡。日本的森永奶粉事件因奶粉被砷污染造成1.2万名婴幼儿急性中毒,130多人死亡。慢性砷中毒主要表现为末梢神经炎和神经衰弱症候群,无机砷化物还具有一定的"三致"作用。

受污染的农田灌溉用水和含砷农药是农作物受污染的主要来源。我国大部分地区蔬菜中砷的检出率都很高,但含量较低,而水生生物因对砷有很强的生物富集作用,砷含量很高。此外,食品加工过程中原料、添加剂及容器、包装材料等的污染以及误用均可造成加工食品的砷污染。

5. 预防措施

(1)严格监管工业三废的排放。

(2)农田灌溉用水和渔业养殖用水应符合《农田灌溉水质标准》和《渔业水质标准》的要求。

(3)限用或禁用含有毒金属的农药。

(4)限制食品加工设备、管道、包装材料和容器中有毒金属如镉、铅的含量。

(5)制定食品中有毒金属的允许限量标准并加强监督检验。

(四)N-亚硝基化合物的污染及其预防

N-亚硝基化合物是一类具有＝N—N＝O基本结构的化合物,按分子结构可分为N-亚硝胺和N-亚硝酰胺。已研究的300多种N-亚硝基化合物中,90%以上的对动物有不同程度的致癌作用,其中,二甲基亚硝胺的致癌作用最强。

1. N-亚硝基化合物的危害

早在19世纪,人们对N-亚硝基化合物的毒性已有所认识,但对它的深入研究始于20世纪50年代。大量的研究表明,N-亚硝基化合物对多种实验动物如大鼠、小鼠、地鼠、豚鼠、兔、猪、狗、鸟类、灵长类等都有致癌作用,可诱发几乎所有组织器官,如胃、肝、肺、肾、食管、膀胱、鼻腔、舌、卵巢、睾丸、皮肤的肿瘤。流行病学调查表明,人类接触N-亚硝基化合物及其前体物,与某些肿瘤的产生也有一定关系。此外,N-亚硝基化合物还具有一定的致畸性和致突变性。

145

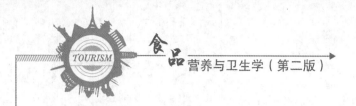
2.N-亚硝基化合物的前体物

天然食物中的N-亚硝基化合物含量极微，但其前体物硝酸盐、亚硝酸盐和胺类物质广泛存在于环境和食物，如蔬菜、腌制的鱼肉、乳制品中，在适宜的条件下这些前体物可通过化学或生物学途径合成各种形式的N-亚硝基化合物。

（1）蔬菜中的硝酸盐和亚硝酸盐。

蔬菜在生长过程中从土壤中吸收硝酸盐用于合成氨基酸和蛋白质，当光合作用不充分时，蔬菜中可以蓄积较多的硝酸盐。菠菜、莴苣、油菜、芹菜、生菜等都是硝酸盐含量较高的蔬菜。一般蔬菜中的硝酸盐含量较高，而亚硝酸盐含量较低，但硝酸盐可在还原菌的作用下转变成亚硝酸盐。此外，腌制时间不够、不新鲜等都会使蔬菜中的亚硝酸盐含量明显增高。

（2）动物性食物中的硝酸盐和亚硝酸盐。

硝酸盐和亚硝酸盐作为发色剂被广泛用于肉制品的制作中，因目前尚无更好的替代品，故仍允许限量使用。超限量使用的发色剂是动物性食品中硝酸盐或亚硝酸盐的主要来源。

（3）胺类物质。

胺类物质是N-亚硝基化合物的另一类前体物，广泛存在于环境和食物中。胺类物质是药物、农药和许多化工产品的原料，也是各种天然动物性和植物性食品的成分，食品的胺类含量随新鲜度、储藏和加工条件的不同而变化，晒干、烟熏等加工过程都可导致胺类含量的明显增加。

3.食品中的N-亚硝基化合物

在烹调加工前，已不新鲜的富含蛋白质的原料如肉、鱼等，均含有较多的胺类物质，它们在腌制、烘烤、高温煎炸等烹调加工过程中，可与亚硝酸盐反应形成亚硝胺。

蔬菜水果中的亚硝酸盐和胺类在长期储藏和加工处理过程中，也可发生反应形成微量的亚硝胺。某些乳制品，如奶酪、奶粉等中也存在微量的亚硝胺。

4.N-亚硝基化合物在人体内的合成

N-亚硝基化合物除了在食品中由前体物合成外，在人体中也能被合成。胃是合成N-亚硝基化合物的主要场所，胃酸缺乏者的胃内易合成N-亚硝基化合物，慢性胃病患者胃内N-亚硝基化合物的含量往往也高于正常人。此外，吸烟者胃中的亚硝基化反应会比不吸烟者强100—300倍。

5.N-亚硝基化合物危害的预防措施

（1）防止食品被微生物污染。

某些微生物可造成食品不新鲜甚至变质，使得食品中胺类物质的含量大大增加。

（2）改进食品的加工方法。

在加工工艺可行的情况下，尽可能少用或不用硝酸盐和亚硝酸盐。

（3）增加亚硝基化反应阻断剂的摄入量。

许多食物成分，如维生素C、维生素E、酚类等具有抑制、阻断亚硝基化反应的作用。因此，茶叶、猕猴桃、沙棘等对预防N-亚硝基化合物的形成具有较好的效果。

（五）多环芳烃的污染及其预防

多环芳烃化合物是一类由2个以上苯环组成的化合物，具有较强的致癌作用，已鉴定出数百种，其中苯并(a)芘第一个被发现，且其致癌性很强。因此，学界对其研究最早，且最为重视。

1. 苯并（a）芘的危害

苯并(a)芘的急性毒性虽属于中等或低毒性,但对人类和动物而言,它是一种强的致癌物质,对多种组织器官,如肝、肺、胃肠、食管、造血系统都可致癌,对多种动物,如大鼠、小鼠、地鼠、豚鼠、兔、鸭、猴等有肯定的致癌性。流行病学调查表明,食品中苯并(a)芘含量与癌症发病率有关。例如,波罗的海沿岸从事渔业的居民经常食用大量烟熏食物,胃癌的死亡率远高于该地区从事农业的居民。它也是一种间接致突变物,经代谢活化后在多种致突变试验中都呈阳性。

2. 食品中苯并（a）芘的来源

(1)食品成分在高温烹调加工时发生热解、热聚反应。这是食品中多环芳烃的主要来源。烧烤时,肉中滴下的油滴可产生大量的苯并(a)芘;在食品的烤焦部位,苯并(a)芘的含量也显著增加。

(2)食品在加工中受到直接污染。食品在用煤炭和植物燃料烘烤或熏制时,与燃料燃烧产生的多环芳烃直接接触。燃料不同,苯并(a)芘的含量存在较大差异,用煤炭和木材烧烤的食品苯并(a)芘含量往往较高。

(3)食品从污染的土壤、水和大气中吸收。

(4)食品在加工储存过程中受到污染,例如,受到机油和食品包装材料的污染,在柏油路上晒粮食而使粮食受到污染。

(5)生物合成。很多高等植物、藻类以及细菌都能合成少量的苯并(a)芘,使食品受到直接或间接污染。

3. 防止苯并（a）芘污染及其危害的措施

(1)选用合格的食品包装材料,选购符合国家限量标准的粮食、植物油和熏烤肉等烹饪加工原材料。

(2)改进食品的烹调加工方法,尽量避免食品的过高温度加工,减少热解、热聚反应的发生;采用无烟焖炉、电炉或远红外烤炉,或采用液体烟熏法,不使食物直接接触炭火熏烟。

(3)加强环境治理,防止工业三废中苯并(a)芘对土壤、水和大气的污染。

(4)改变饮食习惯,少吃烟熏烤制食品,不吃烤焦的食品。因白菜、萝卜等蔬菜及富含维生素A的禽畜内脏、蛋类、乳制品等有降解苯并(a)芘的作用,可以经常食用。

（六）杂环胺类化合物的污染及其预防

杂环胺类化合物包括氨基咪唑氮杂芳烃类和氨基咔啉两类。在20世纪70年代,该化合物首次被日本学者从烤鱼和烤肉中分离出来,并证实其具有强致突变性和致癌性。

1. 杂环胺类化合物的危害

杂环胺经代谢活化后具有致突变性和致癌性。杂环胺不仅可以诱导细菌基因突变,还可诱导哺乳动物细胞的基因突变、染色体畸变、姐妹染色单体交换等遗传学损伤。杂环胺对啮齿动物有不同程度的致癌性,其主要靶器官为肝脏,其次为血管、肠道、前胃、乳腺、阴蒂腺、淋巴组织、皮肤和口腔等;某些杂环胺对灵长类动物也有致癌性。大量的流行病学研究表明,当人体摄入相对大量的过熟肉类时,患直肠癌的风险显著升高,这与过熟肉类中含有大量杂环胺有关。

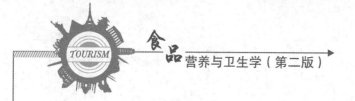

2.食品中杂环胺类化合物的来源

食品中的杂环胺类化合物主要产生于高温烹调过程，尤其是蛋白质含量高的鱼、肉类食品。影响杂环胺形成的因素主要有烹调温度和时间、食物成分和美拉德反应产物。

（1）烹调温度和时间。

烹调温度是影响杂环胺形成的重要因素。例如，当温度从200 ℃上升至300 ℃时，杂环胺的生成量可增加5倍。由于食物的内部温度较低，所以食物内部检测到的杂环胺含量要比食物表面低。烹调时间也会影响到杂环胺的生成。例如，当油炸温度为200 ℃时，杂环胺主要在前5 min生成，5—10 min形成缓慢，进一步延长油炸时间，杂环胺的生成量不再明显增加。

（2）食物成分。

食物中的水分是杂环胺生成的抑制因素。水分含量低的食物，产生的杂环胺较多；如果烹饪前原料中水分含量较高或烹饪时采取防止水分蒸发的措施，就可以大大减少杂环胺的生成。同样的食物，采用烧烤、煎炸等方法烹调时，由于水分快速丧失，且温度较高，产生的杂环胺的量远远大于采用焖、炖、煨、煮、蒸等方法烹调。食物中蛋白质的含量和氨基酸的构成对杂环胺生成的量和种类影响也很大，蛋白质含量较高的食物产生的杂环胺就较多。

（3）美拉德反应产物。

美拉德反应可形成大量的杂环物质，其中一些，如吡嗪可进一步形成杂环胺。

3.防止杂环胺类化合物的污染及其危害的措施

（1）采用合适的烹饪方法。

烤制时尽量选用电烤或远红外烤制，若用燃料烤制，食物应远离热源，避免与火焰直接接触。煎炸时，在原料表面用淀粉挂糊，也可减少杂环胺的形成。

（2）养成良好的饮食习惯。

少吃煎炸烤制食物，以减少杂环胺的摄入量；常食新鲜蔬菜水果，通过其所含的酚类、黄酮类和抗坏血酸等活性成分来预防杂环胺的致突变和致癌作用，利用膳食纤维吸附杂环胺并降低其活性。

三、食品物理性污染及其预防

食品的物理性污染通常是指食品生产加工过程中的杂质超过规定的含量，或食品吸附、吸收外来的放射性核素。根据污染物的性质，物理性污染物可分为两类：杂质和放射性污染物。

（一）食品的杂质污染及其预防

1.食品中杂质污染的来源

食品中的杂质主要包括砂土，玻璃，稻草，金属碎屑，动物的尸体、体毛及排泄物等。食品受到的污染主要分为两种：

（1）在生产时受到的污染。

例如，动物宰杀时毛发、粪便对肉的污染；因设备陈旧或故障引起的加工管道中的金属颗粒或碎屑对食品的污染；操作人员的头发、饰物、指甲和随身携带的其他物品对食品的污染。

(2)在储运过程中受到的污染。

例如,苍蝇、老鼠、鸟类的毛发、粪便和尸体对食品的污染;装运工具上不洁净的铺垫物和遮盖物对食品的污染。

2.食品杂质污染的预防

(1)加强食品生产、储运、销售过程中的监督管理,通过推广应用食品良好生产规范和危害分析与关键控制点等一系列先进的管理方法来消除食品污染。

(2)加强对从业人员的管理与教育,使他们养成良好的个人卫生习惯,严格遵守操作规程。

(二) 食品的放射性污染及其预防

食品的放射性污染是指食品吸附或吸收了放射性核素,使其放射性高于自然放射性本底。环境中的放射性核素可通过空气、土壤和水向植物性食品转移,也可通过与外环境接触和食物链向动物性食品转移。

1.食品中放射性污染的来源

(1)食品中天然放射性核素的来源。

食品中含有不同剂量的天然放射性物质,这些天然放射性物质主要来自宇宙射线、土壤、岩石和大气。由于不同地区环境的放射性本底值不同,不同的生物体及其不同组织器官对某种放射性物质的亲和力也有较大的差异,所以食品中的天然放射性本底值会因出产地区、食品种类的不同有很大差异。

(2)食品中人为放射性核素的来源。

食品中的人为放射性核素污染主要来源于以下几个方面:对放射性物质的开采和冶炼,核废物,出于战争目的的核武器试验与使用,以及和平时期的意外核爆炸或核泄漏事故。

2.食品放射性污染对人体的危害

食品的放射性污染对人体的危害主要在于摄入污染食物后,放射性物质长期对体内各种组织器官的低剂量内照射作用,主要表现为对免疫系统、生殖系统的损伤和致癌、致畸、致突变作用。低剂量辐射可引起免疫功能的抑制或增强。睾丸是对放射损害十分敏感的器官之一,辐照可造成精子畸形数增加、精子生成障碍、精子数减少以及睾丸重量下降;辐射可导致胎仔减少、死胎、胎儿畸形及智力发育障碍等,还可引起白血病、甲状腺癌、乳腺癌、肺癌、肝癌等癌症。

3.控制食品放射性污染的措施

(1)加强对污染源的卫生防护,防止食品受到放射性物质的污染。

(2)防止已污染的食品进入体内,即要定期进行食品卫生检测,严格执行国家的《食品中放射性物质限制浓度标准》,将食品中放射性物质的含量控制在安全范围内。

第二节 食品腐败变质及其控制

食品腐败变质是指食品在一定环境条件下,在以微生物为主的各种因素作用下,食品营养成分与感官性状发生各种变化,使食品卫生质量下降、丧失食用价值的现象,如肉、蛋、鱼、

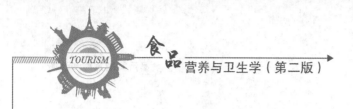

贝类的腐臭，大米、面粉的霉变，水果、蔬菜的腐烂，油脂的酸败，等等。食品腐败变质不仅造成了食物的巨大浪费，与食品安全的关系也非常密切。引起腐败变质的细菌的生长繁殖条件往往与那些引起食物中毒的细菌的生长繁殖条件相同。因此，《中华人民共和国食品安全法》中规定，严禁生产经营腐败变质的食品，生产经营食品的企业尤其要注意控制食品的腐败变质，以减少经济损失和保障消费者的身体健康。

一、食品腐败变质的原因

食品的营养成分组成、水分含量、渗透压大小、pH值高低等基质条件是食品腐败变质发生的基础。在温度、湿度、氧气等环境条件的影响下，食品的腐败变质主要由微生物的代谢活动引起。因此，食品腐败变质是微生物、食物本身和环境因素三方面综合作用的结果。

（一）微生物的代谢活动

微生物广泛分布于自然界中，食品不可避免地会受到一定种类和数量的微生物的污染。当环境条件适宜时，它们就会迅速生长繁殖，分泌各种胞外酶，如蛋白酶、脂肪酶、淀粉酶、果胶酶，分解食品中的蛋白质、脂肪、碳水化合物等营养成分，从而引起食品的腐败变质。能引起食品腐败变质的微生物很多，主要有细菌、酵母和霉菌，通常细菌比酵母和霉菌更占优势。

1. 细菌

有许多属的细菌都能分解蛋白质，其中芽孢杆菌属、芽孢梭菌属、假单胞菌属、链球菌属、变形杆菌属等属的细菌分解能力较强。细菌中能高效分解碳水化合物的菌种并不多，分解淀粉能力较强的主要是芽孢杆菌属和芽孢梭菌属的某些种，如枯草芽孢杆菌、蜡样芽孢杆菌；能分解果胶的细菌主要是芽孢杆菌属、芽孢梭菌属和欧氏杆菌属中的部分菌株；能分解纤维素和半纤维素的则只有芽孢杆菌属、芽孢梭菌属和八叠球菌属的一些种。细菌中的假单胞菌属、无色杆菌属、黄杆菌属、产碱杆菌属和芽孢杆菌属中的许多种都具有分解脂肪的特性。

与食品腐败变质有关的细菌主要是微球菌属、葡萄球菌属、假单胞菌属、链球菌属、弧菌属、黄杆菌属、醋酸杆菌属、无色杆菌属、产碱杆菌属、嗜盐杆菌和嗜盐球菌属、欧氏杆菌属、肠杆菌科各属、芽孢杆菌属、芽孢梭菌属、乳杆菌属等属的细菌。其中，假单胞菌属的细菌可引起鱼、肉类及冷藏食品的腐败变质，是典型的食品腐败菌；微球菌属、葡萄球菌属、无色杆菌属、肠杆菌科各属的细菌常引起水产品、肉及蛋类的腐败变质；弧菌属、黄杆菌属、嗜盐杆菌和嗜盐球菌属等属的细菌多见于鱼类等水产品和盐腌食品的腐败变质；欧氏杆菌属细菌多见于果蔬的腐败；罐头食品和其他高温加热食品的腐败变质常由芽孢杆菌和芽孢梭菌属细菌引起；乳及其制品的腐败变质常由产碱杆菌属和乳杆菌属细菌引起。

2. 霉菌

青霉属、曲霉属、根霉属、毛霉属和木霉属的霉菌都具有分解蛋白质的能力，霉菌中能分解脂肪的菌种也较多，在食品中较常见的多属于曲霉属、白地霉、无根根霉、解脂毛霉、娄地青霉、芽枝霉属等。大多数霉菌都有分解简单碳水化合物的能力；青霉属、曲霉属和木霉属的某些种，尤其是绿色木霉、黑曲霉分解纤维素的能力特别强；另外，曲霉属和毛霉属等的霉菌不仅分解果胶的能力较强，还具有利用某些简单有机酸和醇类的能力。

许多霉菌与粮食、水果、蔬菜等食品的霉变有关,天然植物性食品中以曲霉属和青霉属霉菌最常见,它们的出现往往是食品霉变的前兆;而根霉属和毛霉属霉菌的出现,则提示食品已发生霉变。

3. 酵母菌

酵母菌中毕赤酵母属、汉逊酵母属、假丝酵母属、球拟酵母属等属的酵母菌及啤酒酵母菌虽能使凝固的蛋白质缓慢分解,但多数对蛋白质的分解能力极弱。绝大多数酵母菌不能使淀粉水解,少数能分解多糖,极少数能分解果胶,但大多数能利用有机酸。能分解脂肪的酵母菌主要是解脂假丝酵母,该菌分解蛋白质的能力也较强,但不分解糖类。

酵母菌中的酵母属酵母菌可耐高浓度糖,可使含糖高的食品,如蜂蜜、蜜饯发酵酸败;德巴利酵母属酵母菌耐高盐,可使盐腌食品变质;红酵母属酵母菌可在肉类及酸性食品上产生色素、形成红斑;德巴利酵母属、汉逊酵母属、毕赤酵母属等酵母菌可在酸性食品表面生膜和氧化有机酸,为不耐酸的腐败菌增殖创造条件。

(二) 食品的特性

1. 食品中的酶

作为食品原料的各种生物体在宰杀和采摘后的一段时间内,其所含的酶,如多酚氧化酶、脂氧合酶、过氧化物酶、脂酶、果胶酶、蛋白酶、淀粉酶会继续作用,如肉和鱼的后熟、果蔬的呼吸,主要引起食品组成成分的分解,加速食品的腐败变质。

2. 食品的营养成分

食品的营养成分、水分含量、pH值高低和渗透压大小等对食品中微生物的生长繁殖有重要影响,它们和环境条件共同影响食品的菌相构成及优势菌种,从而决定了食品腐败变质的进程和特征。

食品含有蛋白质、脂肪、糖类、无机盐、维生素、水分等丰富的营养成分,是腐败菌的良好培养基。由于不同食品的营养成分存在差异,各种腐败菌分解各类营养成分的能力又不同,引起不同食品腐败变质的腐败菌类群也有不同。例如,肉、鱼等富含蛋白质的食品,易受到对蛋白质分解能力强的假单胞菌属腐败菌的污染;米饭等淀粉含量较高的食品,易受对淀粉分解能力强的曲霉属、根霉属和芽孢杆菌属腐败菌的污染;脂肪含量较高的食品,易受对脂肪分解能力强的假单胞菌属和曲霉属腐败菌的污染。

食品的营养成分也影响腐败变质的特征。例如,蛋白质含量高的肉、禽、蛋、鱼及大豆制品的腐败变质,以蛋白质腐败为基本特征;含碳水化合物多的食品,如水果、米面制品的腐败变质,以产酸、发酵为基本特征;油脂等以脂肪为主的食品,因不适于微生物的繁殖,腐败变质的特征主要是在理化因素的作用下发生酸败。

3. 食品的 pH 值

根据食品pH值的范围,可将食品分为酸性食品和非酸性食品两大类,pH值在4.5以下的为酸性食品,pH值在4.5以上的为非酸性食品。动物源性食品和蔬菜的pH值一般分别在5—7和5—6,所以它们一般为非酸性食品;水果的pH值在2—5,一般为酸性食品。

各类腐败菌都有其最适宜生长的pH值,大多数细菌的最适生长pH值在7.0左右,细菌生长下限一般在pH 4.5左右,而霉菌和酵母菌生长的pH值范围较宽,因此非酸性食品适于

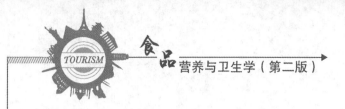

大多数腐败菌的生长，而酸性食品的腐败变质则主要由霉菌和酵母菌引起。

4.食品中的水分

食品中的水分以游离水和结合水两种形式存在，微生物能利用的是游离水，也称自由水。食品中游离水的多少常用水分活度（Aw）表示，即食品在密闭容器内的水蒸气压与在相同温度条件下的纯水蒸气压的比值，Aw取值在0—1。一般Aw高，有利于微生物的生长繁殖。新鲜的食品原料，如肉、鱼、水果、蔬菜含有较多的水分，Aw一般在0.98—0.99，适合绝大多数腐败菌的生长，很易发生腐败变质；而使食品的Aw降至0.70以下，可以保存几个月甚至更长时间。

5.食品的渗透压

不同食品的渗透压不同，通常大多数腐败菌在低渗透压的食品中有一定的抵抗力，较易生长，而在高渗食品中，各种腐败菌的适应状况有所不同。绝大多数细菌不能在有较高渗透压的食品中生长，而多数霉菌和少数酵母能耐受较高的渗透压。

6.食品的完整性

结构损伤、细胞破溃的动植物组织，如剁碎的肉、解冻后的鱼、切开的水果、籽粒不完整的粮豆，更易被微生物侵入和作用，而引发腐败变质。

（三）环境因素

1.温度

温度是影响食品质量变化最重要的环境因素，除影响动植物组织中的酶促生化变化外，主要还影响腐败菌的生长繁殖。

微生物有其适宜生长的温度范围。根据微生物对温度的不同适应性，可将其分为三类：嗜冷微生物、嗜温微生物和嗜热微生物。无论是嗜冷、嗜温还是嗜热微生物，都能在20—30℃生长繁殖。低温一般不利于微生物的生长，但也有少数的微生物在5℃或更低温度甚至−20℃以下还可以缓慢地生长。高温，特别是45℃以上的高温，对微生物的生长是很不利的。温度越高，微生物死亡率也越高。但高温环境下仍有嗜热微生物能生长，它们能通过分解糖类产酸而引起酸败。

2.氧气

空气中的氧气对腐败菌的影响与腐败菌的种类有关，大多数腐败菌属于需氧或兼性厌氧微生物，氧气的存在有利于其生长繁殖。在食品原料内部生长的微生物绝大部分是厌氧微生物，而在原料表面生长的则是需氧微生物。在有氧的环境中，微生物进行有氧呼吸、生长、代谢速度快，食品变质的速度也快；缺氧时，由厌氧微生物引起的变质速度则较慢。因此，有氧的环境更易加速食品的腐败变质。

3.湿度

湿度会影响食品的含水量和水分活度。当环境湿度大时，食品会吸收环境中的水分，使自身的水分活度提高，有利于微生物的生长繁殖，易发生腐败变质。

二、食品腐败变质的鉴别

食品腐败变质实质上是食品中的蛋白质、碳水化合物和脂肪等营养成分分解及其分解产物的进一步反应,是相当复杂的过程,各类食品腐败变质的评价指标还需要进一步研究。目前评价食品腐败变质的指标有感官指标、物理指标、化学指标和微生物学指标这四大类,评价时可以将四者结合起来,对照国家食品卫生标准进行综合评价。

（一）感官鉴别

感官鉴别是一种主观性的判断,因口味的评定从卫生角度看不符合卫生要求,故主要以人的视觉、嗅觉和触觉来对食品腐败变质的情况进行判断。首先,用眼睛看是否有异样,如褪色、着色、变色;然后,用鼻子闻是否有异味,如氨臭、粪便臭、酸败臭、霉臭;最后,用手去触碰感觉是否变软、变黏等。

微生物在食品中生长繁殖,可破坏食品的色、香、味,使食品产生不良气味、造成颜色改变、组织破坏等。例如,乳酸菌增殖过程中产生的过氧化氢可使腊肠肉色素褪色或变绿;氨基酸的分解产物,如硫化氢、吲哚、粪臭素会呈现不愉快的腐臭味;蛋白质的分解产物氧化三甲胺可被还原为三甲胺产生恶腥味;鱼肉类可能出现肌肉松弛、弹性差、发黏;液态食品可能出现浑浊沉淀,表面出现浮膜。这些改变可以通过人的感官直接感受到,在食品腐败变质的鉴别中是最直接、最简便、最常用的方法。

（二）物理鉴别

食品腐败变质的物理指标,主要是根据蛋白质分解时低分子物质增多这一结果,先后测定食品浸出物量、浸出液电导率、折射率、冰点、黏度等指标,其中肉浸液的黏度测定与感官指标的相关性最好,运用得最多,最能反映腐败变质的程度。

（三）化学鉴别

1.挥发性盐基氮

挥发性盐基氮是指在碱性条件下能与水蒸气一起蒸馏出来的碱性含氮物质的总量,常被用来评价高蛋白食品原料,如鱼、肉的鲜度。

原料中的蛋白质先经组织酶的作用形成氨基酸,再经腐败菌的脱羧和脱氨作用分别形成胺类和氨。通过对这些碱性含氮物质总量的测试,可以得出氨基酸总的分解破坏程度,它与蛋白类原料的腐败变质有明确的对应关系。通常,该值在 5—10 mg/100g,可判定为新鲜;在 30—40 mg/100g,即判定为初期腐败。畜禽肉的国家标准要求该值≤15 mg/100g。

2.三甲胺

构成挥发性盐基氮的胺类主要是三甲胺。新鲜鱼虾等水产品中没有三甲胺,但在初期腐败时,其中三甲胺的量为 4—6 mg/100g。

3.K 值

K 值是指 ATP 分解的低级产物肌苷(HxR)和次黄嘌呤(Hx)占 ATP 系列分解产物 ATP＋ADP＋AMP＋IMP＋HxR＋Hx 的百分比。该值主要适用于鉴别鱼类的早期腐败,若 K≤20％,说明鱼体绝对新鲜;若 K≥40％,则说明鱼体开始有腐败迹象。

4.酸价

酸价表示油脂中游离脂肪酸的含量,数值上为 1 g 油脂中游离脂肪酸所消耗的 KOH 的质量(mg)。酸价的高低是反映油脂品质优劣的重要标志之一,油脂酸败时,酸价明显上升,然而酸价的变化较为迟钝,并非判断油脂酸败的敏感指标。

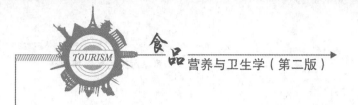
5. 过氧化值

过氧化值是油脂中的不饱和脂肪酸被氧化形成过氧化物的量,以每100 g油脂使碘化钾析出的碘量来表示。过氧化值的升高,是发生油脂酸败的最早期的指标,油脂的不饱和程度越大,酸败就越快。

（四）微生物鉴别

对食品进行微生物菌数的测定可以反映食品被微生物污染的程度以及是否发生了变质,同时它是判定食品生产的一般卫生状况以及食品卫生质量的一项重要依据。在国家卫生标准中,常用细菌总数和大肠菌群的近似值来评定食品卫生质量,一般食品中的活菌数达到10^8个/g时,即可认为处于初期腐败阶段。

细菌总数常用细菌菌落总数来表示。细菌菌落总数是指在一定条件下培养一定数量或面积的食品样品,使每一个活菌只能形成一个肉眼可见的菌落,然后进行菌落计数所得的菌落数量。通常用1 g、1 mL或1 cm²样品中所含的菌落数量来表示。

大肠菌群是指一群在37 ℃能发酵乳糖产酸产气的需氧和兼性厌氧的革兰氏阴性无芽孢杆菌。食品卫生标准中常用大肠菌群MPN表示,即100 mL或100 g食品样品中所含的大肠菌群的最近似数。食品中大肠菌群的数量越多,表明该食品受粪便污染的程度越严重,即被肠道致病菌污染的可能性也越大。

此外,检测肠杆菌科细菌的数量对某些食品卫生质量的控制也非常有用。例如,在生产奶酪时,生奶冷藏时间过长,肠杆菌科中的嗜冷性细菌,如蜂房哈夫尼亚菌和沙雷氏菌属细菌会过度繁殖使生奶产生异味和变质;在肉类及海产品中,较高水平的肠杆菌科嗜冷、分解蛋白质和脂肪的细菌可使其发生变质。

三、食品腐败变质的控制措施

为了防止食品的腐败变质,延长食品的保藏期限,常对食品进行各种处理。由于微生物是造成食品腐败变质最重要的因素,通常针对微生物的生长繁殖条件来采取相应的措施,杀死微生物或者抑制微生物的生长,以控制微生物的数量和其对食品营养成分的分解破坏程度。

（一）低温保藏

食品低温保藏就是利用低温技术,将食品的温度降低并将食品维持在低温状态,以阻止食品腐败变质,延长食品保藏期限。食品在低温下,不仅固有酶活性降低,食品中残存微生物的生长繁殖速度也大大降低或被抑制,因此保藏期可以延长。

1. 常用方法

根据低温保藏中食品物料是否冻结,可将其分为冷藏和冻藏。

冷藏是将食品置于稍高于冰点的温度下保藏;冷藏温度一般为−2—15 ℃,常用4—8 ℃,新鲜瓜果、蔬菜和短期保藏的食品常用此法;冷藏食品的保藏期一般为几天到数周。

冻藏是指将食品降温到冰点以下,使其中的水分部分或全部呈冻结状态保藏;冻藏温度一般为−30—−2 ℃,常用−18 ℃,动物源性食品常用此法;冻藏食品的保藏期为十几天到几百天。

2.对低温保藏的卫生要求

(1)食品在冷藏或冻藏前应保证新鲜,更不能有腐败变质的迹象。

(2)应根据各种原料性质的不同,选择合适的保藏温度。

(3)保证制冷用水和冰的卫生质量符合饮用水的卫生标准。

(4)对长期保藏的食品,须定期检查,特别要注意脂肪酸败的迹象,如肉、鱼的脂肪发黄、闻起来有哈喇味,还要注意蔬菜、水果的霉变,避免已变质原料对正常原料的污染。

(二)高温保藏

大多数微生物以常温或稍高于常温为最适生长温度,当温度高于微生物的最适生长温度时,微生物的生长就会受到抑制。微生物一般对高温的耐受性较弱,当温度高到足以使微生物体内的蛋白质变性而失去新陈代谢的能力时,微生物即会出现死亡现象。同时,食品中绝大多数的酶是耐热性一般的酶,高温还可使这些酶失活,避免食品在加工和保藏过程中的质量下降。

1.常用方法

高温处理的方法主要有常压杀菌、加压杀菌、超高温瞬时杀菌、微波杀菌、远红外线加热杀菌。

(1)常压杀菌。

常压杀菌是指在100 ℃或100 ℃以下杀菌,主要以水为加热介质,可以杀灭食品中有害菌的繁殖体,但不能杀灭芽孢。此法的优点是食品的感官性状变化较小、营养素损失较少,不过只能短期保存,主要用于酸性食品或杀菌程度要求不高的低酸性食品,如牛奶、啤酒、醋、葡萄酒等液态食品的杀菌。

(2)加压杀菌。

加压杀菌的杀菌温度高于100 ℃,通常为121 ℃,主要以饱和水蒸气为加热介质,常用于肉制品、中酸性、低酸性罐头食品的杀菌。此法可以彻底杀灭食品中的微生物,包括芽孢菌,有利于食品的长期保存。

(3)超高温瞬时杀菌。

超高温瞬时杀菌的温度为140 ℃左右,并保持几秒,常用于消毒牛奶,因为牛奶在高温下保持较长时间会严重影响其品质,如产生硫化氢(可带来不良气味)、乳清蛋白变性沉淀。此法可以杀灭耐高温的嗜热芽孢梭菌的芽孢。

(4)微波杀菌。

微波一般是指波长为0.001—1 m的电磁波,其杀菌的机制基于热效应和非热生化效应两个方面。实践证明,微波杀菌不仅具有较高的杀菌效率,而且具有快速、节能、对食品的品质影响很小的特点,适用于多种食品的杀菌、灭酶保鲜和消毒。

(5)远红外线加热杀菌。

远红外线是指波长为2.5—1000 μm的电磁波。远红外线加热具有热辐射效率高,热损失少,加热速度快,传热效率高,食品受热均匀,食品的营养成分损失少等优点。其杀菌、灭酶的效果也非常明显,已广泛应用于坚果类、粉状、块状及袋装食品的杀菌和灭酶。

2.对高温保藏的卫生要求

(1)防止食品在高温处理前已被严重污染,因为食品中微生物的种类和数量越多,存在

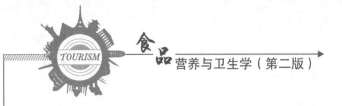

耐热微生物的可能性越大，杀菌效果也就越不理想。

（2）严格控制加热温度和时间，温度过高、时间过长，可能形成一些有害化学物，如杂环胺、多环芳烃。

（3）经高温处理后的食品，保藏期间应注意防止再次被污染；有些非完全灭菌食品，还需结合密封、真空、冷藏等辅助措施，才能较长期保藏。

（三）腌渍保藏

腌渍不仅是食品加工制作的方法，而且可以避免食品腐败变质，达到长期保藏食品的目的。腌渍主要有盐腌、糖渍、酸渍等。

1. 盐腌

盐腌是指向食品中加入食盐，以抑制、杀灭食品中存在的微生物，延长食品的保藏期。食盐可以提高渗透压，使微生物细胞发生质壁分离，导致其死亡；还可以降低水分活度、减少食品中的溶解氧，来抑制微生物的生长。

各种微生物对食盐浓度的适应性差别较大，一般食盐浓度达到10％即可抑制大多数腐败菌的生长。但有些微生物还不能被杀灭，例如葡萄球菌在20％－25％的食盐浓度下才会死亡，耐盐沙雷氏菌能使咸肉或咸鱼变质。

2. 糖渍

糖渍也是通过增加食品渗透压、降低水分活度来抑制微生物生长的一种保藏方法。一般微生物在糖的浓度超过50％时生长便会受到抑制。但有些耐强渗透压的酵母菌和霉菌在糖浓度高达70％时仍可生长。因此，仅靠增加糖的浓度有一定的局限性，但若同时添加少量酸，如食醋，微生物的耐渗透压能力将显著下降，有利于控制微生物，延长食品的保藏期。

3. 酸渍

酸渍是利用食用有机酸，如醋酸、柠檬酸、乳酸等来降低食品的pH值，以抑制腐败菌生长繁殖的保藏方法。此外，还可利用一些有益微生物的发酵作用，将原料中的糖发酵成酸来降低有害微生物所处环境的pH值，如泡菜、酸菜的制作即利用了乳酸菌的发酵作用。

（四）干燥保藏

干燥是在自然条件或人工干燥条件下，使食品中水分蒸发的工艺过程，是一种传统的保藏方法。该处理主要通过降低食品的含水量和水分活度，使微生物得不到充足的水而无法生长。

食品脱水的方法主要有传统的日晒、阴干、加热烘干，以及工业化生产中常用的冷冻干燥、喷雾干燥、滚筒干燥、蒸发干燥。通常将脱水后含水量在15％以下或水分活度在0－0.6的食品称为干燥食品或低水分含量食品，如干制的香菇、木耳。

第三节　食源性疾病及其预防

食源性疾病是指通过摄食进入人体内的各种致病因子引起的、通常具有感染性质或中毒性质的一类疾病,其致病因素可以归纳为八大类:细菌及其毒素、寄生虫、病毒和立克次氏体、有毒动物、有毒植物、真菌毒素、化学污染物、不明病原因子。食源性疾病包括食物中毒、肠道传染病、寄生虫病、食物过敏、暴饮暴食引起的急性胃肠炎、慢性中毒。

一、食物中毒

(一) 概述

1. 食物中毒的概念

食物中毒是指摄入了含有生物性、化学性有毒有害物质的食品或把有毒有害物质当作食品摄入后出现的非传染性的急性、亚急性疾病。食物中毒的病原可以是生物性的致病微生物和化学毒物;中毒的原因可以是食品污染、食用有毒动植物以及把有毒有害的非食品当作食品误食;其发病的特点是非传染性的急性、亚急性疾病。

2. 食物中毒的特征

(1)潜伏期短。一般在进食有毒物质后24 h或48 h内发病,且来势凶猛,短时间内可能有多数健康人同时发病。

(2)病人临床表现相似,多有腹痛、腹泻、恶心、呕吐等急性胃肠炎症状。

(3)发病与食入某种食物有关。发病范围局限在近期内有相同食物史的人,不食者不发病,一旦停止食用该食物,很快不会再有新的病例出现。

(4)人与人之间不直接传染。发病曲线呈骤升骤降的趋势,没有传染病发生时发病曲线的余波。

(5)某些食物中毒,如细菌性食物中毒具有明显的季节性和地区性。

3. 食物中毒的分类

根据引起食物中毒的有毒有害物质的性质,常将食物中毒分为以下五类。

(1)细菌性食物中毒。

细菌性食物中毒由食用被大量致病菌或其毒素污染的食物引起,是最常见的食物中毒,占全部食物中毒的60%-70%,如沙门氏菌食物中毒、副溶血性弧菌食物中毒、肉毒梭菌食物中毒、金黄色葡萄球菌食物中毒。中毒有较明显的季节性和地区性,发病率虽高,但死亡率较低。

(2)真菌性食物中毒。

真菌性食物中毒由食用被产毒真菌及其毒素污染的食物引起,如霉变甘蔗中毒、霉变花生中毒、霉变玉米中毒。中毒有较明显的季节性和地区性。真菌毒素稳定性较高,一般的烹调方法不能将其破坏,发病率和死亡率都较高。

(3)化学性食物中毒。

化学性食物中毒由食用有毒的金属、非金属及其化合物、农药、亚硝酸盐等化学物污染的食物引起,发生概率相对较低,发病与进食时间和食用量有关,地区性、季节性不明显,也无传染性,但发病率和死亡率均较高。

(4)动物性食物中毒。

动物性食物中毒指食入了动物性中毒食品而引起的食物中毒,如河豚、生鱼胆、动物甲

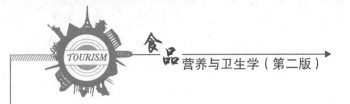

状腺、组胺中毒。动物性中毒食品主要包括天然含有有毒成分的动物或动物的一部分，或在特定条件下，产生了有毒成分的原本可食的动物性食品。季节性和地区性较明显，发病率和死亡率较高。

（5）植物性食物中毒。

植物性食物中毒指因食入植物性中毒食品而引起的食物中毒。植物性中毒食品主要包括天然含有有毒成分的植物或其加工制品，在加工过程中未能破坏或除去有毒成分的植物，在一定条件下产生了大量的有毒成分的原本可食的植物性食品，如发芽马铃薯、木薯、苦杏仁、鲜黄花菜等。

（二）细菌性食物中毒

1.概述

（1）流行病学特点。

发病率高，尤其是夏秋季节；病死率低；动物性食品是引起细菌性食物中毒的主要食品。

（2）发生原因。

食品在生产、加工、包装、运输、储存、销售等过程中受到致病菌的污染；在合适的条件下，如较高的温度、食品具有适宜的pH值、水分活度、营养条件下，食物中的致病菌大量生长繁殖或产生毒素；被污染的食物未经彻底加热处理，致病菌未被杀灭，或烧熟煮透的食物被加工工具、从业人员等再次污染。

2.沙门氏菌食物中毒

（1）病原。

沙门氏菌属肠杆菌科，种类繁多，其中对人类有致病性的沙门氏菌仅占少数。引起食物中毒的沙门氏菌主要有鼠伤寒沙门氏菌、猪霍乱沙门氏菌和肠炎沙门氏菌。

适合沙门氏菌生长繁殖的温度为20—37℃，在水中可存活2—3周，在粪便中可存活1—2个月，在食盐含量为12%—19%的咸肉中可存活75天；但该菌不耐热，在100℃时立即死亡。沙门氏菌不分解蛋白质，食品被污染后无感官性状的变化，应予以注意。

（2）引起中毒的食品及污染来源。

引起中毒的食品主要为动物性食品，尤其是畜肉类及其制品，其次为禽肉、蛋类、乳类及其制品，植物性食品很少因沙门氏菌引起中毒。

肉类食品被污染的途径主要有两条：一是生前感染，这是肉类食品中沙门氏菌的主要来源。健康家畜、家禽的肠道沙门氏菌带菌率较高，当患病、饥饿、疲劳等原因导致其抵抗力下降时，肠道内的沙门氏菌可进入动物的血液、内脏和肌肉。二是宰后污染，即在屠宰过程中或屠宰后，在储存、运输、烹调加工和销售等环节中被带有沙门氏菌的容器、苍蝇、污水等污染。

蛋类及其制品被沙门氏菌污染的机会也较多，尤其是鸭、鹅等水禽的蛋品，带菌率一般在30%—40%。除生前感染使家禽的卵黄带菌外，禽蛋在排出时，蛋壳表面会被粪便中的沙门氏菌污染，沙门氏菌可通过蛋壳气孔侵入蛋内。

牛奶也可能在挤奶前或挤奶后被沙门氏菌污染。患沙门氏菌病的乳牛，其奶中可能带菌；健康乳牛的奶挤出后，也可受到容器、粪便、带菌工作人员等的污染。

烹调后的熟食,也可再次因生熟交叉污染、带菌工作人员污染而带菌。

(3)预防措施。

① 防止食物被沙门氏菌污染:加强畜禽宰前和宰后卫生检验,防止被沙门氏菌污染的畜禽肉、蛋品和奶类进入市场。

② 控制食品中沙门氏菌的生长繁殖:餐饮业应配置冷藏设备,低温储藏肉类食品;加工后的熟肉制品应尽快食用,否则应低温储藏并尽量缩短储藏时间。

③ 食用前彻底加热以杀灭沙门氏菌:肉类食品中沙门氏菌加热灭菌的效果与加热温度、加热时间、加热方式、肉块体积大小、沙门氏菌的种类及污染程度等多种因素有关,为彻底杀灭,应使肉块中心温度至少达到80℃,并维持12 min。

3. 副溶血性弧菌食物中毒

(1)病原。

副溶血性弧菌为革兰氏阴性杆菌,无芽孢,主要存在于近岸海水、海底沉积物和鱼、贝类等海产品中,是一种嗜盐菌。副溶血性弧菌引起的食物中毒是我国沿海地区最常见的一种食物中毒。

副溶血性弧菌在30－37℃、pH 7.4－8.2、含盐3％－4％的食物中生长良好,而在无盐的条件下不生长。该菌不耐热,56℃加热5 min,或90℃加热1 min即可将其杀灭;对酸敏感,用1％食醋处理5 min或以用水稀释一倍的食醋处理1 min均可将其杀灭。

(2)引起中毒的食品及污染来源。

引起中毒的食品主要是海产品,以墨鱼、带鱼、黄花鱼、虾、蟹、贝、海蜇较为多见,其次为盐渍食品,如咸菜、腌制肉禽类食品。

近海海水及海底沉积物中副溶血性弧菌对海产品可造成污染,使得海产品的带菌率较高,如带鱼40％－90％、海蟹80％、墨鱼93％;季节对海产品的带菌率也有影响,夏季带菌率高,平均可达95％。

人群带菌者对各种食品的污染:沿海地区的餐饮从业人员、健康人群及渔民的副溶血性弧菌带菌率为11.7％,有肠道病史者带菌率为31.6％－88.8％,带菌人群可污染各种食品。

生熟交叉污染:沿海地区炊具的副溶血性弧菌带菌率为61.9％。食物容器、砧板、刀具等处理食物的工具若生熟不分,副溶血性弧菌则可通过上述工具污染熟食品或凉拌菜。

(3)预防措施。

抓住防止污染、控制繁殖和杀灭病原菌这三个环节。

① 防止带菌者和炊具对食品的污染。

② 低温储藏各种食品,鱼虾蟹贝等海产品吃前应煮透,蒸煮时需加热到100℃并维持30 min。

③ 生吃海蜇等凉拌菜时,应充分洗净,在食醋中浸泡10 min或在100℃沸水中漂烫数分钟,以杀灭副溶血性弧菌。

4. 变形杆菌食物中毒

(1)病原。

变形杆菌属肠杆菌科,为革兰氏阴性无芽孢菌,引起食物中毒的主要是普通变形杆菌、奇异变形杆菌和莫根变形杆菌。该菌也是腐败菌,需氧或兼性厌氧,4－7℃即可繁殖,为低

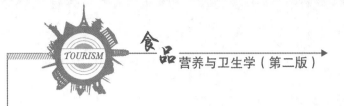

温菌。变形杆菌对热的抵抗力不强，加热55℃持续1 h或100℃数分钟即可将其杀灭。

（2）引起中毒的食品及污染来源。

引起变形杆菌食物中毒的食品主要是动物性食品，尤其是熟肉及内脏的熟制品。此外，也有食用豆制品、凉拌菜、剩饭、水产品引起变形杆菌食物中毒的报道。变形杆菌常与其他腐败菌共同污染生食品，使生食品发生感官上的变化，但熟制品被变形杆菌污染通常无感官性状的变化，易被忽视而引起中毒。

变形杆菌在自然界分布广泛，在土壤、污水和垃圾中均可检出，人和动物的肠道中也常带有此菌，正常人的带菌率为1%－10%，有腹泻史的人带菌率高达50%。生的肉类食品，变形杆菌的带菌率较高，在食品烹调加工过程中，处理生熟食品的工具、容器若未严格分开，被污染的器具则可污染熟制品。

（3）预防措施。

① 餐饮企业应建立严格的卫生管理制度，避免生熟食品的交叉污染。

② 对从业人员定期进行体检，带菌者不得从事直接入口食品工作。

③ 食用前彻底加热处理以杀灭病原菌。

5. 葡萄球菌食物中毒

（1）病原。

葡萄球菌为革兰氏阳性兼性厌氧菌，无芽孢，本菌属现有19个菌种，包括金黄色葡萄球菌、表皮葡萄球菌、腐生葡萄球菌等。

葡萄球菌的抵抗力较强，在干燥条件下可生存数月；对热的抵抗力较一般无芽孢的细菌强，加热至80℃持续30 min可将其杀死；最适生长温度为30－37℃，在pH 4.5－9.8的环境中都能生长，也能在高盐或高糖浓度的食品中繁殖。

引起食物中毒的葡萄球菌以金黄色葡萄球菌最为多见，其次为表皮葡萄球菌，而且食物中毒是由这两种细菌所产生的肠毒素所引起，摄入活菌而无肠毒素的食物是不会引起食物中毒的。食品中葡萄球菌污染越严重，该菌繁殖越快，越易形成肠毒素。产肠毒素的适宜温度为20－37℃，温度越高，产生肠毒素的速度越快；通风不良，氧分压越低，越容易产生肠毒素；食品水分、蛋白质、淀粉或油脂含量高利于肠毒素的产生。肠毒素的耐热性强，100℃加热1.5 h不失去活性，在218－248℃的油中加热30 min，其毒性才能被破坏。因此，一般的烹调方法难以破坏肠毒素。

（2）引起中毒的食品及污染来源。

引起中毒的食品种类较多，如奶、肉、蛋、鱼及其制品，在我国主要是乳及乳制品、含奶糕点、荷包蛋、糯米凉糕、凉粉、剩饭和米酒等。

食品的污染源主要是带菌的人和动物。患有化脓性皮肤病、急性上呼吸道炎症和口腔疾患的病人，或健康人的咽喉和鼻腔、皮肤、头发经常带有产肠毒素的菌株，经手、飞沫或空气污染食品。奶牛患乳房炎时，乳汁中常含有产肠毒素的葡萄球菌。畜禽肉体局部患化脓性感染时，感染部位的葡萄球菌对肉体或其他食品也会造成污染。

（3）预防措施。

建议从防止葡萄球菌的污染和防止肠毒素的形成这两个方面预防葡萄球菌食物中毒。

① 定期对从业人员进行健康检查，患化脓性皮肤病、急性上呼吸道炎症和口腔疾患的

人员应暂时调离工作岗位,避免带菌人群对食品的污染。

② 常对奶牛进行兽医卫生检查,对患病奶牛应及时治疗,患病奶牛的乳不能食用;在挤乳时应严格遵守卫生要求,避免污染;健康奶牛的乳挤出后应防止被葡萄球菌污染,并迅速冷却至10℃以下,防止在较高温度下该菌繁殖和形成毒素。此外,乳制品应以消毒乳为原料。

③ 食品应冷藏或置于阴凉通风处,放置时间不应超过6 h,尤其是气温较高的夏秋季节,防止肠毒素的形成。

6.大肠埃希氏菌食物中毒

(1)病原。

大肠埃希氏菌为革兰氏阴性无芽孢杆菌,是肠道正常菌群,通常不致病,有时还能合成相当量的维生素,并能抑制一些蛋白质分解菌的生长。但在大肠埃希氏菌中,有少数菌株能致病,当人体的抵抗力下降或食入大量活菌污染的食品时,就会引起食物中毒。目前,已知的致病性大肠埃希氏菌包括肠产毒性大肠埃希氏菌、肠侵袭性大肠埃希氏菌、肠致病性大肠埃希氏菌和肠出血性大肠埃希氏菌。

大肠埃希氏菌在15—45℃均能生长,最适生长温度为37℃,在土壤和水中可存活数月,60℃加热30 min可将其杀死。

(2)引起中毒的食品及污染来源。

引起中毒的食品与沙门氏菌相似,主要是动物性食品。

食品被污染的主要原因是致病性大肠埃希氏菌随粪便排出而污染水源、土壤,受污染的土壤、水和带菌者的手均可污染食品;餐饮业的餐具也易被大肠埃希氏菌污染,从而再污染接触的食品。

(3)预防措施。

与沙门氏菌食物中毒的预防措施相似,并应注意环境和个人卫生,尤其应加强对人畜粪便的处理、污物处理和对下水道的卫生控制,防止病原菌的污染。

7.蜡样芽孢杆菌食物中毒

(1)病原。

蜡样芽孢杆菌为革兰氏阳性的需氧芽孢杆菌,也能在厌氧条件下生长。该菌生长繁殖的适宜温度为28—37℃,低于10℃不繁殖。其繁殖体较耐热,100℃加热20 min能将其杀死;芽孢更耐热,100℃加热30 min或干热120℃持续60 min才能将其杀死。

蜡样芽孢杆菌的有些菌株可以产生腹泻毒素和呕吐毒素这两种肠毒素,从而引起食物中毒。腹泻毒素为不耐热肠毒素,45℃加热30 min或56℃加热5 min均可使其失去活性;呕吐毒素耐热性高,126℃加热90 min也不能将其破坏。

(2)引起中毒的食品及污染来源。

引起蜡样芽孢杆菌中毒的食品种类繁多,主要有肉类制品、乳及乳制品、豆制品、蔬菜、甜点心、调味汁、凉拌菜、米粉、米饭。在我国,主要为米饭、米粉,少数为肉类和豆制品。引起中毒的食品除米饭有时微有发黏或有稍有异味外,大多无腐败变质现象,感官性状正常,因此需格外注意。

蜡样芽孢杆菌广泛分布于土壤、灰尘、腐草、污水及空气中,且苍蝇、鼠类、不洁的容器

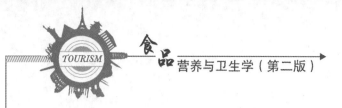

具、不卫生的食品、从业人员也常带有此菌,因此很容易在加工、储存、运输和销售等环节中对食品造成污染。

(3)预防措施。

① 严格做好防蝇、防鼠、防尘等各项卫生工作,防止病原菌对食品的污染。

② 奶类、肉类及米饭等食品必须在低温下(<10℃)短时间存放,有效控制病原菌的繁殖和肠毒素的产生。

③ 剩饭及其他熟食品在食用前须彻底加热,一般应100℃加热20 min。

8. 肉毒梭菌食物中毒

(1)病原。

肉毒梭菌为革兰氏阳性厌氧菌,在20—25℃时可以形成芽孢,当pH值低于4.5或大于9.0时,或当温度低于15℃或高于55℃时,芽孢不能繁殖,也不能产生毒素。该菌的芽孢耐热性强,干热180℃持续5—15 min,或高压蒸汽121℃持续30 min,或湿热100℃持续5 h方可致其死亡。

肉毒毒素是一种强烈的神经毒素,对热较敏感,80℃加热30 min,或100℃加热10—20 min即可完全破坏。肉毒梭菌食物中毒是由肉毒毒素引起的,发病率虽然不高,但是死亡率高达50%,是一种非常严重的食物中毒。

(2)引起中毒的食品及污染来源。

引起肉毒梭菌中毒的食品因地区和饮食习惯的不同而异。国内以家庭自制植物性发酵食品为主,如臭豆腐、豆酱、面酱,罐头食品、腊肉、酱菜、凉拌菜等引起中毒的事件也有报道。国外主要是家庭自制的果蔬罐头、水产品、肉及乳制品。

肉毒梭菌广泛分布于土壤、江河湖海的淤泥、尘埃和动物粪便中,食品被肉毒梭菌污染的主要来源是土壤。被土壤污染的粮食、果蔬、肉、鱼等,都有可能带有肉毒梭菌或其芽孢,在适宜条件下,肉毒梭菌会大量繁殖并产生毒素,若受污染的食品在食用前未彻底加热处理,就会引起中毒。

(3)预防措施。

① 对食品原料进行彻底的清洁处理,以除去泥土和粪便。

② 食品在食用前彻底加热,以破坏肉毒毒素。

③ 加工后的食品应避免再污染,还应避免在较高的温度或缺氧条件下储存,以防形成肉毒毒素。

(三) 真菌性食物中毒

1. 概述

真菌性食物中毒是指食用被产毒真菌及其毒素污染的食品而引起的急性、亚急性疾病。真菌广泛存在于自然界中,多数对人体有益,但少数产毒真菌污染食品后,不仅可以使食品发生腐败变质,而且其产生的真菌毒素可以引起机体中毒,严重威胁人类健康。

(1)真菌性食物中毒的特点。

① 与进食某种被真菌及其毒素污染的特定食品有关。各种食品中出现的霉菌以一定的菌种为主,如玉米和花生以黄曲霉为主,小麦以镰刀菌为主,大米以青霉为主。

② 有明显的季节性和地区性。例如,我国南方气候湿润,温度适中,是真菌性食物中毒

的常发地区,这是因为真菌生长繁殖及产生毒素需要一定的温度、湿度等环境条件。

③ 真菌毒素性质稳定,用一般的烹调方法很难破坏或除去被污染食品中的真菌毒素。

④ 无传染性和免疫性,一次暴露不会使机体产生抗体,中毒可反复发生。

(2)常见的真菌毒素。

真菌毒素是某些丝状真菌产生的具有生物毒性的次级代谢产物,一般分为霉菌毒素和蕈类毒素。常见的真菌毒素包括黄曲霉毒素、杂色曲霉毒素、赭曲霉毒素、展青霉素、单端孢霉烯族毒素、玉米赤霉烯酮、橘霉素等。

2. 霉变甘蔗中毒

(1)中毒原因和流行特点。

霉变甘蔗所受的是真菌污染,其中节菱孢霉占检出霉菌总数的26%左右,该菌能产生耐热的毒素3-硝基丙酸,是引起变质甘蔗中毒的主要物质。3-硝基丙酸主要损害中枢神经,也累及消化系统。

霉变甘蔗质地较软,瓤部颜色比正常甘蔗深,一般呈浅棕色,闻起来有霉味或酒精味、呛辣味,截面和尖端有白色絮状或绒毛状霉菌菌丝体,组织结构发糟、发糠。

霉变甘蔗中毒常发生于我国北方地区的初春季节,2、3月为发病高峰期,多见于儿童和青少年,病情较严重,甚至危及生命,出现后遗症概率及病死率可达50%,目前尚无有效的治疗方法。

(2)预防措施。

① 甘蔗成熟后再收割,收割后防冻,因为若甘蔗未完全成熟,其含糖量和渗透压低,利于霉菌的生长繁殖。

② 甘蔗储存、运输过程中应防冻防伤,防止霉菌污染繁殖;储存时间不宜过长,储存过程中应定期检查,不得出售和食用变质甘蔗及其加工制品,如鲜蔗汁。

③ 加强宣传教育,教育群众不吃霉变甘蔗。

3. 赤霉病麦中毒

(1)中毒原因和流行特点。

赤霉病麦的病原菌属于镰刀菌属,我国国内报道涉及的主要是禾谷镰刀菌,占94.5%。除麦类受污染外,玉米、稻谷、甘薯等作物也可受污染。污染可发生在这些作物的种植过程中,也可在收获后因保存不当而受污染。当麦类赤霉病麦的检出率在3%−6%时,人食用后就易发生中毒。

已知能引起麦类或玉米赤霉病的镰刀菌可产生两大类霉菌毒素:一类是单端孢霉烯族化合物,具有致呕吐作用;该毒素耐热,110℃持续加热1 h才能被破坏。另一类是具有雌性激素作用的玉米赤霉烯酮类。赤霉病麦中毒是单端孢霉烯族化合物所致,与玉米赤霉烯酮类无关。

麦类赤霉病在全国各地均有发生,多发于多雨、气候潮湿地区,以淮河和长江中下游一带最为严重,黑龙江省春麦区也常有发生。

赤霉病麦中毒一年四季均可发生,尤以麦收季节多见。人误食赤霉病麦后,症状一般持续1天左右,长的一周左右;患者一般不经治疗可自愈,预后良好。

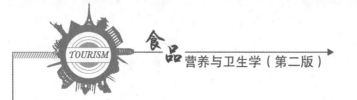

（2）预防措施。

预防赤霉病麦中毒的关键在于防止麦类、玉米等谷物受到霉菌的侵染和霉菌产毒。

① 防止污染。加强田间和储藏期的防霉措施：选用抗霉品种；降低田间水位，改善田间小气候；使用高效、低毒、低残留的杀菌剂；及时脱粒、晾晒，降低谷物水分含量至安全水分；勤翻晒，注意通风。

② 降低或除去赤霉病麦粒及毒素。通过风选将病麦粒和正常麦粒分开；适当碾轧，磨去部分外层，因毒素多集中于麦粒外层。

③ 制定粮食中赤霉病麦毒素的限量标准，加强粮食卫生管理。

④ 为民众普及相关知识，改变明知霉变、不作处理、盲目食用的不良习惯。

（四）化学性食物中毒

化学性食物中毒是指有毒金属、类金属、农药和其他化学物质混入食品或因误食上述化学物质而引起的食物中毒。一般来说，化学性食物中毒发病快，中毒症状严重，死亡率高，病程较长，季节性和地区性不突出，散发性和偶然性较明显。

1. 亚硝酸盐中毒

亚硝酸盐主要是指亚硝酸钠，为白色至略带黄色的粉末或颗粒状晶体，味微咸，易溶于水，因外观及滋味与食盐相似，常因误食引起中毒。

亚硝酸盐为强氧化剂，可将血液中正常的二价铁血红蛋白氧化为高铁血红蛋白，不仅使其失去携带氧的功能，还能阻止正常血红蛋白释放氧，因而会使组织出现缺氧现象，造成中枢神经系统的损害。皮肤青紫是亚硝酸盐中毒的特征症状，尤以口唇青紫最为普遍，严重者会因呼吸衰竭而死亡。

（1）食品中亚硝酸盐的来源与中毒原因。

① 误食：误将亚硝酸盐当作食盐或味精食用。

② 过量添加：肉制品加工制作过程中过量添加发色剂（含硝酸盐或亚硝酸盐）。

③ 随蔬菜摄入：某些种类的蔬菜，如菠菜、芹菜、韭菜、白菜、生菜、荠菜含有较多的硝酸盐，在放置过久，或腐烂的情况下，硝酸盐会被还原菌转化为亚硝酸盐；刚腌制不久的蔬菜，尤其是在加盐量少于12%、气温高于20℃的情况下，亚硝酸盐含量增加，第7—8天时达到高峰，一般于腌后20天左右消失。

④ 井水中含量过高：用苦井水烹调食物并放置过久，其中的硝酸盐会被还原菌转变为亚硝酸盐。

（2）预防措施。

① 妥善保管好亚硝酸盐，避免误食。

② 肉制品中加入的硝酸盐和亚硝酸盐的量应符合国家卫生标准，不可过量添加。

③ 保持蔬菜新鲜，短时间内不进食大量含硝酸盐较多的蔬菜。

④ 腌菜必须腌透，食盐浓度在15%以上。

⑤ 不用苦井水烹饪食物。

2. 有机磷农药中毒

有机磷农药是使用量最大的杀虫剂，对温血动物和人有很强的毒性，严重者可因呼吸衰竭而死亡。

(1)中毒原因。

① 用装过农药的瓶子盛装酱油、酒、食用油等，或将农药与粮食或其他食品混装储存、运输，造成对食品的污染。

② 刚喷洒过农药的果蔬，没到安全间隔期就采摘上市或食用。

③ 误食被农药毒死的畜、禽及水产品。

④ 在使用农药后，未洗手就进食。

(2)预防措施

① 加强农药的管理：器具专用，不用盛放过农药的器具盛放食品；专库存放，严禁农药与食品混装、混放；专人管理。

② 喷洒农药过程中，必须注意个人防护，严禁吃东西；使用农药后须用肥皂彻底洗手、洗脸。

③ 果蔬采摘上市须严格遵守安全间隔期的规定，且果蔬在食用前应洗净，尽量去除果皮食用。

3. 油脂酸败食物中毒

(1)中毒原因。

油脂储存不当，会发生酸败，产生低级脂肪酸、醛、酮及过氧化物等有害物，它们对胃肠道有刺激作用，使中毒者出现恶心、呕吐、腹痛、腹泻等胃肠炎症状，还可能使人出现无力、周身酸痛、发热等全身症状。

(2)预防措施。

长期储存的油脂宜用密封、隔氧、避光的容器，在较低温度下储存，并避免油脂接触铁、铜、锰等金属离子；在油脂中加入抗氧化剂；严禁用酸败油脂加工食品。

（五）动植物性食物中毒

1. 动植物性食物中毒的特点

(1)有明显的地区性和季节性。地区性发生与不同地区有毒动植物的分布、生长特点及当地居民的采摘捕捉方式、饮食习惯有关；中毒事件多发生于7—9月。

(2)散发性发生，偶然性大。散发多见于家庭，而集体食堂、公共餐饮业少见。

(3)来势凶猛，发病集中。发病突然，一般在进食后2—24h发病。

(4)发病率和死亡率都较高。

2. 动植物中的天然有毒物质

动植物的天然成分在遇到个别过敏机体或摄食量过大时，会引起机体中毒反应，但还有一些成分，如河豚毒素，少量摄入即可引起中毒。根据化学组成，可将动植物天然毒素分为蛋白类和非蛋白类。蛋白类毒素的核心成分是蛋白质，如植物中的胰蛋白酶抑制剂、蓖麻毒素，动物中的鱼卵毒素。非蛋白类毒素种类繁多，如皂苷、氰苷、龙葵素、河豚毒素、秋水仙碱。

3. 河豚中毒

河豚又叫气泡鱼，我国有30多种，主要分布在沿海及长江中下游地区。河豚味道鲜美，但含剧毒，自古以来就有"拼死吃河豚"的说法。

（1）中毒原因。

河豚含毒的情况比较复杂，毒性成分主要是河豚毒素，河豚毒素的含量受鱼的部位和季节等影响。肝脏和卵巢的毒性最强，其次为肾、脾、血液、眼睛、皮肤；肌肉一般无毒，但鱼死亡一段时间后，内脏中的毒素可渗入肌肉，仍不可忽视。每年3—5月是河豚卵巢发育期，此时其卵巢和肝脏的毒性都最强。产卵期过后，其卵巢萎缩，毒性减弱，但全年都有毒。同一种鱼，一般雌性比雄性的毒性强。

河豚毒素对热、日晒和盐腌都很稳定。例如，将河豚卵用沸水煮8 h或高压锅处理1.5 h，用30%食盐腌河豚卵60 d，腌河豚皮30 d，夏季将河豚卵放置在烈日下晒160 h，都还有毒。因此，一般的加工方法很难将毒素完全破坏。

河豚毒素是一种很强的神经毒素，中毒特点是发病急速而剧烈，食后几分钟即可感到手指、唇、舌有刺痛，病人多死于呼吸麻痹，死亡时间通常在发病后4—6 h。

河豚中毒主要由误食引起，有的中毒则由喜食河豚，但未将毒素除净引起。

（2）预防措施。

① 加强卫生宣传工作，使大家了解河豚有毒并能有效识别，以防误食中毒。

② 加强市场管理，未经许可，禁止出售河豚。

③ 饮食业不得擅自加工河豚，如需加工，必须获得当地卫生行政部门许可。

④ 人工养殖的河豚毒性较低，经卫生部门论证通过的试食基地可以对其进行加工。

4.青皮红肉鱼中毒

（1）中毒原因。

青皮红肉鱼主要是指鲐鱼、金枪鱼、沙丁鱼、秋刀鱼及竹荚鱼等活动能力特别强、皮下肌肉血管系统比较发达的一类鱼。

这类鱼本身无毒，发生中毒主要是因为它们含有较多的组氨酸，当不新鲜或腐败变质时，污染的富含组氨酸脱羧酶的细菌会将组氨酸转变为组胺，一个成年人一次摄入的组胺量超过100 mg，就可引起中毒反应。

（2）预防措施。

最有效的预防措施是保持鱼的新鲜，防止鱼的腐败变质，减少微生物的污染。此外，食用烹调青皮红肉鱼前，先去内脏、洗净、切断，然后用水浸泡几小时，烹调时适量放些雪里红或醋，可以使组胺含量下降。

5.胆毒鱼中毒

（1）中毒原因。

胆毒鱼类是指胆汁中含有胆汁毒素的经济淡水鱼类，如草鱼、青鱼、鲢鱼、鳙鱼、鲤鱼。胆汁毒素可引起脑、心、肝、肾等脏器的损害，其耐热、耐酸且不易被酒精破坏，故一般烹调方法难以破坏。中毒量与鱼胆的胆汁多少有关。一般来说，吞食重0.5 kg重鱼的鱼胆4—5个或2 kg重鱼的鱼胆1个，即可引起中毒。

（2）预防措施。

鱼胆无论生食还是熟食，都可以引起中毒，因此将鱼胆去除、不随意食用鱼胆才是有效的预防措施。

6. 贝类中毒

(1)中毒原因。

我国沿海地区,民众因吃贝类海产品而中毒的事件时有发生,导致中毒的贝类主要有蚶子、花蛤、香螺、织纹螺等。

其实,大多数贝类毒素是外源性的,即毒素不是贝类本身的产物,而是外来生物所产生的毒素被贝类摄取、积累。这些贝类毒素来自滋生在海洋中的有毒藻类。人食用这些贝类后,毒素迅速被释放出来,引发中毒。

贝类毒素主要有麻痹性贝类毒素、腹泻性贝类毒素和神经性贝类毒素,其中麻痹性贝类毒素的毒性最高,危害最大,中毒严重者可能死亡。

(2)预防措施。

① 规定市售贝类及加工原料用贝类中毒素的限量。

② 有关行政管理部门应对被赤潮污染的贝类海产品的上市买卖进行严格控制,避免群体性食后中毒。

③ 贝类毒素主要积聚于内脏,若去除内脏、洗净、水煮、捞肉弃汤,可使毒素含量大大降低。

7. 发芽马铃薯中毒

(1)中毒原因。

马铃薯又名土豆、洋山芋,含有龙葵素,对胃肠黏膜有较强的刺激作用,对呼吸中枢有麻痹作用,并能引起脑水肿、充血,此外对红细胞也有溶血作用。

马铃薯中龙葵素的含量会因储藏条件和部位的不同而有所不同。当储藏马铃薯不当,导致马铃薯发芽或颜色变为黑绿色时,其中的龙葵素含量会大大增加。在新鲜组织中龙葵素的含量一般为 $20-100$ mg/kg,若将马铃薯暴露于阳光下 5 d,其表皮中的龙葵素含量为 $500-700$ mg/kg;马铃薯发芽后,其幼芽和芽眼部分的龙葵素含量更高,为 $3000-5000$ mg/kg。人一次食入 $200-400$ mg 龙葵素即可引起中毒。

(2)预防措施。

① 在低温、无阳光直射的地方储存马铃薯以防止发芽。

② 不吃发芽过多或皮肉大部分变成黑绿色的马铃薯。

③ 对发芽较少的马铃薯,可彻底挖除芽、芽眼和芽周部分,去皮后用水浸泡 $30-60$ min,然后烧熟煮透。烹调时还可加些醋以破坏龙葵素。

8. 四季豆中毒

(1)中毒原因。

四季豆又名菜豆、芸豆、豆角,含有皂素和植物凝集素。皂素对胃肠道黏膜有强烈的刺激作用,并能破坏红细胞引起溶血;植物凝集素则具有凝聚和溶解红细胞的作用。皂素和植物凝集素都可通过长时间煮沸去破坏。烹调不当未将毒素彻底破坏是引起中毒的主要原因。

(2)预防措施。

① 原料应选择新鲜的四季豆;烹调时应翻炒均匀、烧熟煮透,使四季豆加热至失去原有的生绿色,食用时无生味和苦硬感。

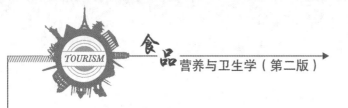

② 如果做凉菜，必须放在水中先煮10 min以上，然后拌食。

9. 生豆浆中毒

(1)中毒原因。

豆浆是以大豆为原料制成的流质饮食，生豆浆中所含有的有害物质主要是胰蛋白酶抑制剂和皂素。胰蛋白酶抑制剂可以抑制蛋白酶的活性，降低食物蛋白质在胃肠的水解和吸收效率，导致胃肠产生不良的反应和症状。皂素的毒性主要表现在溶血性和对胃肠道黏膜的刺激作用。若生豆浆未经加热或加热不彻底，来源于原料豆中的有害物质未被破坏，饮用后可造成中毒。

(2)预防措施。

应将豆浆彻底煮开后食用，特别要防止"假沸"现象：煮豆浆时，开始出现泡沫沸锅并不等于煮开，应继续加热至泡沫完全消失，然后继续煮沸5－10 min，以彻底破坏有害物质。

10. 毒蕈中毒

(1)中毒原因。

蕈类又称菇类，子实体通常肉眼可见。它虽属于真菌，但我国的食物中毒诊断标准仍将毒蕈中毒作为植物性食物中毒来处理。我国目前已鉴定的蕈类中，食用蕈有300多种，毒蕈有100多种，而对人有生命威胁的有30多种，其中剧毒的约有10种。毒蕈中所含的有毒成分很复杂，一种毒蕈可含有几种毒素，一种毒素又可存在于数种毒蕈中。

由于毒蕈所含的毒素不同，其所引起的中毒症状也各不相同，中毒者的临床表现复杂，一般分为胃肠炎型、神经精神型、溶血型、脏器损害型、日光性皮炎型。引起胃肠炎型中毒的菌类较多，而且几乎所有毒蕈中毒的初期都有胃肠炎症的表现。

毒蕈中毒多发生于高温多雨的夏秋季节，往往是由于个人采摘野生鲜蘑菇，又缺乏识别有毒与无毒蘑菇的经验，而将毒蘑菇误认为无毒蘑菇食用引起。

(2)预防措施。

① 认真学习毒蕈中毒的有关知识，重视毒蕈中毒的危害性，提高识别毒蕈的能力。有毒蘑菇常具备以下特征：色泽鲜艳，伞形菇表面呈鱼鳞状，菇柄上有环状突起物，菇柄底部有不规则突起物；采下或受损时，受损部位会流出乳汁。

② 采菇时应由有经验的人指导，不采不认识或未吃过的蘑菇，特别要教育儿童。

③ 切实加强食用蕈的采购、验收工作，避免毒蕈混入。

二、食源性寄生虫病

食源性寄生虫病是进食生鲜的或未经彻底加热的含有寄生虫虫卵或幼虫的食品而感染的一类疾病的总称。

食源性寄生虫病的传染源是感染了寄生虫的人和动物，包括病人、病畜和保虫宿主。寄生虫从传染源通过粪便排出，污染环境，进而污染食品。人常因生食含有感染性虫卵的水果和蔬菜，或因生食或半生食含感染期幼虫的畜禽肉和鱼虾贝类而感染，引起食源性寄生虫病的发生和流行。

(一) 猪肉绦虫病和囊尾蚴病

1.病原

猪肉绦虫病是一种常见的人畜共患寄生虫病,其病原体是猪肉绦虫,其幼虫在猪的肌肉内形成囊尾蚴。米猪肉即是猪肉绦虫的幼虫寄生于猪肌肉中(猪囊尾蚴病)所形成的特有米粒样囊包的猪肉的俗称。

感染猪肉绦虫成虫的患者胃肠道的症状并不明显,但因虫体吸收大量营养并能分泌毒素,有时有腹部不适、饥饿、消化不良、腹泻等症状,严重者也可能因肠梗阻而死亡。猪肉绦虫病的主要危害来自其幼虫形成的不同部位的囊尾蚴病。

2.感染途径

人感染猪肉绦虫主要是由于生食或食入未煮熟的含有活囊尾蚴的猪肉所致。此外,品尝生肉馅、用同一砧板切生肉和蔬菜造成交叉污染等,也可引起感染。

3.预防措施

(1)改变不良饮食习惯,不吃生肉;加强个人卫生,做到饭前便后洗手。

(2)凉拌生菜要清洗消毒,避免误食虫卵;烹调时务必将肉烧熟煮透,将肉中的囊尾蚴杀死。

(3)砧板和刀具要生熟分开使用。

(二) 旋毛虫病

1.病原

旋毛虫病是以动物为主的直接动物源性人畜共患寄生虫病。病原体为旋毛虫,旋毛虫致病可分为虫体侵入、幼虫移行及包囊形成三个时期。旋毛虫在侵入期,可引起肠黏膜发炎;在幼虫移行期,可引发血管炎和肌炎,重者可累及中枢神经系统,患者可因心力衰竭、毒血症、呼吸道并发症等而死亡;在包囊形成期,可引发肺炎和脑炎。

旋毛虫包囊对低温的抵抗力较强,在−15℃能保存20 d,在−21℃可以保存8−10 d;对热的抵抗力较弱,一般肉中心温度达到60℃并维持5 min即可杀死虫体,但某些加工方法如烟熏、腌制及曝晒等常不能破坏旋毛虫包囊。

2.感染途径

几乎所有哺乳动物对旋毛虫均易感。引起本病感染的食物主要是生的或半生的含有活体旋毛虫包囊的猪肉、野猪肉、狗肉等。在熟食地区,含有活的旋毛虫包囊的熏肉、腌肉、腊肠等因肉的中心温度未能达到杀虫温度,也可引起感染。另外,切生肉的刀和砧板、容器等如受到旋毛虫包囊污染,也可成为传播因素。

3.预防措施

(1)加强卫生宣传教育,使群众改变饮食习惯,不吃生猪肉及其他动物肉。

(2)烹调时煮熟炒透,使肉中心温度达到杀虫温度。

(3)饮具、食具、容器生熟分开,用后清洗干净,防止交叉污染。

(4)认真贯彻肉品卫生检验制度,加强食品卫生监督管理,严禁未经检疫或检疫不合格的肉类上市。

(5)教育群众改善养猪方法,预防猪的感染,切断传染源。

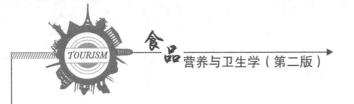

（三）华支睾吸虫病

1.病原

华支睾吸虫又称肝吸虫，于1874年在加尔各答一华侨的胆管内首次被发现。其成虫寄生于肝的胆管内，引起华支睾吸虫病。

华支睾吸虫的主要危害是造成肝损伤，主要流行于东亚和东南亚国家，我国已有24个省、市、自治区有不同程度的流行，人群感染率在1%—13%。

华支睾吸虫的耐热性较差，厚度约1mm的鱼肉片内含有的囊蚴，在90℃的热水中，1 s即能死亡，75℃时3 s内死亡；但对醋不敏感，囊蚴在醋中可存活2 h。

华支睾吸虫对宿主的特异性要求并不严格。终宿主除肉食哺乳动物外，也包括兔、豚鼠等食草动物。第一中间宿主淡水螺的种类很多，常见的有纹沼螺、长角涵螺和赤豆螺等。对第二中间宿主的选择性更不强，国内已证实的华支睾吸虫淡水鱼宿主有12科39属68种。

2.感染途径

华支睾吸虫病流行的关键因素是吃生的或未煮熟的鱼肉的习惯。因各地吃鱼方法不同，感染的方式和对象也不一样。在广东，感染者主要因吃"鱼生""鱼生粥"或烫鱼片而被感染；在东北地区，居民，特别是朝鲜族居民，主要因生鱼佐酒吃而被感染。此外，一些地区抓鱼后不洗手也是感染的原因；使用切过生鱼的刀及砧板再切熟食品，用盛过生鱼的器皿盛热食品也使人有感染的可能。若人或动物粪便污染水体，而当地又有吃生的或半生的鱼、虾习惯，本病也可能在人群中流行。

3.预防措施

(1)宣传教育不吃生的或不熟的鱼、虾。

(2)注意分开使用切生、熟食物的菜刀、砧板及器皿，避免交叉污染。

(3)不用生鱼喂猫、狗。

(4)合理处理粪便，避免对水体的污染。

（四）蛔虫病

1.病原

蛔虫是一种大型线虫，为世界性分布，我国各省区均有流行。一般农村地区居民感染率为50%—80%，高于城市地区，儿童感染率高于成人。

幼虫在人体移行时引发幼虫移行症，可损害肠壁、肝、肺；成虫寄生于小肠，夺取营养，感染者无明显症状，儿童和体弱者有营养不良、食欲不振、荨麻疹、畏寒、发热、磨牙等表现，严重者引起肠梗阻、气管阻塞等，会危及生命安全。

蛔虫病以散发多见，有时可集体感染而引起暴发流行。

2.感染途径

病人和带虫者为传染源。宿主排出的粪便中含有大量的蛔虫卵，可污染环境、饮水、蔬菜、水果和手，并可使苍蝇、老鼠等病媒生物带有虫卵，经各种途径污染食品。人若食用未经洗净或未经高温烧熟的污染食品就会导致感染。

3.预防措施

(1)首先要养成良好的个人卫生习惯，饭前便后必须洗手，不吃生菜或不洁的瓜果。

（2）搞好环境卫生，加强粪便管理。

三、食源性传染病

传染病是指细菌、病毒等病原微生物感染机体引发的具有传染性的疾病，其中因饮食不当而发生的传染病，即进食被病原微生物污染的食品而引发的传染病，称为食源性传染病。

食源性传染病的特点是病原体致病性强，少量的病原体即可致病；传播途径广，可经食物、饮水、餐具、日常用具或手等媒介物传播；具有传染性，危害严重；流行强度多样，呈现散发、爆发、流行、大流行等强度差异。

传染病的流行必须具备传染源、传播途径和易感人群三个环节。传染源是指体内有病原菌寄生、繁殖并能向体外排出病原体的人和动物。病人或病原体携带者、患病或携带病原体的动物都是传染源。传播途径是指病原体从传染源体内排出，经一定的方式再侵入易感者所经过的途径。易感人群是指对某种传染病免疫水平低的人群。

（一）甲型肝炎

1. 病原

甲型肝炎是由甲型肝炎病毒经肠道引起的最常见的疾病。

甲型肝炎病毒具有一定的耐热性，100℃加热5min才可被灭活，对低温不敏感，−70℃的低温也不能破坏其传染性，在牡蛎等贝类体内可存活两个月以上。

2. 传播途径

甲肝的传播途径主要是粪口途径，病人的粪便中含有大量的甲肝病毒，粪便也最易污染水源，因而受甲肝病毒污染的水和食物是甲肝的主要传播渠道，较差的环境卫生和不良个人习惯是造成甲肝地方性流行的主要原因。

常见的污染食品为冷菜、水果和果汁、乳制品、蔬菜、贝类、草莓酱，其中水、沙拉和贝类是较为常见的污染源。1988年上海流行甲肝，约有30万人感染，其主要原因是人们食用了被污染而又未经彻底加热的毛蚶。

3. 预防措施

（1）购买合格的原料，正确处理和烹饪食物，不食用生的海产品，并防止交叉污染。

（2）注意个人卫生，养成饭前便后洗手的好习惯。

（3）注意环境卫生，加强对粪便的管理，避免对水源的污染。

（4）食品加工企业要加强对员工的健康检查和管理，杜绝患者直接接触食品。

（二）禽流感

1. 病原

禽流感是A型禽流感病毒引起的一种具有从呼吸系统症状到严重全身败血症等症状的传染病。禽流感病毒可通过血液进入全身组织器官，严重的可引起内脏出血、坏死，造成机体功能降低，使机体易进一步被细菌侵袭，形成继发混合感染，甚至导致死亡。

禽流感病毒对热及紫外线敏感，56℃加热30 min、60℃加热10 min或70℃加热2 min即丧失活性，阳光直射40−48 h以及使用普通消毒剂能很快将其灭活。但禽流感病毒在环境中具有较强的稳定性。该病毒通常从病禽的鼻腔分泌物和粪便中排出，可在自然环境中，特

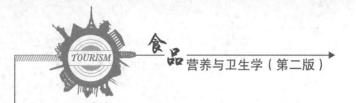
别是凉爽和潮湿的环境中存活很长时间。粪便中病毒的传染性在4 ℃可以保持30－50 d，20 ℃时保持7 d；在水中，22 ℃时病毒存活4 d，0 ℃时存活超过30 d；在冷冻的禽肉和骨髓中，病毒可存活10个月以上。

2.传播途径

禽流感病毒的主要传染源是病禽及其尸体的血液、内脏、分泌物和排泄物，因此被污染的用具、场地、吸血昆虫可传播疾病。

3.预防措施

(1)对养殖禽类应及时做好预防接种工作，防止禽流感病毒感染禽类，以避免动物源性食品污染。

(2)严格检疫，防止病毒由疫区传入，避免染毒禽类产品进入食物链。

(3)严格消毒措施，注意饮食卫生，防止感染禽流感病毒。食用禽类产品一定要加热煮透；对使用过的器具，要彻底消毒；加工生肉的用具要与熟食分开，避免交叉污染。

(三) 口蹄疫

1.病原

口蹄疫是一种急性发热性高度接触性传染病。人感染口蹄疫病毒后，常表现出发热、头痛、呕吐等症状，唇、舌、手指间、足趾间、面部皮肤等多处会出现水疱，重者可并发细菌性感染，可因继发性心肌炎而死亡。

口蹄疫病毒对外界的抵抗力很强，自然条件下，存在于组织和污染的饲料、饲草、皮毛及土壤中的口蹄疫病毒可存活数周至数月，但对高温、酸、碱均较敏感，煮沸3 min或阳光直射60 min即可被杀死，经70 ℃加热10 min、80 ℃加热1 min或1‰ NaOH溶液浸泡1 min，即可失去活力。

2.传播途径

口蹄疫病毒的主要传染源是患病或带毒的牛、羊、猪、骆驼等偶蹄动物。发病初期的病畜，排毒量大、毒力强、传染性高，是最危险的传染源，破溃的水疱、唾液、粪便、乳汁、尿、精液和呼出的气体将大量病毒排向外界，可污染食品和水源。

3.预防措施

(1)注重防疫。对易感动物定期进行预防接种。

(2)严把检疫关。严禁从疫区引进易感动物，一经发现被感染的动物，应立即隔离、捕杀、销毁，封锁疫区，对环境进行彻底消毒。常用1‰的烧碱水对畜舍、车船等运输工具进行消毒，饮食用具可用沸水消毒。

(3)禁止销售和食用带毒动物源性食品。

(4)加工生肉与熟食的刀、砧板、容器等要分开，避免交叉污染。

(四) 炭疽

1.病原

炭疽是由炭疽杆菌引起的人畜共患烈性传染病。炭疽一年四季均可发病，但7－9月是高峰期；流行存在地区差异，越是边远落后的地区，其发病率越高；多呈散发性，发病人群以农民为主，男性高于女性。可能患病的动物有牛、马、羊、骡、猪、犬等，以草食动物多见。

炭疽杆菌的繁殖体在 55—58 ℃条件下 10—15min 即可被杀灭,但其芽孢需干热 140 ℃保持 30 min 或 100 ℃蒸汽处理 5 min 才能被杀灭。

2. 传播途径

人可通过皮肤接触或空气吸入而感染炭疽杆菌,接触病畜的肉、血液、皮、毛和畜舍周围的空气也可能感染炭疽杆菌;还可因食用被污染的食品患上胃肠型炭疽病,轻者恶心、呕吐、腹痛、腹泻,重者会有生命危险。

3. 预防措施

(1)饲养间和屠宰间定期用20%有效氯的漂白粉液、5% NaOH 或 5%甲醛彻底消毒。

(2)加强检疫工作,一旦发现炭疽病畜,应焚烧后深埋,或处死消毒后深埋。

(3)应确保宰杀动物的从业人员没有伤口。

(五) 布氏杆菌病

1. 病原

布氏杆菌病是布氏杆菌属的细菌侵入机体引起的人畜共患传染病,早在19世纪后期人们就认识了这种疾病。人患此病,病期可长达数月、数年,甚至十几年,可有发热、关节痛、全身不适、肝脾肿大、淋巴结肿大等症状,可并发支气管炎、严重贫血、肝硬化腹水、心肌损害等。

布氏杆菌属有 6 个种 19 个生物型,羊、牛、猪、犬种布氏杆菌既可感染畜也可感染人,在牲畜中,羊的感染率最高。

由于布氏杆菌病为接触性传染病,人的发病分布与畜类发病分布一致,我国青海、内蒙古等几大牧区均为流行疫区。

2. 传播途径

人多因食用病畜的生奶、奶制品或生的、半生的病畜肉而感染。

3. 预防措施

(1)控制和清除传染源。无论宰杀前、后发现布氏杆菌病,其肉品与内脏均应经高温处理或盐腌等无害化处理。高温处理时,肉切成厚 8 cm、重 2 kg 以下的肉块煮沸 2 h,使肉中心温度超过 80 ℃。盐腌时,肉块宜小于 2.5 kg,干腌用盐量需达到肉重的15%,湿腌盐水波美度为 18—20。

(2)切断传播途径。对皮、毛、乳、肉等应加强监督管理,对屠宰场,尤其是对分散个体屠宰点应加强检疫和监督管理。

(3)保护畜群。当前保护畜群最常用的方法就是检疫、免疫畜群。

(六) 细菌性痢疾

1. 病原

细菌性痢疾是由痢疾杆菌引起的一种常见的肠道传染病。全年均有发生,但夏秋两季多见,儿童发病率较高,其次为青壮年。

痢疾杆菌属肠杆菌科的志贺菌属,是革兰氏阴性无芽孢杆菌,需氧或兼性厌氧。痢疾杆菌对热和日光的抵抗力不强,58—60 ℃加热 10—30 min 可被杀死,100 ℃即刻死亡,在阳光下 30 min 即可死亡。但耐低温,在冰块中能生存 3 个月,在 10—37 ℃的水中可生存 20 d,在

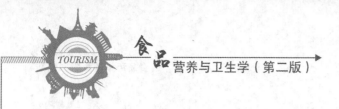

牛奶、水果、蔬菜中也可生存1—2周，在粪便中生存10 d，被污染的衣服、用具等可带菌数月之久。

2.传播途径

细菌性痢疾的传染源为患者和带菌者，主要经消化道传播，患者或带菌者的粪便可造成直接污染，也可通过污染食物、饮水、手、物品等，造成间接污染。

3.预防措施

(1)控制传染源。应早期发现、诊断、隔离及治疗患者及带菌者。餐饮行业的工作人员应定期检验，发现慢性患者和带菌者，应及时调离工作岗位。

(2)切断传播途径。加强对饮食、水源、粪便的管理，消灭苍蝇；不吃不洁的瓜果、腐败变质的食物、未经处理的剩饭剩菜；饭前便后要洗手。

(3)保护易感人群。在细菌性痢疾流行季节，服用大蒜、马齿苋、白头翁、黄连等煎剂有一定的预防效果。

📖 补充阅读

食物中毒事故的调查处理

2011年10月11日上午9时15分，广州某小学1486名师生进食了某食品公司配送的课间餐(红豆糕和豆浆)。从当天上午11时45分开始，237名师生陆续出现发热、恶心、呕吐、腹痛、腹泻等症状。

事发后，卫生监督部门立即对供餐公司的烘炉、蒸炉等设施和工具实施就地封存，并责令该公司暂停生产经营活动，同时对供餐公司的食品加工场所、可疑食品制作工艺、食品制作从业人员健康情况和小学的配餐间现场等进行调查取证，发现该供餐公司虽有卫生许可证，但是卫生条件不合格；该公司食品制作现场存在冷柜生熟食品混放的问题；而15名从业人员当中，有7人没有健康证，另有1人健康证已过期。

疾病预防控制中心的实验检测结果为：所提取的7份样品，都检出金黄色葡萄球菌阳性，其中3份还检出肠毒素。

调查结果表明：这是一起由金黄色葡萄球菌引起的食物中毒事件。

实际上，发生食物中毒事故后，有固定的调查处理步骤。

一、初步调查，提出问题

调查人员到达现场后，要尽快确定事故的性质和类别，判断是否是食物中毒，以便尽快明确调查处理的方向；迅速掌握中毒人数和中毒者的严重程度；调查的同时必须积极协助医疗单位救治病人。

二、现场调查，初步确定中毒原因

(一)食物中毒现场调查

(1)深入食品加工场所调查并登记72 h内所供应的所有食物。

(2)了解食品加工场所的环境卫生以及用水卫生状况。

（3）系统了解各种食品原料的来源和现状。

（4）详细了解食物生产加工流程、保存条件和保存时间。

（5）对食品生产加工从业人员的健康状况进行调查。

（二）对食物中毒者进行个案调查

通过对中毒者的调查，确定食物中毒事实；确定中毒人数及主要临床症状；查明可疑食品与中毒病人发病的因果关系；确定引起食物中毒的餐次和食品。

三、检测鉴定，确定病因

在进行个案调查的同时，应根据初步的病因假设有针对性地采集相关食物样品、环境样本和中毒者生物样本，以便快速做出正确诊断。

食物样品包括中毒者吃剩的食物及怀疑导致食物中毒的食品成品、半成品、食品原辅料等。环境样本包括可疑导致食物中毒的食物生产加工场所、食品用工具的表面涂抹拭子以及饮用水样品，必要时，还应采集厨师和直接接触食品人员的手涂抹样本及肛拭子。中毒者生物样本包括呕吐物、粪便或肛拭子、洗胃液、血液、尿液等。必要时，采集中毒尸体的胃、胃内容物、血液、肝、肾等脏器及毛发、骨骼等样本。

根据确定的病例标准和流行病学资料，提出是否属于食物中毒的意见，并根据病例的时间和地点分布特征、可疑的中毒食品、可能的传播途径等，形成初步的病因假设，以指导抢救患者及进一步采取预防控制措施。

四、总结评价，责任追究

总结食物中毒事故发生的教训，防止同类事件的再次发生。

建立食物中毒事故处理资料档案，包括中毒发生过程、调查过程、发生原因、促进因素、处理记录、采取的控制措施、处理结果及效果评估。

追究导致食物中毒事故的单位和个人的法律责任。

175

复习与思考

1.微生物主要通过哪些途径进入食品？如何预防微生物对食品的污染？

2.食品中常见的寄生虫有哪些？如何做好寄生虫病的预防工作？

3.食品的化学性污染物主要有哪些？如何预防食品的化学性污染？

4.食品腐败变质的原因是什么？如何鉴别和控制食品的腐败变质？

5.细菌性食物中毒的流行病学特点和发生原因是什么？如何预防细菌性食物中毒？

6.真菌性食物中毒的特点是什么？常见的真菌毒素有哪些？

7.如何预防有毒动植物中毒？

8.食源性传染病的特点是什么？如何预防食源性传染病的发生？

第八章 →

各类食品原料的卫生要求

◈ 第一节　植物性原料的卫生要求

一、粮豆类

（一）粮豆的主要卫生问题

1. 微生物的污染

粮豆在农田生长期、收获及储存过程中的各个环节均可受到微生物的污染,造成污染的微生物类群主要有霉菌、细菌和酵母菌,它们经常寄附在粮豆的表面和内部,其中危害最大的是霉菌,其次是细菌,酵母菌较为轻微。从粮豆中分离出来的霉菌约有200种,其中曲霉、青霉和镰刀菌的危害较严重。

粮豆成品如果水分过高,或者其中含有较多未成熟的、外形干瘪的、破损的籽粒,当环境温度、湿度增高时,就会有霉菌在其中生长繁殖,分解其中的营养成分,造成感官及营养品质的下降,甚至还可能产生霉菌毒素,给人的健康带来威胁。

2. 农药的污染

粮豆在农田生长过程中往往需要使用农药防止病、虫、草害。我国目前使用的农药主要是有机磷类、氨基甲酸酯类和拟除虫菊酯类,与过去广泛使用但现已被禁用的有机氯类、有机汞类和有机砷类农药相比,它们的毒性较低,性质不稳定,容易分解,只要确定适宜的施药方法和掌握好安全间隔期,均能使农药残留量符合国家限量标准。

粮豆可通过直接被施用农药和从被农药污染的环境吸收农药等途径受到污染。

3. 灌溉污水的污染

我国许多地区水资源匮乏,这些地区常采用污水灌溉农田。污水中的有机有害成分经生化及物理方法处理后,相应污染可以被减轻甚至消除;而以金属毒物为主的无机有害成分可造成农作物污染,尤其是用未经处理或处理不彻底的工业废水灌溉农田,易使土壤遭到严重污染,这会造成土壤中的有害物质在农作物中积累,并通过食物链进入人体,危害健康。

4. 仓储害虫的污染

仓储害虫的种类很多,世界上已发现300多种,在我国已发现50多种,其中玉米象、谷蠹和麦蛾为中国三大仓储害虫。仓储害虫在原粮和半成品粮中均能生长,若仓库温度、湿度较高,更适于虫卵孵化繁殖。谷粒被害虫蛀食后,不但碎粮增多,发生结块,还会受到虫的粪便、尸体和分泌物的污染,产生毒素或促使粮食霉变。

5. 有毒植物种子的污染

自然界存在一些有毒的植物种子,如毒麦籽粒、槐籽、毛果洋茉莉籽、曼陀罗、麦仙翁籽,它们可能在粮豆收获时混入其中,造成污染。

6. 意外污染和掺伪

意外污染主要包括粮豆因运输工具未做好清洗消毒而导致的污染,使用盛放过有毒物质的旧包装物导致的污染,储藏库位、库房不专用,灭鼠药等药物保管不当而造成的污染。

粮食掺伪是指以低质粮冒充高质粮、使用增白剂等手段掩盖劣质粮、掺入砂石短斤缺两等违法行为。

7. 豆类中的天然有毒有害物质

豆类含有多种抗营养因子。其中,蛋白酶抑制剂能对胰蛋白酶、糜蛋白酶、胃蛋白酶等多种蛋白酶的活性起到抑制作用,不仅会影响机体对外源性蛋白质的消化吸收,还可导致内源性蛋白质及氨基酸的损失增加;植酸能与铜、锌、铁、镁等矿物元素螯合,降低它们的利用率。此外,豆类中还含有植物红细胞凝集素、脂肪氧化酶、致甲状腺肿素等多种有害物。

（二）粮豆的卫生管理

177

1. 加强粮豆入库前的质量检查

(1)加强选种、田间管理和收获后的清理,有效去除有毒植物种子和无机杂物。

(2)应选择籽粒饱满、成熟度高、外壳完整、晒干扬净的粮豆入库。

2. 仓库的卫生要求

(1)应坚固、不漏、不潮,能防鼠、防鸟。

(2)应定期进行清扫、消毒,保持仓库的清洁卫生。

(3)应尽量降低粮豆储藏的温度和湿度并保持稳定。

(4)应定期检测粮豆的温度和水分含量,加强粮豆的质量检查,发现问题及时解决。

3. 控制粮豆的水分和储藏条件

在储藏期间,粮豆水分含量过高时,其代谢活动会增强,从而导致仓库温度升高,利于霉菌和仓储害虫的生长繁殖,进一步导致霉变。因此,应将粮豆的水分控制在安全储藏所要求的水分含量以下,一般粮谷的安全水分含量为12%－14%,豆类为10%－13%。

4. 防止农药和有害金属污染

严格遵守《农药安全使用规定》和《农药安全使用规范总则》,合理使用农药。

严格执行工业污水排放标准,农田灌溉用水必须符合《农田灌溉水质标准》的要求。

5. 粮豆运输、包装和销售的卫生要求

应配备清洁卫生的专用运输车,装过有毒物或有异味的车船未经彻底清洗消毒,不准装运,以防意外污染。粮豆包装必须符合卫生要求,且要专用,并在包装上标明"食品包装用"

字样。销售单位也应加强对成品粮的卫生管理,对不符合卫生标准的粮豆不进行加工销售。

6. 钝化抗营养因子

通常,加工过程可对豆类抗营养因子起到不同程度的钝化作用。如采用常压蒸汽加热 30 min,可以破坏生大豆中的蛋白酶抑制剂;将大豆加工成豆制品,可以有效去除植物红细胞凝集素、植酸、致甲状腺肿素等有害物。

（三）粮豆的卫生标准

粮豆的卫生标准参照 GB 2715—2016《食品安全国家标准 粮食》、GB 2761—2017《食品安全国家标准 食品中真菌毒素限量》、GB 2762—2017《食品安全国家标准 食品中污染物限量》、GB 2763—2021《食品安全国家标准 食品中农药最大残留限量》。

1. 感官要求

粮豆应具有正常的色泽、气味、清洁卫生,并应符合表8-1的规定。

表8-1 粮豆的感官要求

项目		要求
色泽、气味		具有正常粮食的色泽、气味
热损伤粒/（%）		
小麦	≤	0.5
霉变粒/（%）		
大豆	≤	1.0
除大豆外的其他粮食	≤	2.0

2. 有毒有害菌类、植物种子指标

粮豆的有毒有害菌类、植物种子指标应符合表8-2的规定。

表8-2 粮豆的有毒有害菌类、植物种子指标

项目	限量
麦角/（%）	
大米、玉米、豆类	不得检出
小麦、燕麦、莜麦、大麦、米大麦	0.01
毒麦/（粒/kg）	
小麦、大麦	1
曼陀罗属及其他有毒植物的种子/（粒/kg）	
玉米、高粱米、豆类、小麦、燕麦、莜麦、大麦、米大麦	1

3. 真菌毒素限量指标

粮豆的真菌毒素限量指标应符合表8-3的规定。

表8-3　粮豆的真菌毒素限量指标

项目	限量/(μg/kg)
黄曲霉毒素 B₁	
玉米	20
稻谷、大米、糙米	10
小麦、大麦、其他谷物	5
脱氧雪腐镰刀菌烯醇(DON)	
小麦、大麦、玉米	1 000
玉米赤霉烯酮	
小麦、玉米	60
赭曲霉毒素A	
谷类、豆类	5

4. 污染物限量指标

粮豆的污染物限量指标应符合表8-4的规定。

表8-4　粮豆的污染物限量指标

项目	限量/(mg/kg)
铅(以Pb计)	
谷物、豆类	0.2
镉(以Cd计)	
稻谷、大米、糙米、豆类	0.2
谷物(稻谷除外)	0.1
汞(以总汞计)	
稻谷、糙米、大米、玉米、小麦、小麦粉	0.02
砷	
谷物(稻谷除外,以总砷计)	0.5
稻谷、大米、糙米(以无机砷计)	0.2
铬(以Cr计)	
谷物及其碾磨加工品	1.0
苯并(a)芘	
稻谷、大米、糙米、小麦、小麦粉、玉米	5.0ᵃ

注:a单位为μg/kg。

179

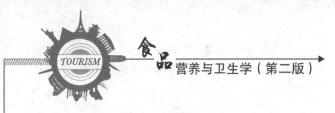

5. 农药最大残留限量

粮豆的农药最大残留限量应符合表8-5的规定。

表8-5 粮豆的农药最大残留限量

项目	最大残留限量/(mg/kg)
溴甲烷	
稻谷、麦类、杂粮类、成品粮、大豆	5
马拉硫磷	
稻谷、麦类、杂粮类、大豆	8
大米	0.1
糙米	1
高粱	3
甲基毒死蜱	
稻谷、麦类、杂粮类、成品粮、大豆	5
甲基嘧啶磷	
小麦、稻谷、全麦粉	5
大米	1
小麦粉、糙米	2
溴氰菊酯	
稻谷、麦类、成品粮（小麦粉除外）	0.5
小麦粉	0.2
大豆	0.05
氯化苦	
稻谷、麦类、杂粮类、大豆	0.1
其他农药	按GB 2763-2021的规定执行

二、果蔬类

（一）果蔬的主要卫生问题

1. 微生物的污染

正常果蔬的内部组织一般是无菌的,但有时在果蔬的内部组织中也有微生物存在。这些微生物早在开花结实之前就已侵入并生存在植物体内。另外,果蔬表皮受损、蜡质覆盖物被破坏后,微生物也容易侵入组织内部。果蔬上的微生物,除了部分寄生菌外,主要来源于生长环境尤其是土壤。用未经处理的污水灌溉农田和人畜粪便施肥,也可造成微生物的污染。在收获、搬运和销售的过程中,操作人员的手也是重要的污染源。

果蔬的物质组成特点是以碳水化合物和水为主,水分含量高。这是果蔬易受微生物污染而导致变质的重要因素。微生物的繁殖会使果蔬表面出现斑点,组织变得绵软并逐渐变成浆液状,以及产生各种异味。此外,因新鲜果蔬属于活体食品,其组织酶与微生物造成的变质具有一定的协同作用。

多数水果由于酸度较高,细菌难以生长,但易受霉菌及其毒素的污染,故还会对健康造成损害。例如,在变质果汁中,青霉属真菌最为常见,其次是曲霉属真菌,两者都可以产生展青霉素,而该霉菌毒素具有细胞毒性作用。

2. 寄生虫的污染

有些地区由于使用人畜粪便施肥和使用生活污水灌溉农田,果蔬被寄生虫虫卵污染的情况较为严重。据调查,某些地区蔬菜中蛔虫卵的检出率高达89%。此外,红菱、茭白、荸荠等水生植物也可被寄生虫,如姜片虫囊蚴污染。

3. 农药的污染

在果蔬的生长过程中,需施用农药防治病虫害,这会造成果蔬中农药的残留。尤其是目前乱用或滥用农药的情况比较普遍,造成果蔬上市时农药残留严重超标,极易引起中毒。

4. 工业废水中有害化学物质的污染

工业废水也是污染果蔬的重要因素。工业废水中含有汞、镉、铅等许多金属毒物和酚等非金属毒物,若不经处理而直接灌溉农田,这些毒物可通过蔬菜进入人体,产生危害。

5. 硝酸盐和亚硝酸盐的问题

一般果蔬中硝酸盐和亚硝酸盐的含量很少,但如果在生长时遇到干旱,收获后在不恰当的环境中存放、储藏和腌制,以及土壤长期过量施用氮肥,其中硝酸盐和亚硝酸盐的含量会大大增加,从而对人体产生不利的影响。

(二)果蔬的卫生管理

1. 工业废水灌溉的卫生要求

尽可能使用洁净水源灌溉农田,若利用工业废水灌溉农田,应先进行无害化处理,使其符合国家工业废水排放标准。应尽可能地使用地下灌溉方式进行灌溉,以免污水与果蔬直接接触。收获前3—4周应停止使用工业废水灌溉农田。

2. 防止肠道致病菌和寄生虫虫卵的污染

人畜粪便应经无害化处理后再施用,如采用沼气池处理,这样不仅可以杀灭致病菌和寄生虫虫卵,还可以提高肥效、增加能源。在烹饪食物原料前,应将其清洗干净,水果和生食的蔬菜还应消毒。

3. 施用农药的卫生要求

应严格遵守并执行有关农药安全使用规定,不准使用高毒农药,如甲胺磷、对硫磷;控制农药的使用剂量,根据农药的毒性和半衰期来确定对作物使用的次数、剂量和安全间隔期;制定蔬菜和水果中农药的最大残留限量标准;慎重使用激素类农药。

4. 降低果蔬中硝酸盐的含量

在果蔬生产中以施用有机肥为主,无机氮肥宜少量多次施用,同时控制总体施肥量,特别是对叶菜类蔬菜;应严格控制速效氮肥的施用量,收获前尽量不施速效氮肥。

5. 储藏的卫生要求

应根据果蔬的种类和品种特点来确定储藏条件。一般保存果蔬的适宜温度为0℃左右,此温度既能抑制微生物的生长繁殖,又能防止果蔬的间隙结冰,避免冰融时因水分溢出

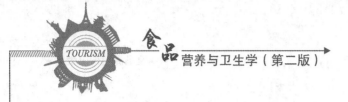

而造成果蔬的腐败。

（三）果蔬的卫生标准

果蔬中农药最大残留限量须符合 GB 2763—2021 的要求。

第二节　动物性原料的卫生要求

一、畜禽蛋类

（一）畜肉的卫生要求

1. 畜肉的主要卫生问题

（1）微生物的污染。

牲畜宰杀后，从新鲜至变质要经过僵直、后熟、自溶和腐败四个过程，前三个阶段与畜肉组织固有酶的作用有关，腐败则主要是微生物的作用。处于僵直和后熟阶段的畜肉 pH 值下降，细菌不易侵入，为新鲜肉。后熟之后，肉中的组织酶可继续作用，分解蛋白质和脂肪而使畜肉发生自溶。自溶为细菌侵入肌肉组织及繁殖创造了条件，细菌分泌的酶可使蛋白质和其他含氮物质继续分解，使肉的 pH 值上升，发黏、发绿、发臭，即发生腐败变质。

不适当的生产加工和储藏条件也会加速肉类的腐败变质。例如，健康牲畜在屠宰、加工、运输、销售等环节中被微生物污染；病畜宰前就有细菌侵入，并蔓延到全身各组织；牲畜因疲劳过度，宰杀后肉的后熟力不强，产酸少，难以抑制细菌的生长繁殖。

腐败肉含有蛋白质和脂肪的分解产物，如吲哚、硫化物、粪臭素、尸胺、醛类、酮类，还可能含有致病菌代谢产生的细菌毒素，使食用者中毒。

牲畜在养殖过程中若感染某些细菌和病毒患上人畜共患传染病，如口蹄疫、炭疽、结核病、布氏杆菌病，人食用这些病畜肉后也可感染相应的传染病。

（2）寄生虫的污染。

牲畜在养殖过程中还可能患上寄生虫病，如旋毛虫病、囊虫病、弓形虫病、蛔虫病。人如果食用这些病畜肉，也可能患上相应的寄生虫病。

（3）兽药和农药的污染。

为了防治牲畜疾病及提高畜产品的生产效率，经常会使用各种药物，如抗生素、激素，这些药物无论是大剂量短时间内摄入还是小剂量在饲料中长期添加，在畜肉都会有残留，残留过量就会危害食用者的健康。

2. 畜肉的卫生管理

（1）牲畜饲养管理。

做好牲畜饲养环境卫生工作；合理使用兽药，遵守休药期的规定，严禁使用一些非法的药物，如盐酸克伦特罗、己烯雌酚；做好疫苗接种工作。

（2）屠宰卫生管理。

① 宰前检验和管理。待宰动物必须来自非疫区，健康良好，并有产地兽医卫生检验合格证书。动物到达屠宰场后，须经充分休息，在临宰前停食不停水静养 12—14 h，再用温水

冲洗动物体表以除去污物,防止屠宰中污染肉品。宰前检验若发现动物患有严重传染病,禁止屠宰,应采用不放血的方法捕杀后予以销毁。

② 屠宰加工卫生。屠宰加工应注意操作卫生,避免可食用组织被来自体表、呼吸道、鬃毛、消化道、加工用具及烫池水中的微生物污染。屠宰加工后的肉必须经冲洗后修整干净,做到胴体和内脏无毛、无粪便污染物、无伤痕、无病变。

③ 宰后检验。宰后检验是宰前检验的继续和补充,是肉品卫生检验过程中的另一个重要环节,尤其是对于那些病程还处于潜伏期,临床症状还不明显的牲畜尤为重要。经检验合格的肉尸要及时冷却入库。

④ 经兽医卫生检验,肉品质量分为三类:良质肉,指健康畜肉,食用不受限制;条件可食肉,指必须经过高温、冷冻、盐腌等无害化方法处理达到卫生要求后食用方无害的肉,如患口蹄疫的猪体温偏高,其肉经高温处理后方可食用;废弃肉,指不准食用的患有烈性传染病(如炭疽)或严重寄生虫病(如囊尾蚴病)的动物的肉品,死因不明的死畜肉和严重腐败变质的畜肉等。

(3)运输管理。

合理运输是保证肉品卫生质量的重要环节。运输肉品应用专用的封闭冷藏车,无专用车辆则要有专用的密封包装容器。禁用运输过化学药品或污染严重且不易清除的车辆运输肉品。搬运工人应穿戴清洁消毒的工作服装。

(4)销售管理。

加强市场管理,防止贩卖和购买病、死畜肉。畜肉须有兽医卫生检验合格印戳才允许销售,肉类零售店应有防尘、防蝇设施,刀和砧板要专用,当天未售完的要冷藏保存。肉馅要现绞现卖,制作肉馅的原料肉须符合鲜肉的卫生质量要求,不得加入不新鲜甚至变质的肉。

(5)加工储藏管理。

肉类烹调加工时必须充分加热,在各加工环节防止交叉污染;掌握好储藏条件,尽量采用低温储藏。

3. 畜肉的卫生标准

畜肉的卫生标准参照 GB 2707—2016《食品安全国家标准 鲜(冻)畜、禽产品》。牲畜应是来自非疫区的健康牲畜,并持有产地兽医检疫证明;无异味,无酸败味;农药残留限量符合GB 2763—2021 的规定,兽药残留限量符合 GB 31650—2019 的规定;理化指标应符合表8-6的规定。

表8-6 畜肉的理化指标

项目	限量
挥发性盐基氮/(mg/100g)	15
铅(Pb)/(mg/kg)	0.2
总砷(以 As 计)/(mg/kg)	0.5
镉(以 Cd 计)/(mg/kg)	0.1
总汞(以 Hg 计)/(mg/kg)	0.05

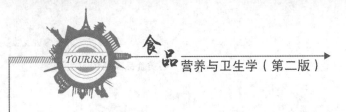

（二）禽肉的卫生要求

1. 禽肉的主要卫生问题

（1）微生物的污染。

沙门氏菌、金黄色葡萄球菌等致病菌侵入禽类肌肉的深部时，若食用前未充分加热，就会引起食物中毒。此外，微生物的污染还可引起传染病，如甲型流感病毒可引起禽流感。

假单胞菌等腐败菌能在低温下生长繁殖，引起禽肉的感官特征改变，甚至腐败变质，令禽肉表面出现各种色斑。

（2）兽药和农药的污染。

兽药和农药污染禽肉的途径和畜肉相同，主要通过直接给药和饲料喂养进入动物体内，造成污染。

2. 禽肉的卫生管理

（1）接种流感疫苗，预防传染病的发生。

（2）加强卫生检验。

宰杀前及时发现并隔离病禽。宰后严格卫生检验，若发现病禽肉尸，应根据情况及时进行无害化处理。

（3）合理宰杀。

宰杀前24 h禁食，充分喂水以清洗肠道；宰杀过程尽量减少内脏破裂造成的污染。

（4）宰后分割和保存。

分割禽体前应预冷，从放血到包装、入冷库的时间不超过2 h。需冻结的产品，其中心温度应在12 h内达到−18 ℃或以下。

3. 禽肉的卫生标准

禽肉的卫生标准参照GB 16869—2005《鲜、冻禽产品》和GB 2707—2016《食品安全国家标准 鲜（冻）畜、禽产品》。屠宰的活禽应来自非疫区，并经检疫、检验合格；禽肉的感官性状应符合表8-7的规定；禽肉的理化指标应符合表8-8的规定；禽肉的微生物指标应符合表8-9的规定。

表8-7　禽肉的感官性状

项目	鲜禽肉	冻禽肉
组织状态	肌肉富有弹性，指压后凹陷部位立即恢复原状	肌肉指压后凹陷部位恢复缓慢，不易完全恢复原状
色泽	表皮和肌肉切面有光泽，具有禽类品种应有的色泽	
气味	具有禽类品种应有的气味，无异味	
加热后肉汤	透明澄清，脂肪团聚于液面，具有禽类品种应有的滋味	
淤血[以淤血面积(S)计]/cm²		
$S > 1$	不得检出	
$0.5 < S \leqslant 1$	片数不得超过抽样量的2%	
$S \leqslant 0.5$	忽略不计	
硬杆毛/(根/10 kg) ≤	1	
异物	不得检出	

表8-8　禽肉的理化指标

项目		限量
挥发性盐基氮/(mg/100g)		15
总汞(以Hg计)/(mg/kg)		0.05
铅(Pb)/(mg/kg)		0.2
镉(以Cd计)/(mg/kg)		0.1
总砷(以As计)/(mg/kg)		0.5
敌敌畏/(mg/kg)		0.01
四环素、金霉素、土霉素/(mg/kg)	肌肉	0.2
	肝	0.6
	肾	1.2
磺胺二甲嘧啶/(mg/kg)		0.1

表8-9　禽肉的微生物指标

项目		指标	
		鲜禽肉	冻禽肉
菌落总数/(cfu/g)	≤	1×10^6	5×10^5
大肠菌群/(MPN/100 g)	≤	1×10^4	5×10^3
沙门氏菌	≤	0/25 g	
出血性大肠埃希氏菌	≤	0/25 g	

（三）蛋的卫生要求

1. 蛋的主要卫生问题

（1）蛋的微生物污染。

蛋中的微生物既可来自产前污染，又可来自产后污染。一方面，若禽类患病，病原菌，如沙门氏菌通过血液循环侵入卵巢和输卵管，可导致卵黄在卵巢内形成时被污染。例如，鸡感染鸡白痢、禽副伤寒时，产出的蛋中常有沙门氏菌。另一方面，在生产、收购、储藏和运输等环节中，蛋壳可被禽类自身、产蛋场所、人手、装蛋容器中的微生物污染，微生物通过蛋壳上的气孔或裂纹侵入蛋中。因搬运、储藏而受到机械损伤使蛋壳破裂时，蛋极易受到微生物的污染，发生变质。

蛋中的微生物主要是细菌和霉菌。致病菌主要是沙门氏菌，特别是鸭蛋和鹅蛋等水禽蛋中沙门氏菌的检出率较高。此外，蛋中还可能有变形杆菌、金黄色葡萄球菌、致病性大肠杆菌、链球菌等致病菌。蛋中常见的腐败细菌有微球菌属、假单胞菌属、芽孢杆菌属、产碱杆菌属、无色杆菌属、黄杆菌属细菌等，蛋中常见的霉菌有曲霉属、青霉属、毛霉属、芽枝霉属霉菌等。

(2)有害化学物的污染。

鲜蛋中残留的有害化学物质主要有农药、兽药和有害矿物元素。环境中的汞、铅、镉、砷等有害元素及六六六、滴滴涕等农药通过食物链进入家禽体内代谢后,可残留于蛋内。在养殖蛋鸡过程中使用的抗生素、激素类等药物也可残留于蛋内。

(3)违法违规加工蛋类。

人工合成的假鸡蛋中含有明矾,长期食用可造成铝的过量摄入,导致记忆力衰退、痴呆等严重后果。还有人违法在饲料中添加具有致癌作用的化工染料苏丹红,来生产高价红心蛋。

2. 蛋的卫生管理

为防止微生物对禽蛋的污染,提高鲜蛋的卫生质量,应做到以下两点:

(1)加强禽类饲养条件的卫生管理,保持禽体及产蛋场所的卫生。

(2)注意蛋的储藏、运输和销售卫生。

鲜蛋应储藏在温度为1—5℃、相对湿度为87%—97%的环境中。若无冷藏条件,鲜蛋可保存在米糠、稻谷、木屑或锯末中,以延长保存期。蛋从冷库中取出时,应先在预暖室内放置一段时间,防止因冷凝水而造成微生物对禽蛋的污染。

运输过程应尽量避免发生蛋壳破裂,装蛋的容器和铺垫的草、谷糠应干燥、无异味;鲜蛋不应与散发特异气味的物品同车运输。运输途中要防晒、防雨,销售前须进行安全卫生检验,符合鲜蛋卫生质量要求方可在市场上出售。

(3)合理使用抗生素、激素等,避免对禽蛋造成污染。

3. 鲜蛋的卫生标准

参照 GB 2749—2015《食品安全国家标准 蛋与蛋制品》,鲜蛋的感官要求为:灯光透视时整个蛋呈微红色;去壳后蛋黄呈橘黄色至橙色,蛋白澄清、透明,无其他异常颜色;蛋液具有固有的蛋腥味,无异味;蛋壳清洁完整,无裂纹,无霉斑,灯光透视时蛋内无黑点及异物;去壳后蛋黄凸起完整并带有韧性,蛋白稀稠分明,无正常视力可见外来异物。对其理化指标的要求见表8-10。其农药残留限量应符合 GB 2763—2021 的规定,兽药残留限量应符合 GB 31650—2019 的规定。

表8-10　蛋的理化指标

项目	限量
无机砷/(mg/kg)	0.05
铅(以 Pb 计)/(mg/kg)	0.2
镉(以 Cd 计)/(mg/kg)	0.05
总汞(以 Hg 计)/(mg/kg)	0.05

二、水产类

(一) 水产类的主要卫生问题

1. 微生物和寄生虫的污染

(1)腐败微生物。

水产品由于含有较多的水分,酶活性较强,pH值比畜肉高,产销流通环节复杂,与异物接触频繁,易被各种微生物污染,因此比其他动物性食品更易发生腐败变质。

鲜鱼在储藏中也会发生与畜肉一样的变化,即尸僵、成熟、自溶和腐败。只是鱼体的成熟期很短,因为鱼类是冷血动物,体内的组织蛋白酶在较低的温度下仍能保持较强的活性,使肌肉组织较早开始自体分解,往往快速过渡到自溶阶段。自溶时,微生物易侵入鱼体,造成鱼鳞脱落、眼球凹陷、鳃呈暗褐色、腹部膨胀、鱼肌肉碎裂并与鱼骨分离,发生腐败变质。

(2)病原微生物。

水产品可感染多种致病菌,一些是自身原有的细菌,如肉毒梭菌、霍乱弧菌、副溶血性弧菌、李斯特菌;一般鱼体携带的致病菌数量比较低,除非在鱼的储藏过程中,体内的微生物开始繁殖,否则,这些少量致病菌导致疾病的危险性非常小。另一些则非自身原有的细菌,是因在不卫生条件下加工储运所污染的,如沙门氏菌、志贺氏菌、大肠埃希氏菌、金黄色葡萄球菌。此外,水产品还会因被污染的水域或带病毒的食品加工者而感染病毒,如甲型肝炎病毒、诺瓦克病毒。

(3)寄生虫。

水产品中常见的寄生虫有华支睾吸虫、卫氏并殖吸虫、阔节裂头绦虫等。

2.有害化学物质的污染

鱼类及其他水产品,会因工业三废、生活污水、农业污水对水体的污染,而含有农药和较多的有害元素,如汞、镉、铅、砷。水产生物受到这些毒物的污染后,通过生物富集作用,体内的有毒物质的浓度会远远高于环境,有时水产生物还可将化学物质转变为毒性更强的物质,如将无机汞转变为甲基汞。

在水产养殖的过程中,滥用饲料添加剂和使用违禁药物,也会危害人体健康。

3.天然有毒物质

水产品很多,有的本身具有毒性,进食后会引起中毒,甚至死亡,如河豚、鲅鱼、旗鱼、鲶鱼、鲉鱼、有毒贝类等。

(二)水产类的卫生管理

1.储藏要求

主要通过低温处理、盐腌等方法抑制固有酶的作用和微生物的生长繁殖,延缓水产类自溶和腐败的发生。

冷藏多使鱼体温度降至10℃左右,可保存5-14 d;冷冻要选用鲜度较高的鱼类,在-25℃以下的温度速冻,使鱼体内形成的冰块小而均匀,然后在-15--18℃保存,可保存6-9个月。含脂肪多的鱼不宜久藏,因为鱼的脂肪酶在-23℃以下的低温下才会被抑制。

盐腌保藏时用盐量视鱼的品种、储藏时间及气温等因素而定,一般盐浓度为15%左右的鱼制品具有一定的储藏性。

2.运输、销售的卫生要求

捕捞船和运输工具应经常冲洗,保持清洁卫生,减少污染;尽量用配备有冷藏设施的运输工具装运;在运输、销售过程中,应避免污水和化学毒物的污染,凡接触水产品的设备、用具应用无毒无害的材料制成;提倡用桶、箱装运,尽量减少鱼体损伤。

为保证水产品的卫生质量,供销各环节均应建立质量验收制度,不得出售和加工已死亡的黄鳝、甲鱼、河蟹及各种贝类;含有自然毒素的水产品,如鲅鱼、旗鱼等必须除去肝脏,有剧

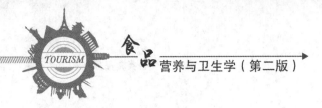

毒的河豚不得流入市场和擅自加工，须由有资质的企业严格按照要求合理加工处理。

（三）水产类的卫生标准

参照 GB 2733—2015《食品安全国家标准 鲜、冻动物性水产品》，贝类、淡水蟹类、龟、鳖、黄鳝应活体加工，其冷冻品应在活体状态下清洗（宰杀或去壳）后冷冻。水产品的农药残留量应符合 GB 2763—2021 的要求，理化指标应符合表 8-11 的规定。

表8-11　水产品的理化指标

项目	限量
挥发性盐基氮/(mg/100 g)	
海水鱼虾	30
海蟹	25
淡水鱼虾	20
冷冻贝类	15
组胺/(mg/100 g)	
高组胺鱼类	40
其他海水鱼类	20
铅(以 Pb 计)/(mg/kg)	
鲜、冻水产动物(鱼类、甲壳类、双壳类除外)	1.0(去除内脏)
鱼类、甲壳类	0.5
双壳类	1.5
无机砷(以 As 计)/(mg/kg)	
鱼类	0.1
其他动物性水产品	0.5
甲基汞(以 Hg 计)/(mg/kg)	
肉食性鱼类	1.0
其他动物性水产品	0.5
镉(以 Cd 计)/(mg/kg)	
鱼类	0.1
甲壳类	0.5
双壳类、腹足类、头足类、棘皮类	2.0(去除内脏)
镉(以 Cd 计)/(mg/kg)	
动物性水产品	2.0
多氯联苯/(mg/kg)	0.5

三、乳类

（一）乳类的主要卫生问题

1. 微生物的污染

乳中微生物污染主要通过两种途径：一是在挤乳前由于乳畜自身的原因受微生物污染，例如，当奶牛患乳腺炎和传染病时，体内病原菌经血液循环进入乳房，通过乳腺导管导致病原菌污染。

二是在挤乳过程中或乳挤出后被污染，微生物主要来源于乳畜体表和环境、容器、加工设备、挤乳人员的手和蝇类等。环境中的灰尘、饲料、粪便、垫草、毛发、昆虫等表面含有大量微生物，落入乳中可造成污染。环境中的微生物主要是芽孢菌、球菌和大量的霉菌孢子，还有肠道致病菌。

引起乳品腐败的细菌主要有乳酸菌、丁酸杆菌，以及丙酸杆菌属、芽孢杆菌属、肠杆菌属细菌等，其中乳酸菌是乳品中最常见且数量最多的一类微生物。它们主要来自饲料、土壤、空气和水源，可引起乳品的腐败变质。

乳品中常见的致病菌有金黄色葡萄球菌、无乳链球菌、溶血性链球菌、致病性大肠杆菌、变形杆菌、沙门氏菌、结核杆菌、志贺氏菌、炭疽杆菌、肉毒梭菌、霍乱弧菌等。经乳传播的人畜共患病主要有结核病、炭疽、口蹄疫、布氏杆菌病等。沙门氏菌、蜡样芽孢杆菌、肉毒梭菌、金黄色葡萄球菌、链球菌、致病性大肠埃希氏菌等病原菌可引起食物中毒。

2. 化学性污染

乳在生产经营过程当中，在包括乳畜饲养、挤乳、乳的运输、储藏、加工、销售及消费等在内的各环节中都可能受到多种有害物质的污染。例如，农药、硝酸盐、亚硝酸盐主要来自污染的饲料；用于防治乳畜疾病、调节乳畜生长的抗生素、驱虫药、激素等兽药也会残留于乳中；汞、铅、砷等有害元素主要来自工业三废，它们污染环境，会通过食物链进入动物体内，进而残留于乳汁中；此外，一些不法分子为谋取经济利益，会在乳中添加三聚氰胺等有害物。

（二）乳类的卫生管理

1. 乳的生产卫生

乳畜应定期预防接种并检疫，如果发现病畜应及时隔离。畜体应保持清洁，挤乳前1 h停喂干料并消毒清洗乳房，防止微生物污染。挤乳人员、所用容器具应严格执行卫生要求。挤出的乳应立即进行净化处理，并及时冷却。

乳品加工过程中，各生产工序必须是连续的，防止因原料和半成品积压导致致病菌、腐败菌的繁殖和交叉污染。原料采购、加工、包装和储运应达到《乳制品良好生产规范》的要求。

2. 乳的储藏、运输和销售卫生

乳的储藏和运输应保持低温，所用的容器每次使用后均应清洗，并经蒸汽彻底消毒。储乳设备要有良好的隔热保温设施，最好采用不锈钢材质，利于清洗和消毒。运送要有专用的冷藏车辆，且保持内部清洁。销售点应有低温储藏设施，每批消毒乳应在销售36 h内售完，不允许重新消毒后再销售。

3. 鲜乳的消毒

鲜乳消毒的主要目的是杀灭致病菌和多数繁殖性微生物。禁止生乳入市销售。乳消毒主要采用巴氏消毒法、煮沸消毒法和蒸汽消毒法。

4. 病畜乳的卫生处理

乳中的致病菌主要是人畜共患传染病的病原体。这种乳若不经卫生处理而被食用可使人感染患病。

（1）有明显结核病症状的乳畜的奶，应禁止食用，就地消毒销毁，并对病畜进行处理；对结核菌素试验阳性但无临床症状的乳畜的奶，经70 ℃维持30 min或煮沸5 min后，可制成乳制品。

（2）患有布氏杆菌病的乳牛的奶，煮沸5 min后方可利用；对凝集反应阳性而无明显症状的乳牛，其奶经巴氏消毒后可用于食品工业，但不得制作奶酪。羊布氏杆菌对人的易感性强、威胁大，因此，凡有症状的乳羊都应禁止挤乳。

（3）对患口蹄疫的病畜不应挤乳，应急宰并按有关要求严格消毒，尽早消灭传染源。

（4）若乳畜乳房局部患有炎症，其乳应消毒废弃。

（5）若乳畜患炭疽、牛瘟、传染性黄疸、恶性水肿、沙门氏菌病等，其乳均严禁食用和工业用，应消毒后销毁。

5. 残留有害物质的处理

对于兽药残留、饲料中的农药残留及霉菌毒素等对乳的污染，也应予以足够的重视。

（三）乳类的卫生标准

参照 GB 19301－2010《食品安全国家标准 生乳》，生乳应呈乳白色或微黄色；具有乳固有的香味，无异味；呈均匀一致液体，无凝块、无沉淀、无正常视力可见异物；菌落总数≤2× 10^6 cfu/mL。乳及乳制品的黄曲霉毒素 M1 限量为 0.5 μg/kg，农药残留量应符合 GB 2763－2021 的规定，兽药残留限量应符合 GB 31650－2019 的规定，污染物限量见表 8-12。

表8-12　乳的污染物限量

项目		指标
总砷(以 As 计)/(mg/kg)	≤	0.1
铅(Pb)/(mg/kg)	≤	0.05
铬(以 Cr 计)/(mg/kg)	≤	0.3
总汞(以 Hg 计)/(mg/kg)	≤	0.01
亚硝酸盐(以 NaNO₂ 计)/(mg/kg)	≤	0.4

第三节　调味品的卫生要求

一、酱油

按生产工艺,酱油可分为酿造酱油和配制酱油。酿造酱油是以富含蛋白质的豆类和富含淀粉的谷类及其副产品为主要原料,经制曲、发酵酿制而成,以鲜、咸味为主要特点的调味品。而以酿造酱油为主体,添加酸水解植物蛋白调味液、食品添加剂等配制而成的酱油为配制酱油。

(一) 酱油的主要卫生问题

1. 霉菌毒素的污染

若豆类、谷类等原料受霉菌毒素污染,或在制曲过程中受到杂菌尤其是产毒霉菌的污染,会使酱油带有霉菌毒素。

2. 有害化学物质的污染

在酸水解植物蛋白调味液的生产过程中,易产生氯丙醇,现已证明氯丙醇具有致癌毒性。将这种富含氨基酸的酸水解植物蛋白液作为一种增鲜剂和缩短发酵周期制剂,添加到酱油、蚝油等调味品中,就会造成氯丙醇的污染。此外,生产中使用的盐酸和纯碱,若含有对人体有害的铅、砷等有毒元素,其中的铅、砷也会残留在酱油中。

不法商贩违法使用国家明令禁止用于食品加工的工业盐作为食品添加剂制作酱油,而工业盐中含有大量的亚硝酸钠、铅、砷等有害物质,造成了对酱油的污染。

食品添加剂的使用未按国家标准规定,如过量使用防腐剂苯甲酸、山梨酸及其盐类,也会造成有害化学物质的污染。

(二) 酱油的卫生管理

1. 注意原辅料卫生

不得使用变质或未去除有毒物质的原料加工制作酱油,使用原料,如大豆、小麦等必须符合《粮食卫生标准》的规定;生产用水应符合《生活饮用水卫生标准》的规定。

2. 严格选用曲霉菌种

用于人工发酵酱油生产的曲霉菌必须定期纯化、鉴定,防止菌种退化、变异产毒或污染其他杂菌,一旦发现曲霉菌发生变异或受到污染应立即停止使用。

3. 合理使用添加物

生产酱油所使用的色素主要是焦糖色素,我国传统焦糖色素是用食糖加热聚合而成的,食用安全,若采用加胺法生产焦糖色素,将不可避免地产生可引起人和动物惊厥的物质4-甲基咪唑,因此,必须严禁用加胺法生产焦糖色素。另外,酱油生产过程中,只允许使用以食品级盐酸生产的酸水解植物蛋白调味液,防腐剂的添加应符合《食品安全国家标准 食品添加剂使用卫生标准》的规定,所用食盐应符合 GB 2721—2015《食品安全国家标准 食用盐》的规定。

4．防腐与消毒

在酱油生产过程中，所有管道、设备、用具、容器都应严格按规定洗刷和消毒。

5．控制总酸

当酱油被微生物污染，其中的糖会被分解为有机酸，使其酸度增加，发生酸败，导致产品质量下降甚至失去食用价值。因此，必须将酱油的酸度限制在一定的范围内。

（三）酱油的卫生标准

参照 GB 2717—2018《食品安全国家标准 酱油》，酱油感官上应具有酱油应有的色泽、滋味和气味，无异味，不混浊，无正常视力可见外来异物，无霉花浮膜；食品添加剂的品种和使用量应符合 GB 2760—2014 的规定；理化和微生物指标应符合表 8-13 的规定。

表8-13　酱油的理化和微生物指标

项　目		指标
氨基酸态氮/(g/100 mL)	≥	0.4
总砷(以 As 计)/(mg/kg)	≤	0.5
铅(以 Pb 计)/(mg/kg)	≤	1.0
黄曲霉毒素 B_1/(μg/kg)	≤	5.0
菌落总数/(cfu/mL)	≤	50 000
大肠菌群/(cfu/mL)	≤	100
沙门氏菌		不得检出

二、食醋

食醋是酸性调味品，按生产工艺可分为酿造醋和配制醋。酿造醋是指使用粮食、果实、酒类等含有淀粉、糖类、酒精的原料，借助微生物酿造而成的一种液体酸性调味品。配制醋是以酿造醋为主体，采用食品级冰醋酸、食品添加剂等混合配制而成的调味品。

（一）食醋的主要卫生问题

食醋具有一定的酸度，与金属容器接触后，可使其中的铅、镉、砷等有害物质溶出并迁移到食醋内，导致有毒物质含量超标。

耐酸微生物也易在食醋中生长繁殖，形成霉膜或出现醋虱、醋鳗等。

非法用非食用酸配制食用醋，可使游离矿酸（硫酸、盐酸、磷酸、硝酸等无机酸和有机酸草酸）污染食醋。

（二）食醋的卫生管理

1．注意原辅料卫生

生产食醋的粮食类原料必须干燥、无杂质、无污染，各项指标均应符合 GB 2715—2016《食品安全国家标准 粮食》的规定，生产用水应符合《生活饮用水卫生标准》的规定。

2．严格选用发酵菌种

必须选择蛋白酶活力强、不产毒、不易变异的优良菌种，并对发酵菌种进行定期筛选、纯化及鉴定。为防止种曲霉变，应将其储藏在通风、干燥、低温和清洁的专用储藏室。

3.加强容器和包装材料的管理

食醋具有一定的腐蚀性,不应储藏在金属容器或不耐酸的塑料包装内,盛装食醋的容器必须无毒、耐腐蚀、易清洗、结构坚固。

（三）食醋的卫生标准

参照 GB 2719—2018《食品安全国家标准 食醋》,食醋感官上应具有食醋应有的色泽、气味和滋味,尝味不涩,无异味,不混浊,可有少量沉淀,无正常视力可见外来异物;食品添加剂的品种和使用量应符合 GB 2760—2014 的规定;理化和微生物指标应符合表 8-14 的规定。

表8-14　食醋的理化和微生物指标

项目		指标
总酸(以乙酸计)/(g/100 mL)	≥	3.5
总砷(以 As 计)/(mg/L)	≤	0.5
铅(以 Pb 计)/(mg/L)	≤	1.0
黄曲霉毒素 B_1/(μg/kg)	≤	5.0
菌落总数/(cfu/mL)	≤	10 000
大肠菌群/(cfu/mL)	≤	100

三、食盐

食盐的主要成分是氯化钠,按照来源不同可分为海盐、湖盐、矿盐和井盐。

（一）食盐的主要卫生问题

1.矿盐和井盐中的杂质

矿盐和井盐中硫酸钠含量通常较高,使食盐有苦涩味,并影响食物在肠道内的吸收。矿盐和井盐中还含有钡盐,钡盐是肌肉毒,长期少量摄入可引起慢性中毒。

2.精制盐中的抗结剂

食盐会因水分含量较高或遇潮而结块,传统的抗结剂是铝剂,现已禁用。目前,食盐的抗结剂主要是亚铁氰化钾、碱式碳酸镁或钠,其中亚铁氰化钾的抗结效果最好,但其属低毒类物质,若添加过量则对人体有害。

3.营养强化盐

添加了某种微量元素的食用盐,经常食用可均衡补充人体必需的微量营养素,但食用过量也可能产生一定危害,如过量食用碘盐可导致碘摄入过量。

（二）食盐的卫生管理

1.纯化

矿盐、井盐的成分复杂,生产中必须将硫酸钙、硫酸钠和钡盐等杂质分离,通常采用冷冻法或加热法去除硫酸钙和硫酸钠。

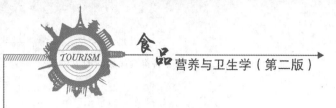

2. 合理使用抗结剂

应严格按照我国规定的最大限量标准使用亚铁氰化钾等抗结剂,亚铁氰化钾用于食盐抗结时的最大加入量为 0.01 g/kg,合理使用不会对人体有害。

3. 加强对碘盐的管理

食品国家安全标准《食用盐碘含量》规定,碘盐中碘元素含量的平均水平为 20－30 mg/kg,应根据当地人群实际的碘营养水平来选择最适合本地情况的加碘值。

（三）食盐的卫生标准

参照 GB 2721－2015《食品安全国家标准 食用盐》,食盐感官上要求呈现白色、味咸,无异味,结晶体,无正常视力可见外来异物;食品添加剂和营养强化剂的品种和使用量应符合 GB 2760－2014 和 GB 14880－2012 的规定;理化指标应符合表 8-15 的规定。

表8-15 食盐的理化指标

项目		指标
氯化钠 [a]（以干基计）/(g/100 g)	≥	97.00
氯化钾 [b]（以干基计）/(g/100 g)		10～35
碘 [c]（以 I 计）/(mg/kg)	<	5
钡（以 Ba 计）/(mg/kg)	≤	15
铅（以 Pb 计）/(mg/kg)	≤	2.0
总砷（以 As 计）/(mg/kg)	≤	0.5
镉（以 Cd 计）/(mg/kg)	≤	0.5
总汞（以 Hg 计）/(mg/kg)	≤	0.1

注:a 不适用于低钠盐,b 仅适用于低钠盐,c 强化碘的食用盐碘含量应符合GB26878的规定。

194

四、食糖

食糖的主要成分是蔗糖,以甘蔗、甜菜为原料经压榨取汁制成。按生产工艺和产品感官性状的不同,可分为白砂糖、绵白糖和赤砂糖等品种。

（一）食糖的主要卫生问题

食糖的安全问题主要是 SO_2,尤其以冰糖为甚。食糖生产过程中为了降低糖汁的色值和黏度,需要用 SO_2 漂白。人体若大量摄入 SO_2 则会出现头晕、呕吐、腹泻等症状,严重时可损伤肝肾功能。一些私人作坊在生产食糖过程中为了节约成本,违法使用吊白块进行漂白,就会导致 SO_2 残留超标。

（二）食糖的卫生管理

制糖原料,如甘蔗、甜菜应符合《食品中农药最大残留限量》的规定,不得使用变质或发霉的原料;用于食糖漂白的 SO_2 残留量应符合《食品添加剂使用标准》的规定;生产用水应符合《生活饮用水卫生标准》的规定。

（三）食糖的卫生标准

参照 GB 13104－2014《食品安全国家标准 食糖》，食糖感官上须具有食糖应有的色泽，味甜，无异味，无异嗅，具有食糖应有的状态，无潮解，无正常视力可见外来异物；食品添加剂的品种和使用量应符合 GB 2760－2014 的规定；不得检出螨。食糖的理化指标应符合表8-16 的规定。

表8-16　食糖的理化指标

项目		指标
不溶于水杂质		
原糖/(mg/kg)	≤	350
总砷(以 As 计)/(mg/kg)	≤	0.5
铅(以 Pb 计)/(mg/kg)	≤	0.5

五、增鲜剂

味精和鸡精是餐饮业和家庭最常用的增鲜剂。味精是以碳水化合物(淀粉、大米、糖蜜等糖质)为原料，经微生物(谷氨酸棒杆菌等)发酵、提取、中和、结晶，制成的具有特殊鲜味的白色结晶或粉末。鸡精是以味精、食用盐、鸡肉/鸡骨的粉末或其浓缩抽提物、呈味核苷酸二钠及其他辅料为原料，添加或不添加香辛料和/或食用香料等增香剂，经混合、干燥加工制成的一种具有鸡肉鲜香风味的复合调味品。谷氨酸钠是味精和鸡精中的主要呈鲜物质。

（一）增鲜剂的主要卫生问题

增鲜剂的卫生问题主要来自其生产原料，使用受污染的原料，会导致原料中有害物在增鲜剂中的残留问题。

（二）增鲜剂的卫生管理

原辅料应符合相关标准和规定，不能使用变质和有害化学物超标的原料；生产过程中应避免杂菌的污染；食品添加剂的品种和使用量应符合《食品安全国家标准 食品添加剂使用标准》的规定；产品应储存在干燥、通风良好的场所，不得与有毒、有害、有异味、易挥发、易腐蚀的物品同处储存；运输时应避免日晒、雨淋，不得与有毒、有害、有异味或影响产品质量的物品混装运输。在使用增鲜剂时，还应注意加热的温度，可在菜肴出锅的时候再添加增鲜剂调味。

（三）增鲜剂的卫生标准

参照 GB 2720－2015《食品安全国家标准 味精》，味精应是无色至白色结晶状颗粒或粉末状，具有特殊的鲜味，无异味，无正常视力可见外来异物；总砷(以 As 计)含量≤0.5 mg/kg，铅(以 Pb 计)≤1.0 mg/kg。

鸡精的卫生标准参照 SB/T 10371－2003。鸡精应具有原辅料混合加工后特有的色泽；应具有醇正香味，无不良气味；具有鸡的鲜美滋味，口感和顺，无不良滋味；可为粉状、小颗粒状或块状。鸡精的卫生指标见表8-17。

195

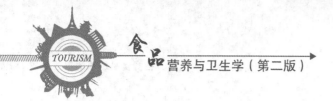

表8-17 鸡精的卫生指标

项目		指标
总砷(以As计)/(mg/Kg)	≤	0.5
铅(以Pb计)/(mg/Kg)	≤	1
菌落总数/(cfu/g)	≤	10 000
大肠菌群/(MPN/100 g)	≤	90
致病菌(肠道致病菌和其他致病性球菌)		不得检出

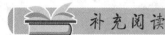 补充阅读

食品添加剂的使用原则

2011年4月,被告人李某和梅某在无工商营业执照和卫生许可证的情况下做熟食生意。同年5月1日至4日,梅某在加工猪爪等熟食过程中,按随意估计的数量添加了亚硝酸盐,导致食用者陆某等五人产生中毒症状。经疾控中心检验,李某和梅某生产、销售的猪爪内亚硝酸盐残留量不符合国家食品安全标准。经法院认定,李某和梅某均犯有生产、销售不符合安全标准的食品罪,分别判处二人有期徒刑一年、缓刑二年,并处罚金2万元,和有期徒刑四年,并处罚金2万元。

亚硝酸盐用于肉制品的加工,不仅可使肉制品呈现鲜艳的红色,还可以抑制肉毒梭菌的增殖,但是过量摄入亚硝酸盐会引起急性中毒,此外,其还是N-亚硝基化合物的前体物。近年来,因亚硝酸盐滥用而导致的中毒事件也呈多发态势。亚硝酸盐是一种食品添加剂,那么什么是食品添加剂?我们在使用食品添加剂时应遵循哪些基本原则?

《食品添加剂使用标准》对食品添加剂的定义和使用原则进行了说明。

一、食品添加剂的定义

食品添加剂是指为改善食品品质和色、香、味,以及防腐和加工工艺需要而加入食品中的人工合成或天然物质,营养强化剂、食品用香料、胶基糖果中基础剂物质、食品工业用加工助剂也包括在内。

二、食品添加剂的使用原则

(一)食品添加剂使用时应符合的基本要求

(1)不应对人体产生任何健康危害。

(2)不应掩盖食品的腐败变质。

(3)不应掩盖食品本身或加工过程中的质量缺陷或以掺杂、掺假、伪造为目的使用食品添加剂。

(4)不应降低食品本身的营养价值。

(5)在达到预期目的前提下尽可能降低在食品中的使用量。

(二)可使用食品添加剂的情况

(1)保持或提高食品本身的营养价值。

(2)作为某些特殊膳食用食品的必要配料或成分。

(3)提高食品的质量和稳定性,改进其感官特性。

(4)便于食品的生产、加工、包装、运输或储藏。

(三)食品添加剂质量标准

按照《食品安全国家标准 食品添加剂使用标准》使用的食品添加剂应当符合相应的质量规格要求。

(四)带入原则

在下列情况下食品添加剂可以通过食品配料(含食品添加剂)带入食品中:

(1)根据《食品安全国家标准 食品添加剂使用标准》,食品配料中允许使用该食品添加剂。

(2)食品配料中该添加剂的用量不应超过允许的最大使用量。

(3)应在正常生产工艺条件下使用这些配料,并且食品中该添加剂的含量不应超过由配料带入的水平。

(4)由配料带入食品中的该添加剂的含量应明显低于直接将其添加到该食品中通常需要的水平。

 复习与思考

1. 粮豆类原料存在的卫生问题主要有哪些?如何预防?

2. 果蔬类原料存在的卫生问题主要有哪些?如何预防?

3. 畜肉类原料存在的卫生问题主要有哪些?如何预防?

4. 禽肉类原料存在的卫生问题主要有哪些?如何预防?

5. 鲜蛋存在的卫生问题主要有哪些?如何预防?

6. 水产类原料存在的卫生问题主要有哪些?如何预防?

7. 乳品存在的卫生问题主要有哪些?如何预防?

8. 调味品存在的卫生问题主要有哪些?如何预防?

第九章

餐饮业食品安全监督和管理

第一节　餐饮业食品卫生管理

一、餐饮从业人员卫生

餐饮从业人员与食品原料、半成品和成品有接触频繁,如果未做好餐饮从业人员的卫生管理工作,从业人员就有可能污染食品,从而引发食源性疾病。

(一)健康管理制度

应当建立并执行从业人员健康管理制度,从业人员须按《中华人民共和国食品安全法》的规定,每年至少进行一次健康检查,必要时接受临时检查。新参加或临时参加工作的人员,应先进行健康检查,取得健康合格证明后方可参加工作。凡患有痢疾、伤寒、病毒性肝炎等消化道传染病(包括病原携带者)、活动性肺结核、化脓性或者渗出性皮肤病以及其他有碍食品卫生疾病的,不得从事接触直接入口食品的工作。

从业人员有发热、腹泻、皮肤伤口或感染、咽部炎症等有碍食品卫生病症的,应立即脱离工作岗位,查明原因、排除有碍食品卫生的病症或治愈后,方可重新上岗。

(二)个人卫生要求

(1)应保持良好个人卫生,操作时应穿戴清洁的工作服、工作帽(专间的操作人员还需戴口罩),头发不得外露,不得留长指甲、涂指甲油、佩戴饰物。

(2)操作时手部应保持清洁,操作前手部应洗净。接触直接入口食品时,手部还应进行消毒。

(3)接触直接入口食品的操作人员在有下列情形时应洗手:开始工作前;处理食物前;上厕所后;处理生食物后;处理弄污的设备或饮食用具后;咳嗽、打喷嚏或擤鼻涕后;处理动物或废物后;触摸耳朵、鼻子、头发、口腔或身体其他部位后;从事任何可能会污染双手的活动(如清洁活动)后。

(4)专间操作人员进入专间时宜再次更换专间内专用工作衣帽并佩戴口罩,操作前应严格对双手进行清洗消毒,操作中应适时地消毒双手。不得穿戴专间工作衣帽从事与专间内操作无关的工作。

(5)个人衣物及私人物品不得带入食品处理区。

(6)不得在食品处理区内抽烟、饮食或从事其他可能污染食品的行为。

(7)进入食品处理区的非加工操作人员,应符合现场操作人员卫生要求。

（三）工作服管理

(1)工作服(包括衣、帽、口罩)宜用白色(或浅色)布料制作,也可按其工作的场所从颜色或式样上进行区分,如粗加工、烹调、仓库、清洁等。

(2)工作服应有清洗保洁制度,定期进行更换,保持清洁。接触直接入口食品人员的工作服应每天更换。

(3)从业人员上厕所前应在食品处理区内脱去工作服。

(4)待清洗的工作服应放在远离食品处理区。

(5)每名从业人员应有两套或以上工作服。

（四）洗手消毒方法

1. 洗手程序

(1)在水龙头下先用水(最好是温水)把双手弄湿。

(2)双手涂上洗涤剂。

(3)双手互相搓擦20秒(如图9-1所示,掌心对掌心搓擦、手指交错掌心对手背搓擦、手指交错掌心对掌心搓擦、两手互握互搓指背、拇指在掌中转动搓擦、指尖在掌心中搓擦),必要时,以干净卫生的指甲刷清洁指甲。

(4)用自来水彻底冲洗双手,工作服为短袖的应洗到肘部。

(5)用清洁纸巾、卷轴式清洁抹手布或干手机弄干双手。

(6)关闭水龙头(手动式水龙头应用肘部或以纸巾包裹水龙头关闭)。

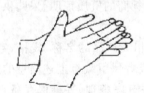
(a)掌心对掌心搓擦

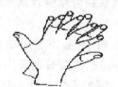
(b)手指交错掌心对手背搓擦

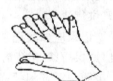
(c)手指交错掌心对掌心搓擦

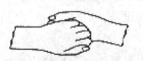
(d)两手互握互搓指背

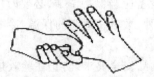
(e)拇指在掌中转动搓擦

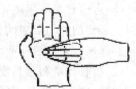
(f)指尖在掌心中搓擦

图9-1 标准洗手方法

199

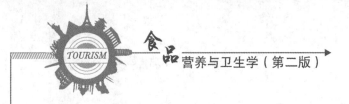

2. 手消毒方法

清洗后的双手在消毒剂水溶液中浸泡20—30秒,或涂擦消毒剂后充分揉搓20—30秒。常用的手部消毒剂有0.3%—0.5%碘伏、0.1%新洁尔灭、75%乙醇等。

（五）人员培训要求

应对新参加工作及临时参加工作的从业人员进行卫生知识培训,合格后方能上岗;在职从业人员应接受卫生培训,培训情况应记录;食品安全管理人员原则上每年应接受不少于40小时的餐饮服务食品安全集中培训。

二、餐饮食品加工过程卫生

（一）原料采购、验收和储存的卫生要求

1. 原料采购的卫生要求

（1）餐饮业经营者采购的食品原料须符合国家有关卫生标准和规定的要求,不得采购《中华人民共和国食品安全法》规定的禁止生产经营的食品,如腐败变质、油脂酸败、霉变生虫、污秽不洁、混有异物、掺假掺杂或者感官性状异常的食品;致病性微生物、农药残留、兽药残留、重金属、污染物质以及其他危害人体健康的物质含量超过食品安全标准限量的食品;病死、毒死或者死因不明的禽、畜、兽、水产动物肉类及其制品;未经动物卫生监督机构检疫或者检疫不合格的肉类,或者未经检验或者检验不合格的肉类制品;被包装材料、容器、运输工具等污染的食品;超过保质期的食品;无标签的预包装食品;用非食品原料生产的食品或者添加食品添加剂以外的化学物质和其他可能危害人体健康物质的食品,或者用回收食品作为原料生产的食品等。

（2）餐饮业经营者应建立食品、食品原料、食品添加剂和食品相关产品的采购、查验和索证索票制度。应通过正当渠道采购,采购时应索取发票等购货凭证,并做好采购记录,便于溯源;向食品生产单位、批发市场等批量采购食品的,还应索取食品经营许可证、检验（检疫）合格证明等;对无法提供合格证明文件的食品原料,应当依照食品安全标准进行检验。从固定供货商或供货基地采购产品的,应索取并留存供货基地或供货商的资质证明、采购供货合同、每笔供货清单。

采购记录应如实记录食品、食品原料、食品添加剂和食品相关产品的名称、规格、数量、生产批号、保质期、供货者名称及联系方式、进货日期等内容,或者保留载有上述信息的进货票据。采购记录及相关资料应按产品品种、进货时间先后次序有序整理,妥善保存备查,记录、票据的保存期限不得少于2年。

（3）运输食品原料的工具与设备应当保持清洁,必要时应消毒,运输保温、冷藏（冻）食品应当有必要的并与供应的食品品种、数量相适应的保温、冷藏（冻）设备。

2. 原料验收的卫生要求

（1）验收环境和工具要符合食品安全要求,防止在验收过程中对食品原料造成污染。

（2）对接收的食品原料要标明收货日期,做到先进先出。

（3）食品原料验收好后,应立即送到合适的储存场所或各自的使用场所。

（4）原料验收要有专人负责,验收工作和采购工作必须分开,由不同的人员负责。

3.原料储存的卫生要求

(1)储存食品的场所、设备应当保持清洁,无霉斑、鼠迹、苍蝇、蟑螂,不得存放有毒、有害物品(如杀鼠剂、杀虫剂、洗涤剂、消毒剂等)及个人生活用品。

(2)食品应当分类、分架存放,距离墙壁、地面均在10 cm以上,并定期检查。使用应遵循先进先出的原则,变质和过期食品应及时清除。

(3)食品添加剂应存放于专用橱柜中,标示"食品添加剂"字样,妥善保管,并建立使用台账。

(4)食品冷藏、冻藏的温度应分别符合冷藏和冻藏的温度范围要求。冷藏、冻藏应做到原料、半成品、成品严格分开,植物性食品、动物性食品和水产品分类摆放;为确保食品中心温度达到冷藏或冻藏的温度要求,不得将食品堆积、挤压存放。冷藏、冻藏柜(库)应有明显区分标志,宜设外显式温度计,以便于对冷藏、冻藏柜(库)内部温度进行监测。用于储藏食品的冷藏、冻藏柜(库),应定期除霜、清洁和维修,以确保冷藏、冻藏温度达到要求并保持卫生。

(二)初加工的卫生要求

烹饪原料的初加工包括粗加工和切配两个方面,是烹调前的准备工作。粗加工是指对烹饪原料进行挑拣、整理、解冻、涨发、清洗等加工处理,切配是指对经粗加工的原料进行分割、称量、拼配等加工处理,可令原料成为半成品。初加工有助于减少原料中的微生物、虫卵、农药残留、兽药残留、泥土、杂物等各种污染物含量,同时便于进一步的烹调加工。

1.原料洗涤的卫生要求

各种食品原料在使用前应洗净,动物性食品、植物性食品应分池清洗,水产品宜在专用水池清洗,禽蛋在使用前应对外壳进行清洗,必要时进行消毒处理。

水是最常用的洗涤剂,应符合居民生活饮用水的卫生要求。

食品用合成洗涤剂必须符合下列卫生要求:安全性高,残留量对人经口安全无毒;不破坏食品的营养和感官品质;效果好、用量少、价格低;易分解,不造成环境污染。

若使用消毒剂消毒,可在洗涤完成后进行消毒,或洗涤、消毒同时进行。实践中常使用一些市售的食品洗消剂,在洗涤的同时完成对原料的消毒。

2.原料解冻的卫生要求

解冻原料由于组织细胞被破坏,汁液流失,微生物生长迅速,很容易发生腐败变质。采用合理的解冻方法,可以减少微生物的污染,确保解冻后原料的安全。

常用的解冻方法有空气解冻、水解冻和微波解冻。空气解冻宜在冷藏条件下(0-10 ℃)进行,可以避免在室温下解冻时微生物的大量增殖。水解冻时,应保证水的卫生,若采用浸泡的方式,水须定时更换。微波解冻的速度快,对原料性质保存好,不会引起微生物的增殖,但耗电量大,费用高。

3.原料涨发的卫生要求

常见的涨发方法分为水渗透涨发法和热膨胀涨发法两大类。水渗透涨发法就是使水沿着原料中水蒸发的通道进入干货内,在水的渗透作用下原料膨润而软韧,主要包括水发和碱发两类。热膨胀涨发法包括油发、盐发、砂发等,其原理是通过不同的导热介质使干货原料

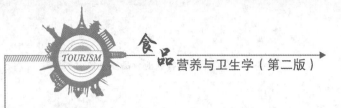

受热,体积大大增加,形成膨松状制品,再放入温水或碱水中,使其复水回软。

水发可除去原料中部分水溶性的污染物,但应注意,若用温水长时间涨发,会使微生物活跃加速变质。碱发后要用清水将碱液充分漂洗干净,禁止添加硼砂。油发时不能使用高温或反复加热过的油脂,以防油脂酸败产物污染原料。

当干货原料涨发后,原料自身残留的微生物和酶恢复活性,同时,涨发时外界环境中微生物的污染会使涨发后的原料卫生质量下降,易腐性大大增加,因此已经涨发的各种原料应尽量缩短在常温下的存放时间,加工后应及时使用或冷藏。

4.原料切配的卫生要求

(1)切配好的半成品应避免受到污染,与原料分开存放,并应根据性质分类存放。

(2)切配好的食品应按照加工操作规程,在规定时间内使用。

(3)已盛装食品的容器不得直接置于地上,以防止食品污染。

(4)生熟食品的加工工具及容器应分开使用并有明显标志。

(5)切配人员操作前应做好个人卫生工作,如手的清洗消毒、工作服帽的穿戴等。

(三) 热加工的卫生要求

在菜点制作中,热加工工艺应用很广,如蒸煮、熏烤、煎炸等。热加工处理不仅可以杀灭微生物、寄生虫等有害生物,还可以破坏动植物原料中存在的一些有害化学物质,对餐饮食品的安全控制非常重要。但是,如果热加工条件不当,则可能会导致生物性危害不能被消除或降低,还可能会产生新的有害化学物质,如多环芳烃、杂环胺、油脂聚合及氧化产物等,危害人的健康。

(1)烹调前应认真检查待加工食品,发现有腐败变质或者其他感官性状异常的,不得进行烹调加工。烹调用油应符合国家卫生标准。菜品用的围边、盘花应保证清洁新鲜、无腐败变质,不得回收后再使用。不得将回收后的食品(包括辅料)烹调加工后再次供应。

(2)需要熟制加工的食品应当烧熟煮透,加工时中心温度应不低于70 ℃。冷冻熟食品彻底解冻、充分加热后方可食用。无适当保存条件(温度低于60 ℃、高于10 ℃条件下放置2 h以上)的熟食品,需再次利用的应充分加热,且加热前应确认食品未变质。

(3)煎炸时应注意控制油温和加热时间,避免食物的焦化。煎炸用油应勤换,不能长期反复使用。烧烤时宜避免食品直接接触火焰和食品中油脂滴落到火焰上,宜选用电炉或无烟燃料烤制。

(4)加工后的成品应与半成品、原料分开存放,成品应有专用存放场所,避免受到污染。需要冷藏的熟制品,应尽快冷却后再冷藏,冷却应在清洁操作区进行,并标注加工时间等。未用完的点心馅料、半成品点心,应在冷柜内存放,并在规定存放期限内使用。奶油类原料应低温存放。

(四) 凉菜加工的卫生要求

凉菜是指对经过烹制成熟或者腌渍入味后的食品进行简单制作并装盘,一般无须加热即可食用的菜肴。因对其不再进行加热处理就直接供顾客食用,故要格外要加强凉菜制作过程中的食品安全管理。

1. 加工场所的卫生要求

凉菜配制应在专门的凉菜间内进行。凉菜间须符合以下卫生要求：

(1)凉菜间应为独立隔间,应设有专用工具清洗消毒设施和空气消毒设施,温度应不高于25℃,宜设有独立的空调设施。加工经营场所面积500 m²以上餐馆和食堂的凉菜间入口处应设置有洗手、消毒、更衣设施的通过式预进间;500 m²以下餐馆和食堂等其他餐饮单位,不具备设置预进间条件的,应在凉菜间内入口处设置洗手、消毒、更衣设施。

(2)以紫外线灯作为空气消毒装置的,紫外线灯(波长200－275 nm)应按功率不小于1.5 W/m³设置,紫外线灯宜安装反光罩,强度大于70 μW/cm²。专间内紫外线灯应分布均匀,距离地面2 m以内。

(3)应设有专用冷藏设施,需要直接接触成品的用水,还宜通过净水设施。

(4)不得设置两个以上(含两个)的门,如有窗户应为封闭式(传递食品用的除外)。凉菜间内外食品传送的窗口宜为可开闭形式,窗口大小宜以传送食品的容器可通过为准。

(5)凉菜间每餐(或每次)使用前应进行空气和操作台的消毒。使用紫外线灯消毒的,应在无人工作时开启30 min以上。

2. 原料和容器具的卫生要求

加工前应认真检查待配制的成品凉菜,发现有腐败变质或者其他感官性状异常的,不得进行加工。供加工凉菜用的蔬菜、水果等食品原料,未经清洗处理的,不得带入凉菜间。

凉菜间内应使用专用的工具、容器,用前应消毒,用后应洗净并保持清洁。

3. 操作人员的卫生要求

操作人员进入凉菜间前应更换洁净的工作衣帽,并将手洗净、消毒,工作时宜戴口罩。

凉菜间内应当由专人负责加工制作,非操作人员不得擅自进入。不得在凉菜间内从事与凉菜加工无关的活动。

4. 成品储存的卫生要求

制作好的凉菜应尽量当餐用完,剩余尚需使用的应于专用冰箱内冷藏或冷冻。

（五）现榨饮料加工的卫生要求

现榨饮料是指以新鲜水果、蔬菜及谷类、豆类等杂粮为原料,在符合食品安全要求的条件下,现场制作的供消费者直接饮用的非定型包装饮料。根据原辅料及加工工艺不同,现榨饮料分为现榨果蔬汁和现榨杂粮饮品。

1. 加工场所和设施的卫生要求

餐饮服务提供者制售现榨饮料,应设置布局合理的现榨饮料专用操作场所,配备无毒、无害且符合食品安全要求的现榨饮料专用设备、工用具,并由专人负责加工制作。

饮料现榨操作前,应检查设备、工用具的清洁状况,现榨饮料的设备、工用具在每餐次使用前应消毒,用后应洗净并在专用保洁设施内存放。使用过程中更换榨汁品种时,接触食品的设备必须洗净、消毒。

2. 原料的卫生要求

用于现榨饮料的果蔬必须新鲜,无腐烂、无霉变、无虫蛀、无破损等;杂粮及其制品必须无霉变、无虫蛀、无腐败变质、无杂质等。

现榨饮料不得使用非食品原料、食品添加剂和回收食品原料。

现榨饮料使用的水应符合《生活饮用水卫生标准》要求,添加的冰块应符合《食品安全国家标准 冷冻饮品》要求。

用于制作现榨饮料的原料必须接受严格的清洁整理。在压榨前应再次检查待加工的原辅料,发现有感官性状异常的,不得加工使用。

3.储存的卫生要求

现榨饮料应存放于加盖的容器中,加工后至食用的间隔时间不得超过2 h。

（六）生食海产品加工的卫生要求

海产品容易受到致病菌和寄生虫的污染,因生食缺乏可以杀死这些致病生物的加热环节,应格外规范生食海产品加工过程。

（1）原料须来自于未受污染的海域,质量应符合相关卫生要求,一般进行低温（−4 ℃以下）或深低温（−20 ℃）冻藏,以抑制或杀灭副溶血性弧菌和寄生虫。

（2）加工操作时应避免生食海产品的可食部分受到污染。用于生食海产品加工的工具、容器应专用;用前应消毒,用后应洗净并在专用保洁设施内存放。人员操作前应清洗、消毒手部,操作时佩戴口罩。

（3）加工时可使用一些调味品,如芥末、醋、蒜、姜等,以起到一定的杀菌作用。

（4）加工后的生食海产品应当放置在食用冰中保存并用保鲜膜分隔,加工完成至食用的间隔时间不得超过1 h。

204

（七）餐用具的卫生要求

餐用具使用后应及时洗净,定位存放,保持清洁。消毒后的餐用具应储存在专用保洁柜内备用,保洁柜应有明显标记。餐具保洁柜应当定期清洗,保持洁净。

接触直接入口食品的餐用具使用前应洗净并消毒。

（1）清洗方法。

采用手工方法清洗的应按以下步骤进行:

① 刮掉沾在餐饮具表面上的大部分食物残渣、污垢。

② 用含洗涤剂的溶液洗净餐饮具表面。

③ 用清水冲去残留的洗涤剂。

洗碗机清洗按设备使用说明进行。餐具表面食物残渣、污垢较多的,应用手工方法刮去大部分后,再放入洗碗机清洗。

（2）消毒方法。

物理消毒主要使用蒸汽、煮沸、红外线等热力消毒。

① 使用煮沸、蒸汽消毒时,控制温度100 ℃,保持10 min以上。

② 使用红外线消毒时,一般控制温度120 ℃,保持10 min以上。

③ 使用洗碗机消毒时,一般控制水温85 ℃,冲洗40 s以上。

化学消毒主要是使用各种含氯消毒药物消毒。

① 使用有效氯浓度250 mg/L以上的液体消毒时,餐饮具全部浸泡入液体中,作用5 min以上。

② 化学消毒后的餐饮具应用净水冲去表面的消毒剂残留。

（3）保洁方法。

消毒后的餐饮具要自然滤干或烘干，不应使用手巾、餐巾擦干，以避免受到再次污染。消毒后的餐饮具应及时放入餐具保洁柜内。

已消毒和未消毒的餐用具应分开存放，保洁柜内不得存放其他物品。

不得重复使用一次性餐饮具。

三、餐厅卫生

（一）餐厅设计的卫生要求

GB 37489.1—2019《公共场所设计卫生规范 第1部分：总则》中对餐厅等公共场所设计的卫生要求做了如下规定：

（1）远离粉尘、有毒有害气体、放射性物质等污染源，与暴露垃圾堆、旱厕、粪坑等病媒生物滋生地的间距不应小于25 m。

（2）应在公共区域设公共卫生间，卫生间不应设在餐厅、厨房、食品储藏等有严格卫生要求用房的直接上层。公共卫生间不应设通槽式水冲厕所，宜设蹲式便器和流动冷热水洗手设备，大小便的冲洗宜采用自动感应或脚踏开关冲便装置，便器及地漏均应设水封。

（3）与外界直接相通并可开启的门窗应设易于拆卸、清洗的防蝇门帘、纱网或设空气风帘机，机械通风装置的风口和下水道的出口、排气口应设防止鼠类进入的隔栅或网罩。

（4）照明设备光谱宜接近自然光，光线均匀、不炫目、照度过渡合理；不得将含有紫外波段的光源作为照明使用。

（5）餐厅内部装饰材料不得对人体产生危害。

（二）餐厅就餐环境的卫生要求

1. 餐厅卫生标准值

餐厅的微小气候、空气质量、通风等应符合GB 37488—2019《公共场所卫生指标及限值要求》的规定，见表9-1。

表9-1　餐厅卫生标准值

项目	标准值	项目	标准值
温度/（℃）	16—20（冬季） 26—28（夏季）	二甲苯/（mg/m³）	≤0.20
相对湿度/（%）	40—65	氨/（mg/m³）	≤0.20
风速/（m/s）	≤0.5	可吸入颗粒/（mg/m³）	≤0.15
CO_2/（%）	≤0.15	空气细菌数	
CO/（mg/m³）	≤10	撞击法/（cfu/m³）	≤4 000
甲醛/（mg/m³）	≤0.10	沉降法/（cfu/皿）	≤40
苯/（mg/m³）	≤0.11	噪声/（dB）	≤55
甲苯/（mg/m³）	≤0.20	新风量/[m³/（h·人）]	≥20

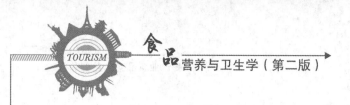
2.餐厅空气污染物的控制

控制空气中微生物污染的简易方法是通风换气，可在空调关闭期间进行，但要防止室外尘土对餐厅的污染。此外，还可采用紫外线灭菌灯对空气进行杀菌处理。

化学性污染物主要通过改善通风条件来控制，如调整风速、通风量等。

3.餐厅微小气候的控制

微小气候一般由温度、湿度、光照、风速等要素构成。采用空调可有效控制餐厅的温度，湿度的调节一般通过通风、采暖设施实现。餐厅建筑物外墙采用具有一定厚度的热稳定性良好的建筑材料，采取排水措施、降低地下水位、垫高墙角、设置隔层地板等都能起到防潮防湿的作用。

4.餐厅地面和墙壁的卫生要求

餐厅地面所用材料须便于清洁，如混凝土、水磨石、瓷砖、木质板等；墙壁及其装饰物应由浅色、光滑、不吸湿的材料构成，以便于清洁；清扫时应采用湿式作业。

（三）餐厅设施及用品的卫生要求

服务人员所用的工作台，存放饮料、酒水及其他物品的柜子要定期擦拭，可每周用质量浓度为2 g/L的漂白粉液预防性擦拭消毒一次，保持整洁卫生，防止蟑螂滋生和食具用品受污染。

每次进餐完毕后须及时擦净桌面，更换干净台布；对备有转盘的桌面，清洁时应将转盘取掉；注意餐桌边缘、桌腿和餐椅腿上不得有食物残渣。

凡与食品直接接触的用具使用完毕后先彻底洗涤，然后消毒，最后干燥，放入橱柜中备用。

顾客所用酒杯，一人一杯，不允许连续多人使用，也不允许只洗涤不消毒。

（四）摆台的卫生要求

摆台应在清洁工作完成后、顾客就餐前1 h内进行，超过1 h应重新对餐具进行清洗消毒。

摆台所需餐具、小毛巾等应经过清洗消毒，并放置在专用的保洁柜内。

摆台时应注意防止交叉污染。服务人员在摆台前应先洗手消毒，宜戴一次性手套操作；摆台拿餐具、酒具和茶具时，不要用手直接抓拿，要用托盘托拿；摆放口杯和酒具时应拿器皿的下三分之一处，防止触及器皿上沿，更不允许将手指直接伸入杯内拿取。

不实行分餐制就餐的，餐桌上应摆放公用筷、勺，以供顾客分菜使用。

（五）传菜和上菜的卫生要求

菜肴烹制完成后，应及时送至餐桌，一般菜肴在备餐场所停留的时间不应超过3 min，对于大型宴会应控制在5 min之内；传菜人员应佩戴工作帽以防头发等异物落入菜肴。

上菜用托盘，不允许用手直接端拿菜盘或碗上菜，手指更不能接触食物。所托物品应避开自己的口鼻部位，也不可将所托物品置于胸前或贴靠于头颈部位。端托中需要讲话时，应将托盘托至身体的外侧，避开正前位；不允许对着饭菜大声说话、咳嗽、打喷嚏，以防口腔、呼吸道飞沫污染饭菜。

分菜时要用工具，不能直接用手。

第二节 餐饮业食品安全控制体系

一、概述

餐饮业作为我国第三产业的支柱行业,在促进国民经济发展、提高人们生活水平方面发挥着重要作用。民以食为天、食以安为先,餐饮业快速健康发展的首要条件就是要保证餐饮食品的安全。然而,由于餐饮业存在餐饮食品生产工序繁多、中小型餐饮企业经营生产环境较差、消毒设施设备简陋、从业人员的文化素质普遍较低、餐饮业食品安全监管力度不够等问题,食源性疾病在餐饮业中屡有发生。因此,为了提高我国餐饮食品的安全水平,维护消费者的身体健康,需要健全餐饮业食品安全控制体系,采取有效控制食品安全的方法和措施。

（一）食品安全控制的概念

FAO/WHO将食品控制定义为:强化国家或地方政府对消费者利益的保护,确保所有食品在生产、加工、储藏、运输及销售过程中是安全的、健康的、宜于人类消费的一种强制性的规则行为,同时保证食品符合安全及质量的要求,并依照法规所述诚实、准确地对食品的质量与信息予以标注。食品控制的首要任务是强化食品立法,以确保食品消费安全,使消费者远离不安全、不卫生和假冒的食品,这可以通过禁止出售消费者不期望购买的非天然或不合质量要求的食品的方式来实现。

国际上目前虽然还没有关于食品安全控制的明确定义,依据上述食品控制的定义,可将食品安全控制定义为食品生产者、经营者、政府、消费者、中介组织、科技机构等食品安全的相关参与主体为保障食品在生产、加工、储藏、运输及销售过程中安全、健康、宜于人类消费而实施的各种行为与活动。食品企业自身的质量安全管理、政府部门对食品企业及农户的监督与管理以及政府部门和非政府部门对消费者的教育与引导、科技的支撑、媒体的监督等都属于食品安全控制的范畴。

（二）食品安全控制体系的组成

食品安全控制体系包括食品安全法规体系、食品安全管理体系和食品安全科技体系。

1.食品安全法规体系

食品安全法规体系包括与食品有关的法律、指令、标准和指南等。有关食品的强制性法律是现代食品法规体系的基本单元。如果立法不当,有可能使国家食品监管行动的有效性受到负面影响。

食品立法应能提供较高水平的健康保护;应具有清晰的概念,以提高一致性和法律的严谨性;应在风险分析的基础上,基于高水平、公开透明和独立的科学建议实施立法;应包括当确认危及健康的水平达到一个不可接受的程度或不能实施全面风险评估时,须采取预防性手段和临时性措施的规定;应包括消费者权益的相关条款,消费者有权获得准确而充分的相关信息;当发生问题时,对食品有追溯和召回的规定;应明文规定,食品生产者和制造商对食

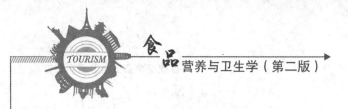

品质量与安全问题负有责任;应规定义务,确保只有安全和公平地提供食品,方能上市流通;应承认国家的国际义务,特别是与贸易有关的义务;应确保食品法律制定过程的透明性,并可以不断获取新的信息。

除了立法以外,政府还需升级和更新食品标准。

2.食品安全管理体系

食品安全管理体系包括管理职能、政策制定、监管运作和风险交流。

建立有效的食品安全管理体系需要国家和政府推动相关部门进行有效的交流与合作,并出台适宜的政策。有关体系要素的一些细节常常由国家立法机构规定,这些细节应包括建立领导机构或部门,明确界定其职责,即发展并履行一个国家统一的食品安全控制战略、运作国家食品安全控制计划、获得资金并分配资源、建立标准和规则、参与国际食品控制的联络活动、制定应对紧急事件的程序、开展风险分析,等等。

食品安全管理体系的核心职能包括建立规范的管理措施、保障监督体系的运行、持续改进硬件条件、提供全部的政策指导和信息。

3.食品安全科技体系

食品安全科技体系是指国家进行食品安全控制时所需要的科学依据和技术支撑,主要包括基于科学的风险评估、检测监测技术、溯源预警技术和全程控制技术等的技术支持体系。

风险分析是针对国际食品安全性应运而生的一种保证食品安全的理论和管理模式,是制定食品安全标准的基础,也是食品安全控制的科学基础,其目标在于保护消费者的健康和促进公平的食品贸易。风险分析包括风险评估、风险管理和风险交流,其中风险评估是整个风险分析体系的核心和基础。风险评估是指对食品中有害于人类健康的不良作用所进行的科学分析与研究,它由危害鉴定、危害特征描述、危害暴露评估、风险特征描述四个步骤组成。

食品安全管理和监督需要检测和监测技术,特别是快速检测技术和长期监测方法。食品和污染物溯源技术能为食品安全事件产品召回管理和重大责任事故责任判定提供重要的证据和支持。

二、餐饮业 HACCP 体系的建立

(一) HACCP 体系的概述

1.HACCP 体系的概念

HACCP是危害分析和关键控制点(hazard analysis and critical control point)的英文首字母缩写。HACCP体系是控制食品污染的有效途径,现已成为国际上共同认可和接受的用于确保食品安全的经济而有效的管理体系。

我国对HACCP体系的定义是:"生产(加工)安全食品的一种控制手段;对原料、关键生产工序及影响产品安全的人为因素进行分析,确定加工过程中的关键环节,建立、完善监控程序和监控标准,采取规范的纠正措施。"国际食品法典委员会对HACCP体系的定义是:"鉴别、评价和控制对食品安全至关重要的危害的一种体系。"

2.HACCP 体系的起源和发展

20世纪60年代,美国 Pillsbury 公司承担太空计划宇航食品的开发任务。在开发过程中,研究人员认识到,基于传统的质量控制技术和最终产品检验的检查系统在生产中并不能提供充分的安全措施来防止食品污染。为了尽可能较少风险确保食品安全,他们不得不大量地对最终产品进行检验,这样不仅费时、费力、费钱,还会因每批食品很大一部分都须用于检验,令最终剩下的可提供的宇航食品数量过少。为了解决这个问题,他们觉得应该在生产系统中建立一个预防性体系对生产全过程实施危害控制,于是率先提出了 HACCP 概念。通过实施 HACCP 管理,对加工过程中的关键工序和环节进行监测,只需对少量成品做检验就行了。

1971年,Pillsbury 公司将 HACCP 管理正式应用于航空食品的生产,1974年美国食品与药品管理局将 HACCP 管理应用于低酸性罐头食品生产中,1985年美国国家科学院认为传统的成品微生物标准是被动反应,在预防食品微生物危害上存在严重缺陷,并正式向政府推荐 HACCP 体系,并因此于1987年成立了国家食品微生物标准咨询委员会,并在1989年提出了 HACCP 的七个原理,建立了现代 HACCP 的基本体系。1997年国际食品法典委员会颁布了"HACCP 体系及其应用指南",使 HACCP 体系真正成为国际性的食品生产管理体系和标准。

目前 HACCP 体系接受和推广较好的国家有美国、加拿大、英国、法国、澳大利亚、新西兰、丹麦等国,这些国家大部分颁发了相应的法规,强制性推行采用 HACCP 体系。HACCP 体系应用比较成熟的食品加工领域包括水产品、乳制品、饮料、禽肉加工、冷食、速食品、生食品等。

在餐饮业引入 HACCP 体系起步较迟,像美国、加拿大这样的发达国家也仅仅是从21世纪初开始在餐饮零售业推行 HACCP 体系。针对公共卫生安全事故对餐饮业的巨大冲击和消费者对食品安全的迫切要求,目前我国在大型餐饮单位也在大力推行 HACCP 体系。

3.HACCP 体系的特点

(1)安全性。

HACCP 体系针对性强,主要针对食品的安全。

(2)预防性。

HACCP 体系是建立在 GMP(良好生产规范)和 SSOP(卫生标准操作程序)基础之上,能对食品生产全过程涉及食品安全的工序,特别是关键工序进行监管和控制的预防体系。它的重点是在对生产加工、包装、储存和运输过程中可能引入的生物性、化学性、物理性危害的预防上。

(3)全过程控制。

HACCP 体系涉及从"农田到餐桌"的生产全过程的卫生安全管理和控制。

(4)非零风险。

HACCP 体系不是控制所有的危害,而是重点控制对消费者会造成不可接受的健康损害的显著危害上,因此它不是零风险体系,不能完全消除所有危害。

(5)高度的灵活性和先进的技术性。

HACCP 体系的灵活性体现在可对具体产品具体分析,没有统一的蓝本可以套用,还体

209

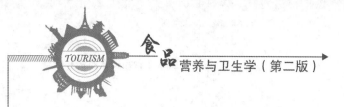

现在鼓励采用新的方法和新的发明,不断改进工艺和设备上。这种灵活性也表明了其先进的技术性。危害的分析、关键限值的制定、监控方法的采用等,都需要科学的检测、分析、验证。

(6)克服了传统的食品安全控制方法的缺陷。

HACCP体系克服了传统的以现场检查和最终产品测试为特征的食品安全控制方法的缺陷,可使官方检查人员和企业检验人员将精力集中到加工过程中最易发生安全危害的环节上。

(7)动态性。

动态性主要体现为,HACCP体系中的关键控制点(critical control point,CCP)是可以改变的。CCP会随工厂的位置、产品的配方、加工过程、原料供应、仪器设备等发生改变而改变。

4.HACCP体系相关术语

(1)危害:食品中产生的、潜在的能危害人体健康的生物、化学或物理因素。

(2)危害分析:收集信息和评估危害及导致其存在的条件的过程,以便决定哪些危害对食品安全有显著影响,从而应被列入HACCP计划中。

(3)显著危害:有可能发生并且可能对消费者造成不可接受的危害,有发生的可能性和严重性。

(4)控制:使操作条件符合规定的标准或使生产按正确的程序进行,并满足标准的各项要求。

(5)控制措施:为防止、消除食品安全危害或将其降低到可接受的水平,所采取的任何行动或活动。

(6)一般控制点:能控制生物、化学或物理危害的任何点、步骤或过程。

(7)关键控制点:可进行控制,并能防止或消除食品安全危害,或将其降低到可接受水平的必需的步骤。

(8)关键控制点判断树:通过一系列问题的推理来判断一个控制点是否是关键控制点的组图。

(9)HACCP计划:依据预先制定的一套HACCP文件,为使食品在生产、加工、销售等食品链各环节与食品安全有重要关系的危害得到控制的程序和步骤。

(10)流程图:生产或制造特定食品所用操作顺序的系统表达。

(11)关键限值(critical limit,CL):与关键控制点相关的用于区分可接受与不可接受水平的标准值。

(12)操作限值:比关键限值更严格的,由HACCP小组为操作者设定的用来减少偏离关键限值风险的参数。

(13)监控:为了评估关键控制点是否处于控制之中,对被控制参数所作的有计划的、连续的观察或测量活动。

(14)偏差:不符合关键限值。

(15)纠偏措施:也称纠偏行动,当关键控制点与控制标准不符时所采取的任何措施。

(16)验证:除了监控以外,用来确定HACCP体系是否按照HACCP计划运行或者计划是否需要修改以及再被确认生效而使用的方法、程序、检测及审核手段。

(17)确认:验证工作的一部分,指收集和评估证据,以确定HACCP计划正常实施时能否有效控制食品安全危害。

(二)HACCP 体系的基本原理

1. 进行危害分析并提出控制措施

危害分析与控制措施是HACCP体系的基础。在制定HACCP计划的过程中,最重要的就是确定所有涉及食品安全性的显著危害,并针对这些危害采取相应的预防措施,对其加以控制。实际操作中可利用危害分析表,分析并确定潜在危害。

2. 确定关键控制点

确定能够实施控制且可通过正确的控制措施达到预防危害、消除危害或将危害降低到可接受水平的CCP。可以借助CCP判断树确定CCP。

3. 确定 CCP 的关键限值

指出与CCP相应的预防措施必须要满足的要求。

4. 建立 CCP 的监控体系

通过一系列有计划的观察和测定活动(如观察和测定温度、时间、水分、压力)来评估CCP是否在控制范围内,准确记录监控结果。针对没有满足CCP要求的过程或产品,应立即采取纠偏措施。凡是与CCP有关的记录和文件都应该有监控员的签名。

5. 建立纠偏措施

如果监控结果表明加工过程失控,应立即采取适当的纠偏措施,减少或消除失控所导致的潜在危害,使加工过程重新处于控制之中。

6. 建立验证程序以保证 HACCP 体系的有效运行

虽然经过了危害分析,实施了CCP的监控、纠偏并保持有效记录,但并不等于HACCP体系的建立和运行能确保食品的安全性。

关键在于:验证各个CCP是否都按照HACCP计划严格执行了;验证整个HACCP计划的全面性和有效性;验证HACCP计划是否处于正常、有效的运行状态。这三项内容构成了HACCP体系的验证程序。

在整个HACCP体系的执行过程中,分析潜在危害、识别加工中的CCP和建立CCP关键限值,这三个步骤构成了食品危险性评价操作,它们属于技术范畴,由技术专家主持,而其他步骤则属于质量管理范畴。

7. 建立关于 HACCP 体系原理及其应用的所有过程和数据记录的文件系统

记录是HACCP体系成功实施的重要组成部分。需要保存的记录包括:HACCP计划的目的和范围;产品描述和识别;加工流程图;危害分析;HACCP计划审核表;确定关键限值的依据;对关键限值的验证;监控记录;纠偏措施;验证活动的记录;校验记录;清洁记录;产品的标识与可追溯性;害虫控制;培训记录;对经认可的供应商的记录;产品回收记录;审核记录;对HACCP计划的修改、复审材料和记录。

(三)餐饮业 HACCP 体系的建立和实施

根据HACCP体系的7个基本原理,餐饮企业制定和具体实施HACCP体系时,一般需要12个步骤才能实现。其中步骤1—5为预备步骤，步骤6—9是危害分析、确定CCP和控制方法，步骤10—12是HACCP体系维护措施的建立与实施。

1. 成立 HACCP 体系小组

HACCP体系小组的职责是制定、修改、验证、监督实施HACCP体系，编制GMP、SSOP等基础文件，培训工作人员。小组可以由餐饮企业的部门经理、卫生管理人员、原材料采购验收人员、厨师、清洗消毒人员、服务员等组成。

组长应具备以下基本技能和知识：

（1）有餐饮食品加工过程的实际工作经验。

（2）有微生物学及食品安全控制方面的基本知识。

（3）能理解和识别生物、化学及物理危害，掌握控制潜在危害的方法。

（4）具备一定的领导能力。

小组成员应熟悉餐饮食品的加工情况，有对不安全因素及其危害进行分析的知识和能力，能够提出防止危害的方法技术，并采取切实可行的监控措施，还须接受过GMP、SSOP、HACCP的培训并通过考试。

2. 描述食品

这一阶段需对食品名称、配料、成品特性、加工方法、盛装方式、储存条件、运送方法、食用期、食用对象进行说明。

3. 确定食品用途及食用对象

食品的预期用途应以最终食用者为基础，描述食品的食用范围和如何食用，同时应详细说明食品的销售地点和预期食用者，特别是能否供敏感人群，如婴幼儿、孕妇、老人、过敏体质人群等食用。

4. 编制流程图

流程图是HACCP体系的基本组成部分，有助于HACCP小组了解餐饮食品从原料到成品再到消费的整个过程，进行危害分析。制作的流程图应有对每一加工步骤的详细的文字说明。

5. 流程图现场验证

将流程图与实际操作过程进行比较，判断流程图的准确性，若有不符，作相应调整。

6. 进行危害分析，提出控制措施

危害分析是制订HACCP计划的第一步，可依据危害分析表（见表9-2）进行。如果危害分析不正确、不全面，所制订的HACCP计划就会失去其有效性和适宜性。

表9-2　危害分析表

(1)加工步骤	(2)识别本步骤食品安全潜在危害	(3)潜在危害是否显著	(4)对第3列的判断依据	(5)防止显著危害的预防措施	(6)本步骤是否是CCP
	生物性				
	化学性				
	物理性				

　　危害分析一般分为两个阶段。一是识别和确定每个加工环节可能引入、增加或需要控制的生物、化学和物理危害。二是对潜在危害进行评价，以确定哪些危害是显著危害。

　　通过详细的危害分析，列出各加工环节可能存在或产生的危害，识别危害并提出相应的控制措施。能通过SSOP进行控制的危害则通过SSOP加以控制，采用SSOP等措施无法有效控制的危害则可列入HACCP计划予以重点控制。可以采取许多措施来控制食品安全危害。有时一种危害需要同时用几种方法来控制，有时一种控制方法可同时控制几种不同的危害。例如：高温既可杀灭细菌、病毒、寄生虫卵，又可灭活一些毒素。

　　7. 确定关键控制点

　　对危害分析中确定的每一个显著危害，均须有一个或多个关键控制点对其进行控制。CCP应是能最有效控制显著危害的点。

　　一个关键控制点可以控制一种以上的危害，例如，冷冻储藏可以同时控制病原菌的生长繁殖和组胺的生成；几个CCP也可用来共同控制一种危害。

　　可通过结合CCP判断树（见图9-2）和有关科研报告和专家的建议，来确定CCP。CCP的数量没有硬性的规定，一般为3－5个，但应注意如果CCP过多，反而会失去重点，削弱了影响食品安全的关键控制。

213

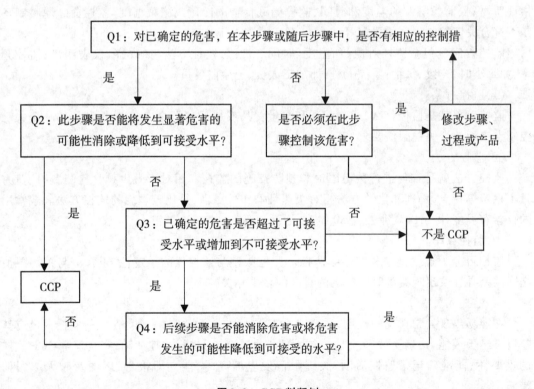

图9-2　CCP判断树

　　餐饮业实施HACCP体系过程中常见的CCP有原料的采购验收、烹调加工、冷藏、餐（饮）用具的洗涤消毒等。食品的种类不同，加工方式不同，其CCP的设置可能存在差异。

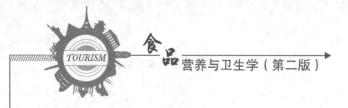
8. 建立关键限值

确定了CCP,就知道了需要控制什么危害,但还要明确将危害控制到什么程度才能确保食品的安全,即针对每个CCP确立关键限值(CL)。关键限值的选择须遵循有效、简单、经济的原则:在此限值内,显著危害能被防止、消除或降低到可接受水平;简便快捷,易于操作,可在食物加工不停顿的情况下快速监控;只需较少的人力、财力和物力的投入。实践中常用一些物理指标(如时间、温度、厚度)和化学指标(如pH值、食盐浓度)设立关键限值,而不使用费时费力且难控制的微生物指标。应通过查阅科学刊物、法律性标准,咨询专家及开展科学研究等方式全面收集各种信息,来确定关键限值。

此外,还应制定比关键限值更为严格的操作限值,可以在出现偏离关键限值迹象而又没发生实际偏离时采取调整措施,使关键控制点处于受控状态,而不需要采取纠偏措施。

9. 建立监控程序

监控的目的是对确定的CCP操作的跟踪测量,使加工过程在关键限值或操作限值发生偏离之前回复到受控状态;确定CCP上的偏差和采取适当的纠偏行动;为验证提供书面文件。

餐饮业实施HACCP体系过程中常见的监控模式有查验食品原料供应商提供的产品合格证明材料、监控烹调的温度和时间、监控储藏食物的冷藏或冻藏温度、监控食品原料制备是否符合关键控制程序的要求等。

监控程序应包括监控对象,如温度、时间、pH值;监控方法,如观察、仪表测量;监控频率,如每小时、连续、每批;监控人员,如加工人员、卫生监督员。

(1)监控对象。

监控对象就是监控什么,通过观测和测量食品或加工过程的特点,分析和评估一个关键控制点是否符合关键限值要求。

(2)监控方法。

监控方法就是如何进行关键限值和预防措施的监控。相对于微生物学检测费时、费力且不稳定等特点,物理和化学方法相对快速且操作性更强,是比较理想的监控方法。较常用的仪器有温度计、pH计、钟表、盐量计、水活度计等。

(3)监控频率。

监控可分为连续监控和非连续监控。监控频率与监控值的稳定性、正常值与关键限值之间的差异性及出现偏离时受影响的食品的多少相关。

(4)监控人员。

在容易出现异常情况的现场,适合安排工作人员进行监控。一般情况下,监控人员应具备以下经历或能力:接受过CCP监控技术的培训;有能力进行监控活动;完全理解CCP监控的重要性;能准确记录监控活动;关键限值发生偏离时,能立即报告,以便及时采取纠偏措施。

10. 建立纠偏措施

纠偏措施应在制订HACCP计划时预先确定,其功能包括:决定是否销毁失控状态下生产的食品;纠正或消除导致失控的原因;保留纠偏措施的执行记录。

纠偏措施必须把CCP尽可能快地恢复到有效控制状态;查出原因并予以消除,防止以后再次发生。对于没有预料到的关键限值偏差,或再次发生的偏差,应该调整加工工艺或重新评估HACCP计划。

在超出CCP时,必须把生产的食品和正常的食品分离,直到食品经过检测和评估并确定了处理方法为止。

对于CCP偏差的调查结果也要形成文字记录,并随纠偏措施的详细情况记录归档保存,这有助于认识重复出现的不合格现象以及研究相应的措施,使HACCP计划得到持续改进,逐渐完善。

餐饮业实施HACCP计划过程中常见的纠偏模式包括:

(1)如果采购的食品原料不符合要求,则退货。

(2)如果烹调后的食物中心温度未达到要求,则应将不合格的食物重新进行加热,直到达到要求。

(3)如果冷藏和冻藏食物的温度偏离预设温度,应该校正冰箱的温度,并根据情况对储藏的食物进行处理。

(4)如果食品原料浸泡的时间不够,则重新进行浸泡清洗。

11. 建立验证程序

验证程序是HACCP体系实施过程中最复杂的程序之一。验证的内容包括:确认、CCP验证、HACCP体系的验证。

确认是获取HACCP体系各项要素有效运行证据的活动,其目的是提供HACCP体系的所有要素,包括危害分析、CCP确定、CL建立、监控程序、纠偏措施、记录等都有科学依据的客观证明。

CCP验证包括对CCP的校准、监控和纠偏措施记录的监督复查,以及针对性的取样检测。

HACCP体系的验证包括审核和对最终产品的微生物学检测,通常每年进行一次。审核分为内审和外审。内审是企业用自查方式核实自己HACCP体系运行的情况,外审是客户或独立的第三方审核机构对企业HACCP体系的审核。

审核的内容主要包括:检查工艺参数是否在关键限值内;检查是否按照要求记录、记录是否准确;检查加工工艺是否按照HACCP计划被监控;监控活动是否按照HACCP计划规定进行;监控结果表明发生了关键限值的偏差时,是否采取了纠偏措施;设备是否按照HACCP计划进行了校准。

12. 建立记录保存和文件归档制度

HACCP体系应文件化,文件和记录的保存应符合操作种类和规范。保存的文件有说明HACCP体系的各种措施;用于危害分析采用的数据;与食品安全有关的所做出的决定;监控方法及记录;由操作者签名和审核者签名的监控记录;偏差与纠偏记录;审定报告及HACCP计划表;危害分析表;HACCP小组会上报告及总结等。所有的HACCP记录归档后要妥善保管,自生产之日起至少要保存两年。

215

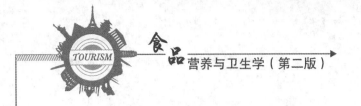

三、五常法、八常法与餐饮服务食品安全管理

（一）五常法的起源

五常法源于五个"S"打头的日本字，即 seiri（整理）、seiton（整顿）、seiso（清扫）、seiketsu（清洁）和 shitsuke（修养）。香港的何广明教授在研究日本优秀企业的时候，发现了 5S 所起的巨大作用，于 1994 年整理出了基于 5S 的优质管理方法，即"五常法"。五常法包括"常组织、常整顿、常清洁、常规范、常自律"，是一个由内向外、由人到物、由软件到硬件、由理论到实践、由制度到流程、由考评到自省的完整的管理体系，被广泛应用于各机构或单位中，取得了管理方面的奇迹。

自 2000 年开始，餐饮业也开始引进五常法，运用 5S 的原理，结合餐饮业的特点和实际操作过程，使餐饮业的安全、卫生、品质、效率、形象等获得了科学有效的提升。五常法是较为先进的自身卫生管理模式，可以提高餐饮业自身管理水平，消除食品安全隐患，保障消费者的健康。

（二）五常法的基本内容

1. 常组织

常组织的对象是物品而不是人，即判断出完成工作所必需的物品，并把它与非必需的物品分开；将必需品的数量降低到最低程度，并把它放在一个方便的地方。常组织的核心功能是减少消耗，降低成本，扩展空间，防止食品交叉污染或误用。

2. 常整顿

常整顿是在常组织的基础上，对完成工作必需的、对生产加工现场需要留下的物品实行分类标志、科学合理的布置和存放，使其存取方便，保证工作时能在最短的时间内取出和放回原处。常整顿的核心功能是提高工作效率。

3. 常清洁

常清洁是指要定期进行清扫活动，保持个人卫生和环境卫生的整洁，由整个组织所有成员一起来完成，每个人都有自己应该清洁的地方和范围。常清洁的核心功能是维持洁净舒心的工作环境，保证取出的物品能马上正常使用。

4. 常规范

常规范是指连续地、反复不断地坚持常组织、常整顿、常清洁的活动，并做好考核评估。常规范的核心功能是保持良好的品质和形象。

5. 常自律

常自律是指每个人应具备按规定方法或方式做事的能力。常自律是主动性自律行为而不是被动性的纪律约束，因而，常自律能保持日常工作的连续性和自觉性。常自律的核心功能是创造一个具有良好习惯的工作场所。

（三）五常法的实施

从五常法的基本内容来看，该方法比较简单，很适合餐饮业的食品卫生管理，尤其是中小型餐饮单位的食品卫生管理。因为五常法容易被中小型餐饮业主接受和掌握，且中小型餐饮单位的生产经营场所较小，必需的物品不多，实施五常法管理，可操作性较强。中小型餐饮单位或多或少存在脏、乱、差的现象,实施五常法管理,可以有效地改变脏、乱、差的现状,提高食品卫生管理水平及效益。

五常法的实施可分为决定、策划、培训、实施、维持五个步骤。

1. 决定

决定即获得最高管理者的承诺并做好准备。首先,单位中的最高管理者必须确立推行五常法的思想和决心,并设立专门的五常法实施管理组织,由单位负责人管理。而且,像其他品质计划一样,最高管理者仅仅只有口头表态没有作用,而是需要做出全面承诺。最高管理者在推广活动中不仅要口头宣布开始实施五常法,而且在具体推行、实施和培训等活动需要经费支持时,要能够提供资金上的保证。

2. 策划

策划具体指做好五常促进活动的策划。要做的第一件事就是要编制五常促进活动计划表,这个计划表可以包含以下七个方面的内容。

(1)五常管理小组应有专(兼)职人员和专门的办公地点,确定本企业五常实施的切入点和关键环节、关键部门或岗位。在第一步实施的计划中,要从五个常的各个要素里,选取一项事情来完成,并在相对集中的时间内,开展轰轰烈烈的五常促进活动,具体可采用五常日的形式。

(2)第一个五常日。

常组织,发动全体员工,人人都有分工,对所有的作业区域与作业环境开展整理,确定每项物品的使用作用、使用频率,并据此进行分类,坚决丢弃或去掉不需要的物品。

(3)第二个五常日。

常整顿,给常组织后确定需要留下的物品命名,给每一件命名物品贴上标签,确定位置,让物品有名有家。

(4)第三个五常日。

常清洁,全体员工开展相应区域大扫除,包括对地面、墙壁、天花板、台面、货架等每一个角落的正面、背面、顶面、底面进行全面清扫,营造全新的清洁环境。

(5)第四个五常日。

常规范,体现视觉管理和增加执行透明度,主要区域有五常责任人分工示意图,设备、设施均有五常责任卡,制定五常管理制度,并上墙。

(6)第五个五常日。

常自律,分层分级开展五常培训,做好培训记录,让员工了解五常内容,分担五常责任,养成良好操作习惯,形成良好个人仪表。

(7)管理小组应及时总结,对于五常促进活动中工作突出的部门、班组或个人,应及时予以表彰和奖励,并为下一步的五常活动做出计划。

3. 培训

开展各个层面及全体员工的五常知识、五常理念和五常观念培训,是实施五常管理必不可少的环节。五常管理是以消除企业浪费和在企业内部进行持续的品质改善为目的的活动。开始实行五常活动时,每个企业都会感到比较棘手或是无从下手,当企业开始实施五常管理后,又会发现总是会有很多新问题不断地产生和需要解决。虽然,企业一次可能只能解

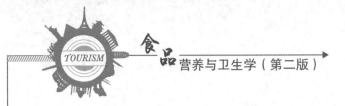

决一个问题,但是,这些问题最终还是能够通过不断地被处理,而被逐一解决的。

在五常管理活动中,训练下属能够制定并实施自己的方案是一种必要的培训。完全靠一个人所取得的进步或者总是依赖别人帮助所取得的进步,都不是真正意义上的进步。因此,企业整体水平和形象的提升才是真正的进步。

在整个部门内或整个企业内的会议上,适时表扬已取得的成绩也属于培训的范畴。这不仅是一种鼓励,而且也是必要的思想和信息交流。

培训可采取分层次、有重点的形式开展。

培训的关键,是使每一位员工都能从思想上、认识上、行动上了解为什么实施五常法、如何实施五常法等知识,从而实现人人皆知五常、人人理解五常、人人参与五常。

4. 实施

实施就是具体推行五常法。这个阶段,主要依照五常法的内容,逐条对照,逐条落实,尤其应做好信息的收集保存工作。应收集的信息主要有照片和录像。

照片是一种保持记录的良好方法。它可以是整个厨房的全景图,也可以是某些功能部位的图片;不仅可以供内部有关人员参考,也可以作为企业实施五常管理后取得进步的依据,同时又可供评估专家参考。

录像已被用作一种解决问题和说服观众的省力工具。已实施五常管理的企业发现,将五常日之前和活动期间的状况进行对比,很能提高参与人员的士气。

5. 维持

维持就是将已开展的五常管理活动持之以恒。因此,需要对企业五常活动予以评估。在评估过程中,须确定评估方法和完善评估内容。

简言之,五常法的实施步骤就是获得高层管理者的承诺、起草五常计划并实施、组织五常培训、做好信息收集保存、完善评估这五个方面工作的有机结合。

（四）八常法

八常法是实用成功学创始人邹金宏提出的管理方法,本质上,它是在五常法的基础上,增添了常安全、常节约、常进步三项内容。

常安全就是要创造一个零故障、无意外事故发生的工作场所,以保障员工人身与财产不受侵害。这样可以让员工安心地投入工作,使得生产更加顺畅,也可避免事故造成的经济损失。在实施过程中,首先要建立健全各项安全管理制度,如安全管理人员职责制度、定期安全检查制度、意外事件预防和处置制度、设备安全管理制度、消防制度;其次要加强操作人员的安全操作意识,对其操作技能进行培训,还需要在工作场所设置进行安全操作的警示标示,如"当心烫伤""小心地滑""注意煤气泄漏";最后还应及时、定期检查安全情况,对出现异常的设备立刻进行修理,使之恢复正常。通过预防为主,防消结合,建立起一个安全的工作环境。

常节约就是合理利用时间、空间和资源等方面,以最大程度发挥它们的效能,创造出一个高效率的、物尽其用的工作场所和工作行为,从而降低成本,提升收入,增强企业的竞争力。首先要找出可节约的方法,可以参考专家和员工的建议,也可借鉴同行采取的先进指标和环节;其次是建立节约规则,如对空调温度的设定、原料的储藏及初加工、先进设施设备的采用,明确如何去做,才是节约;然后,将节约责任分解到有关责任人,并通过培训、引导等方式将方法教给有关责任人,同时还应注意节约的普遍性,即让人人都参与实行节约;最后,可以采用万元分析法,即将每一万元的成本细分成原材料、水电、人工等多个方面,通过与往月的对比,知道哪些方面节约达标,哪些方面有待改进,进一步促进节约的推进。

常进步就是每天进步一点点,不断提升工作能力和工作品质。培养常进步的精神和行为,才能让品质精益求精,让企业保持领先,永葆企业活力。要培养员工进步的心态,让他们明白进步是企业维持生存和发展的基石,更是个人和企业的共同责任,要具备主人翁的精神。企业可以通过设立优秀员工奖、进步奖等奖励措施来激励员工进步,促使员工自觉地对每天的工作做一回顾,问问自己的工作方法有什么可以改善?品质如何能做得更好?效率如何能提得更高?进步是主动的,而不是被动的,要让进步成为习惯。在进步中,要养成良好的心态,要相信自己有潜力而不妄自菲薄,也要谦虚而不过分骄傲;同时,要保持积极学习的态度,因为学习是进步之源。

新增添的常安全、常节约、常进步,使得企业利润因更细节化的节约管理而得到提升,企业发展也因进步行为而被注入一种超级活力,这些让企业在激烈的竞争中能更好地生存和发展。

四、餐饮业卓越现场管理规范

(一) 6T 法的起源

2003 年,上海餐饮行业协会在领会"5S法"和"五常法"精神的基础上,按照国家对餐饮业的管理规定要求,结合餐饮企业的实际应用,制定出具有行业特色的"餐饮业卓越现场管理规范",即 6T 法,并在上海及周边地区全面推广。推广期间,实施 6T 法给餐饮企业带来了显著的变化:提高了食品卫生意识和工作效率;减少了资源浪费,降低了成本;改善了人际关系,增强了团队精神;提高了员工素质,全面提升了餐饮企业的食品卫生、安全、质量、效率、形象和综合竞争力。因此,2010 年,上海市质量技术监督局批准以 6T 法为基本要求的《餐饮企业现场管理规范》为上海地方标准,并于当年 12 月 1 日正式实施。

(二) 6T 法的基本内容

6T 法是针对餐饮行业提出的行业性的管理方法,其目的是改善卫生、安全、质量、效率、形象和综合竞争力。6T 是指 6 个天天要做到,即天天处理,天天整合,天天清扫,天天规范,天天检查,天天改进。

1. 天天处理

将必需的物品和非必需的物品分开,工作现场不放置非必需品。将必需品的数量降低到最低程度,并把它放在一个方便的地方,按高、中、低用量分别存放,分层管理。

2. 天天整合

将必需品放置在任何人都能立即取得的状态,即寻找时间为零,工作场所一目了然,消除寻找物品的时间。实行物品分类集中放置,有合理容器、有名有家,使员工能在 30 秒内取出和放回文件和物品。

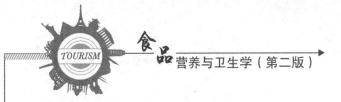

3.天天清扫

要整个组织从管理层到每个员工的所有成员一起来完成,每个人都有自己应该清扫的地方和范围。就是要将工作现场变得没有垃圾、灰尘、干净整洁,并且达到国家颁布的餐饮业卫生规范要求。

4.天天规范

采用透明度、视觉管理、看板管理等一目了然的现场管理办法,使餐饮企业的各项现场管理要求实现规范化、持续化,提高办事效率。

5.天天检查

创造一个具有良好习惯的工作场所,持续地、有规律地执行上述4T要求,养成制定和遵守规章制度的习惯。

6.天天改进

在完成5T之后,企业领导要审时度势、及时提出又一轮目标,不断追求卓越,才能既巩固前一轮的成果,使企业现场管理不断提升。

(三) 6T法的实施

1.准备工作

管理人员自我认识、组织培训、全员学习、组织知识竞赛、组织考试以及实施6T的相关物资的准备。

2.开始实施

(1)天天处理的实施方法。

① 现场检查。

② 区分必需品和非必需品。

③ 清理非必需品。

④ 非必需品的处理。

⑤ 每天循环整理。

(2)天天整合的实施方法。

① 分析现状。分析人们取放物品时会花很长时间的原因,对必需物品的名称、分类、放置等情况进行规范化的调查分析。

② 物品分类。把具有相同特点或性质的物品划分到同一个类别,并制定标准和规范,确定并标识物品的名称。

③ 决定储存方法。根据物流运动的规律性,按照人的生理、心理、效率及安全的需求来科学地确定物品的场所和位置,实现人与物的最佳结合的管理方法。

④ 切实执行。按照决定的储存方法,把物品放在该放的地方,始终坚持有名有家。

(3)天天清扫的实施方法。

① 各级领导以身作则。公司所有高层领导和各部门领导都要有个人清洁的责任区,而不是只靠行政命令要下属员工去执行。

② 制定清洁责任区划分总表。将企业整体现场划分责任区到各个部门,各部门再将责任区分配给每个员工,分配区域时须绝对清楚地划分界线,不能留有无人负责的区域,并制定清洁和维修的标准和检查表。

③ 清扫那些较少注意到的隐蔽地方,杜绝污染源。

④ 使清洁和检查更容易。要求人人做清洁、天天做清洁,而不是单靠突击大扫除。一个人随手就可以清扫,就能够天天坚持去做。所有货架、冰箱均需离地15 cm就是一项有效的措施。另外,清洁工具应集中悬挂存放,既可随时取用又方便放回原处。

(4)天天规范的实施方法。

① 将前3T实施的成果制度化、规范化。建立经常性的培训和奖励制度,表彰先进,报道企业中各部门成功推进的各种信息。

② 全面推行颜色和视觉管理。利用形象直观而又色彩适宜的各种视觉感知信息来组织现场生产活动。

③ 增加管理的透明度。消除不必要的门、盖和锁及增加透明度;设置现场工作指引的标志。

④ 把安全的目标列为天天规范的重点。现场直线直角式布置,安全通道畅通;消防安全要求要规范化,灭火器、警告灯、紧急出口灯箱和逃生指引要清楚设置;用电安全要求要规范化,开关和功能要有明显的标志,电线要按用电管理标准铺设,不准乱接、乱拉电线;个人操作安全要规范化,超过25 kg的物品要由两个人来搬,弯腰托运和举高时重量还要小一些;各项安全政策要规范化,安全政策要有承诺并进行风险评估,要处理噪声、振动及危险情况及其预防措施。

⑤ 扩大到企业管理各项目标的规范化。节约资源既是节约型社会的需要,也是企业降低成本的重要措施;品质管理是企业管理的重中之重,要从原材料采购环节抓起,将企业制作产品所需的各种原材料的品质标准规范化,让每一个与之相关的员工都清楚明白;环境美化也是企业形象的重要表现,应重视绿化环境,造就园林式的环境,并使每个员工都注意爱护环境。

(5)天天检查的实施方法。

① 保证能持久推动前4T的组织架构。总经理要担当持续推行6T法的第一负责人。

② 企业中每位员工都要有个人应该履行的职责。每个人都要参与保持优良工作环境、履行职责;达到企业要求的着装和仪容代表标准;知晓良好服务态度的标准和参与沟通训练;每天收工前5 min进行6T;今天的事今天做。

③ 编写和遵守员工6T法手册。

④ 定期进行6T法的考核。

(6)天天改进的实施方法。

6T法并不是一旦达标就万事大吉,而应该像一个螺旋,有向上不断改进、不断上升的过程。企业领导者不能仅仅满足于第一轮的达标,而是要根据企业内外环境、原材料、消费者口味、烹制工艺、经营方式等变化的情况,及时提出新一轮的目标。

3. 资料保存

资料既要记录做出承诺、决定实施,也要记录实施过程中遇到了什么样的问题、采取了什么样的行动、达到了什么样的效果。照片是资料保存中运用最广的一种方式,它可以记录6T推行活动的各个重要阶段,可让所有看到的人深刻感受到实施6T法的每一点进步。录像也是一种常用的资料保存方式,将企业推行6T法前后的状况用录像形式记录下来,说服

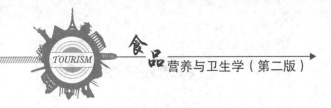

力强。播放录像,能够鼓舞人心。

4.评估

评估是为了让所有的人都了解正在发生的事情和发生的问题,以及如何解决这些问题,避免产生不良的后果。评估可分为三个阶段,第一阶段以6T审核表为标准,给个人工作评定A、B、C、D级;第二阶段比较推行6T前后,企业在安全、卫生、质量、效率、形象等方面产生的变化;第三阶段计算企业在提高利润、降低成本上所取得的成绩。

五、食品标准和法律法规

(一)食品标准

1.标准的概念

标准是为了在一定的范围内获得最佳秩序,经协商一致制定并由公认的机构批准,共同使用和重复使用的一种规范性文件。标准宜以科学、技术和经验的综合成果为基础,并以促进最佳的共同效益为目的。

2.食品标准的分类

(1)按发生作用的范围或审批权限,我国的食品标准可分为国家标准、行业标准、地方标准和企业标准。

国家标准由国务院标准化行政主管部门制定,是我国标准体系中的主体。国家标准一经批准发布实施,与国家标准相重复的行业标准、地方标准即行废止。国家标准的代号由大写的汉语拼音字母组成,强制性标准的代号为"GB",推荐性标准的代号是"GB/T"。

行业标准由国务院有关行政主管部门主持制定和审批发布并报国务院标准化机构备案,是对需要在某个行业范围内全国统一的标准化对象所制定的标准。涉及食品的行业标准较多,主要有商业(SB)、农业(NY)、商检(SN)、轻工(QB)、化工(HG)等行业标准。

地方标准是在没有国家标准和行业标准的情况下,由省、自治区和直辖市标准化行政主管部门主持制定和审批发布的标准。地方标准的代号由"DB"加上省、自治区、直辖市行政区划代码前两位数字加斜线组成。

企业标准是企业针对自身产品,按照企业内部需要协调和统一的技术、管理和生产等要求而制定的标准。企业标准的代号由"Q"加斜线再加上企业代号组成。

从标准的法律级别上来讲,国家标准高于行业标准,行业标准高于地方标准,地方标准高于企业标准。

(2)按标准的效力性质,食品标准可分为强制性食品标准和推荐性食品标准。我国的食品安全标准属于强制性标准。除食品安全标准外,没有制定其他食品强制性标准。

(3)按标准的内容,食品标准可分为食品基础标准、食品安全限量标准、食品通用的试验及检验方法标准、食品通用的管理技术标准、食品标识标签标准、重要食品产品标准、其他标准。

3.食品安全标准的概念和内容

食品安全标准是指为了对食品生产、加工、流通和消费全过程影响食品安全和质量的各种要素以及各关键环节进行控制和管理,经协商一致制定并由公认机构批准,共同使用的和重复使用的一种规范性文件。食品安全国家标准由国务院卫生行政部门会同国务院食品药品监督管理部门制定、公布,国务院标准化行政部门提供国家标准编号。

《中华人民共和国食品安全法》规定:制定食品安全标准,应当以保障公众身体健康为宗旨,做到科学合理、安全可靠。食品安全标准是强制执行的标准,除食品安全标准外,不得制定其他的食品强制性标准。食品安全标准主要包括下列内容:

(1)食品、食品添加剂、食品相关产品中的致病性微生物、农药残留、兽药残留、生物毒素、重金属等污染物质以及其他危害人体健康物质的限量规定;

(2)食品添加剂的品种、使用范围、用量;

(3)专供婴幼儿和其他特定人群的主辅食品的营养成分要求;

(4)对与卫生、营养等食品安全要求有关的标签、标志、说明书的要求;

(5)食品生产经营过程的卫生要求;

(6)与食品安全有关的质量要求;

(7)与食品安全有关的食品检验方法与规程;

(8)其他需要制定为食品安全标准的内容。

根据食品安全标准的内容,食品安全标准可分为以下几类:食品中有毒有害物质限量标准、食品添加剂标准、食品安全检测方法标准、食品标签标准、食品安全基础标准、食品安全控制与管理标准和其他标准。

其中,食品中有毒有害物质限量标准是对食品中天然存在的或者由外界引入的不安全因素限定安全水平所做出的规定,主要包括农药最大残留限量标准、兽药最大残留限量标准、污染物限量标准、生物毒素限量标准、有害微生物限量标准等。食品中有毒有害物质限量标准规定了食品中存在的有毒有害物质的人体可接受的最高水平,其目的是将有毒有害物质限制在安全阈值内,保证食用安全性,最大限度地保障人体健康。

食品添加剂标准规定了食品添加剂的使用原则、允许使用的品种、使用范围及最大使用量或残留量,适用于所有使用食品添加剂的生产、经营和使用者。

食品检验方法标准是指对食品的质量要素进行测定、试验、计量所做的统一规定,包括感官、物理、化学、微生物、生物化学分析。

食品标签是指预包装食品容器上的文字、图形、符号以及一切说明物。通过实施食品标签标准,可以保护消费者利益和健康,维护消费者知情权;促进企业自律;防止企业利用标签进行欺诈;有利于市场正当竞争。

食品安全控制与管理标准主要包括食品安全管理体系、食品企业通用良好操作规范、良好农业规范、良好卫生规范、危害分析和关键控制点体系等。

（二）食品法律法规

1.食品法律法规的概念

食品法律法规是指由国家制定或认可,以加强食品监督管理、确保食品卫生与安全、防止食品污染和有害因素对人体的危害、保障人民身体健康、增强人民体质为目的,通过国家强制力保证实施的法律法规的总和。

2.食品法律法规的特点

食品法律法规的制定具有四大特点:权威性、职权性、程序性和综合性。

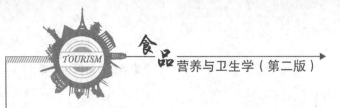

（1）权威性。

食品立法是国家的一项专门活动，只能由具有食品立法权的国家权力机关进行，其他任何国家机关、社会组织和公民个人均不得进行食品立法活动。

（2）职权性。

享有食品立法权的国家权力机关只能在其特定的权限范围内进行与其职权相适应的食品立法活动。

（3）程序性。

食品立法活动必须依照法定程序进行。

（4）综合性。

食品立法活动不仅包括制定新的规范性食品法律文件的活动，还包括认可、修改、补充或废止相关法律文件等一系列活动。

3. 中国食品安全法律法规体系

食品安全法律法规体系是指以法律或政令形式颁布的，对全社会具有约束力的权威性规定。它既包括法律法规，也包含以技术规范为基础所形成的各种法规。

根据食品法律法规的具体表现形式及其法律效力层次，我国的食品安全法律法规体系由法律、行政法规、行政规章、标准和其他规范性文件构成。

（1）法律。

2015年4月24日修订通过并于当年10月1日起施行的《中华人民共和国食品安全法》是我国食品安全卫生法律体系中法律效力层次最高的规范性文件，是制定从属性食品安全卫生法规、规章和其他规范性文件的依据。现已颁布实施的与食品安全相关的法律有《中华人民共和国农产品质量安全法》《中华人民共和国产品质量法》《中华人民共和国进出境动植物检疫法》《中华人民共和国农业法》《中华人民共和国标准化法》《中华人民共和国进出口商品检验法》《中华人民共和国消费者权益保护法》等。

（2）行政法规。

行政法规分国务院制定的行政法规和地方性行政法规，其地位和效力仅次于法律，如《中华人民共和国食品安全法实施条例》。

（3）行政规章。

行政规章包括国务院各行政部门依法在其职权内制定的规章和地方人民政府制定的规章，如《学生集体用餐卫生监督办法》《转基因食品卫生管理办法》《新资源食品卫生管理办法》《有机产品认证管理办法》等。

（4）标准。

标准是食品安全法律法规体系中重要的组成部分，具有很强的技术性。

（5）其他规范性文件。

其他规范性文件是政府有关部门根据食品法律、行政法规、行政规章等规定或授权，按照一定的程序制定颁发的规范性文件的总称，如国务院或行政部门发布的各种通知、地方政府相关行政部门制定的食品卫生许可证发放管理办法、食品生产者采购食品及其原料的索证管理办法等。

224

补充阅读

《中华人民共和国食品安全法》简介及违反处罚

2014年7月20日,上海东方卫视播放了一则深度调查的"卧底"新闻,通过隐蔽拍摄,该电视台记者卧底两个多月发现,麦当劳、肯德基、必胜客等国际知名快餐连锁店的肉类供应商——上海福喜食品有限公司存在大量采用过期变质肉类原料的行为。镜头如此真实,让消费者一时很难接受。以至于7月21日,以往无肉不欢的消费者,闻肉色变。而门庭若市的相关店面,一下子也寂寥无人。7月24日晚,据官方媒体披露,上海福喜食品有限公司负责人、质量经理等5名涉案人员,因涉嫌用过期原料生产加工食品,已被警方依法刑事拘留。

为了保证食品安全,保障公众身体健康和生命安全,2009年2月28日,第十一届全国人民代表大会常务委员会第七次会议通过了《中华人民共和国食品安全法》,该法自2009年6月1日起施行。随后,第十二届全国人民代表大会常务委员会第十四次会议决定对其进行修订,自2015年10月1日起施行。新法实施过程中,在2018年12月29日和2021年4月29日又进行了两次修正。《中华人民共和国食品安全法》包括总则、食品安全风险监测和评估、食品安全标准、食品生产经营、食品检验、食品进出口、食品安全事故处置、监督管理、法律责任和附则共10个部分,154条。

福喜公司在我国境内从事食品的生产经营活动就应该遵守《中华人民共和国食品安全法》,一旦违法必须受到法律的制裁。那么,福喜公司违反了《中华人民共和国食品安全法》中的什么规定,应该受到怎样的处罚呢?

《中华人民共和国食品安全法》的第34条中明确规定了禁止生产经营的食品、食品添加剂、食品相关产品,包括用非食品原料生产的食品或者添加食品添加剂以外的化学物质和其他可能危害人体健康物质的食品,或者用回收食品作为原料生产的食品;致病性微生物、农药残留、兽药残留、生物毒素、重金属等污染物质以及其他危害人体健康的物质含量超过食品安全标准限量的食品、食品添加剂、食品相关产品;用超过保质期的食品原料、食品添加剂生产的食品、食品添加剂;超范围、超限量使用食品添加剂的食品;营养成分不符合食品安全标准的专供婴幼儿和其他特定人群的主辅食品;腐败变质、油脂酸败、霉变生虫、污秽不洁、混有异物、掺假掺杂或者感官性状异常的食品、食品添加剂;病死、毒死或者死因不明的禽、畜、兽、水产动物肉类及其制品;未按规定进行检疫或者检疫不合格的肉类,或者未经检验或者检验不合格的肉类制品;被包装材料、容器、运输工具等污染的食品、食品添加剂;标注虚假生产日期、保质期或者超过保质期的食品、食品添加剂;无标签的预包装食品、食品添加剂;国家为防病等特殊需要明令禁止生产经营的食品等。

按第124条的规定,福喜公司应被没收违法所得、违法生产经营的食品和用于违法生产经营的工具、设备、原料等物品;违法生产经营的食品货值金额不足一万元的,并处五万元以上十万元以下罚款;货值金额一万元以上的,并处货值金额十倍以上二十倍以下罚款;情节严重的,吊销许可证。《中华人民共和国食品安全法》第149条还规定,构成犯罪的,依法追究刑事责任。

《中华人民共和国食品安全法》第147条规定,造成人身、财产或者其他损害的,依法承担赔偿责任;第148条规定,生产不符合食品安全标准的食品或者经营明知是不符合食品安全标准的食品,消费者除要求赔偿损失外,还可以向生产者或者销售者要求支付价款十倍或者损失三倍的赔偿金,增加赔偿的金额不足一千元的,为一千元。

复习与思考

1. 原料验收和储藏有哪些卫生要求?
2. 原料切配有哪些卫生要求?
3. 热加工有哪些卫生要求?
4. 餐厅服务有哪些卫生要求?
5. 如何进行餐饮具的清洗和消毒?
6. 餐饮业如何建立和实施HACCP体系?
7. 餐饮业如何实施五常法?
8. 与五常法相比,八常法有哪些优越性?

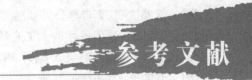

Bibliography

参考文献

[1] 李敏.现代营养学与食品安全学(第2版)[M].上海:第二军医大学出版社,2013.

[2] 李菊花,陈伟平.公共营养学[M].杭州:浙江大学出版社,2017.

[3] 杨月欣,葛可佑.中国营养科学全书(第2版)[M].北京:人民卫生出版社,2019.

[4] 孙长颢,凌文华,黄国伟,等.营养与食品卫生学(第8版)[M].北京:人民卫生出版社,2017.

[5] 朱大年.生理学(第9版)[M].北京:人民卫生出版社,2018.

[6] 田克勤.食品营养与卫生(第4版)[M].大连:东北财经大学出版社,2010.

[7] 周才琼,周玉林.食品营养学(第3版)[M].北京:中国质检出版社,2018.

[8] 张爱珍.医学营养学(第4版)[M].北京:人民卫生出版社,2021.

[9] 柏树令,应大君,丁文龙,等.系统解剖学(第9版)[M].北京:人民卫生出版社,2018.

[10] 韩承柱.简明系统解剖学图解[M].长沙:湖南科学技术出版社,2002.

[11] 李苹苹,刘淑英,李鹏.公共营养学实务[M].北京:化学工业出版社,2012.

[12] 人力资源社会保障部教材办公室.公共营养师[M].北京:中国劳动社会保障出版社,2021.

[13] 葛可佑.中国营养师培训教材[M].北京:人民卫生出版社,2006.

[14] 金宗濂.功能食品教程[M].北京:中国轻工业出版社,2005.

[15] 黄承钰,吕晓华.特殊人群营养学[M].北京:人民卫生出版社,2009.

[16] 刘开华,王荣荣.食品营养学[M].北京:中国科学技术出版社,2013.

[17] 陈辉.现代营养学[M].北京:化学工业出版社,2013.

[18] 中国营养学会.中国居民膳食营养素参考摄入量速查手册(2013版)[M].北京:中国标准出版社,2014.

[19] 中国营养学会.中国居民膳食指南(2022)[M].北京:人民卫生出版社,2022.

[20] 何志谦.人类营养学[M].北京:人民卫生出版社,2009.

[21] 唐传核.植物功能性食品[M].北京:化学工业出版社,2004.

[22] 吴永宁.现代食品安全科学[M].北京:化学工业出版社,2003.

[23] 任顺成.食品营养与卫生(第2版)[M].北京:中国轻工业出版社,2019.

[24] 波瓦曼,拉塞尔.现代营养学(第2版)[M].荫士安,汪之顼,王茵,译.北京:人民

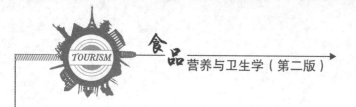
卫生出版社,2008.

[25]　蒋爱民,赵丽芹.食品原料学[M].南京:东南大学出版社,2007.

[26]　彭景.烹饪营养学[M].北京:中国纺织出版社,2008.

[27]　牛盛楠.酒店餐厅的人工光环境设计[J].现代建筑电气,2011,11:20-23.

[28]　李伟.色彩心理与饮食[J].四川烹饪,2008,8:44-45.

[29]　王世平.食品标准与法规(第2版)[M].北京:科学出版社,2017.

[30]　周才琼,张平平.食品标准与法规(第3版)[M].北京:中国农业大学出版社,2022.

[31]　熊敏,谭杨,王鑫.餐饮业食品安全控制[M].北京:化学工业出版社,2012.

[32]　张守文.餐饮服务安全监督管理与实务[M].北京:中国劳动社会保障出版社,2010.

[33]　汪志君.餐饮食品安全[M].北京:高等教育出版社,2010.

[34]　蒋云升.烹饪卫生与安全学(第2版)[M].北京:中国轻工业出版社,2008.

[35]　靳国章.饮食营养与安全[M].北京:清华大学出版社,2013.

[36]　曾翔云.食品营养与卫生[M].武汉:华中师范大学出版社,2006.

[37]　曾庆孝,李汴生,陈中,等.食品加工与保藏原理(第3版)[M].北京:化学工业出版社,2022.

[38]　纵伟.食品卫生学[M].北京:中国轻工业出版社,2011.

[39]　钱和,姚卫蓉,张添.食品卫生学——原理与实践(第2版)[M].北京:化学工业出版社,2015.

[40]　汪志君.食品卫生与安全[M].北京:高等教育出版社,2004.

[41]　刘金福,陈宗道,陈绍军.食品质量与安全管理(第4版)[M].北京:中国农业大学出版社,2021.

[42]　南俊华,郭生贵,陈永祥,等.餐饮业食品安全控制[M].北京:中国标准出版社,2005.

[43]　曲径.食品安全控制学[M].北京:化学工业出版社,2011.

[44]　石阶平,王硕,陈福生.食品安全风险评估[M].北京:中国农业大学出版社,2010.

[45]　凌强.食品营养与卫生安全(第4版)[M].北京:旅游教育出版社,2009.

[46]　王硕,王俊平.食品安全学[M].北京:科学出版社,2016.

[47]　高宇萍,袁静宇,李海,等.食品营养与卫生[M].北京:海洋出版社,2010.

[48]　高永清,吴小南,蔡美琴.营养与食品卫生学[M].北京:科学出版社,2008.

[49]　马冠生,朱文丽.营养与食品卫生学教程[M].北京:北京大学医学出版社,2020.

[50]　陈炳卿,孙长颢.食品污染与健康[M].北京:化学工业出版社,2002.

[51]　周小理.食品安全与品质控制原理及应用[M].上海:上海交通大学出版社,2007.

[52]　李宏梁,储晓刚,黄峻榕,等.食品添加剂安全与应用(第2版)[M].北京:化学工业出版社,2012.

[53]　高汝钦.HACCP管理体系在青岛市餐饮业的应用研究[D].济南:山东大学,2009.

[54] 刘毛毛."五常法"与HACCP在餐饮食品安全管理中的应用[J].中国国境卫生检疫杂志,2012,35(4):266-269.

[55] 刘为军,魏益民,韩俊,等.我国食品安全控制体系及其发展方向分析[J].中国农业科技导报,2005,7(5):59-62.

[56] 王广荣,冯礼明,韦茂国.我国餐饮业食品安全控制体系分析[J].中国热带医学,2009,9(9):1936-1938.

[57] 魏益民.论国家食品安全控制体系及其相互关系[J].中国食物与营养,2008(9):9-11.

[58] 徐来潮,吴丹,李珂,等."五常"管理体系对餐饮业食品卫生安全的影响[J].中国公共卫生管理,2009,25(3):253-255.

[59] 范志红.食物营养与配餐(第2版)[M].北京:中国农业大学出版社,2022.

[60] 国家卫生健康委疾病预防控制局.中国居民营养与慢性病状况报告(2020年)[M].北京:人民卫生出版社,2021.

[61] 中国营养学会.中国居民膳食指南科学研究报告(2021)[M].北京:人民卫生出版社,2022.

[62] 邹金宏,温俊伟.餐饮企业岗位职责和管理制度大全[M].沈阳:辽宁科学技术出版社,2007.

教学支持说明

普通高等学校"十四五"规划旅游管理类精品教材系华中科技大学出版社"十四五"规划重点教材。

为了改善教学效果,提高教材的使用效率,满足高校授课教师的教学需求,本套教材备有与纸质教材配套的教学课件(PPT电子教案)和拓展资源(案例库、习题库视频等)。

为保证本教学课件及相关教学资料仅为教材使用者所得,我们将向使用本套教材的高校授课教师赠送教学课件或者相关教学资料,烦请授课教师通过电话、邮件或加入旅游专家俱乐部QQ群等方式与我们联系,获取"电子资源申请表"文档并认真准确填写后发给我们,我们的联系方式如下:

地址:湖北省武汉市东湖新技术开发区华工科技园华工园六路

邮编:430223

电话:027-81321911

传真:027-81321917

E-mail:lyzjjlb@163.com

旅游专家俱乐部QQ群号:758712998

旅游专家俱乐部QQ群二维码:

群名称:旅游专家俱乐部5群
群　号:758712998

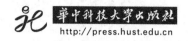
http://press.hust.edu.cn

教学课件资源申请表

填表时间：_____年____月____日

1. 以下内容请教师按实际情况写，★为必填项。
2. 根据个人情况如实填写，相关内容可以酌情调整提交。

★姓名		★性别	□男 □女	出生年月		★职务	
						★职称	□教授 □副教授 □讲师 □助教
★学校				★院/系			
★教研室				★专业			
★办公电话		家庭电话				★移动电话	
★E-mail（请填写清晰）						★QQ号/微信号	
★联系地址						★邮编	

★现在主授课程情况	学生人数	教材所属出版社	教材满意度
课程一			□满意 □一般 □不满意
课程二			□满意 □一般 □不满意
课程三			□满意 □一般 □不满意
其 他			□满意 □一般 □不满意

教 材 出 版 信 息		
方向一		□准备写 □写作中 □已成稿 □已出版待修订 □有讲义
方向二		□准备写 □写作中 □已成稿 □已出版待修订 □有讲义
方向三		□准备写 □写作中 □已成稿 □已出版待修订 □有讲义

　　请教师认真填写表格下列内容，提供索取课件配套教材的相关信息，我社根据每位教师填表信息的完整性、授课情况与索取课件的相关性，以及教材使用的情况赠送教材的配套课件及相关教学资源。

ISBN（书号）	书名	作者	索取课件简要说明	学生人数（如选作教材）
			□教学 □参考	
			□教学 □参考	

★您对与课件配套的纸质教材的意见和建议，希望提供哪些配套教学资源：